SJÄLVDESTRUKTIV DOTTER

Denna bok kom till genom min blogg och allting som har
skrivits är mina egna ord, tankar och upplevelser.
De behöver nödvändigtvis inte överensstämma med andras
åsikter och upplevelser.
Jag skriver under pseudonym!

Cajsa Warg

SJÄLVDESTRUKTIV DOTTER

2014 Copyright Cajsa Warg

Förlag och tryck: BoD
BOOKS on DEMAND
ISBN: 978-91-7463-690-1

Tillägnad alla ni tappra kämpar där ute både föräldrar, syskon
och självdestruktiva, som försöker att få vardagen att fungera.

SJÄLVDESTRUKTIV DOTTER

Jag är mamma till E som vi kan kalla henne. Hon är mitt allt och jag vill nu berätta om den fina flicka, som i tidiga tonåren började att må dåligt... Följ vår resa genom denna bok!

Jag märkte att E förändrades och började att isolera sig inne på sitt rum men tolkade det som en vanlig tonårsgrej. Så fel jag hade.... någon gång när hon var sjutton år så berättade hon för mig efter att ha tagit lite för många tabletter att hon också skar sig. Jag kan inte i ord beskriva min förfäran som jag då kände men gick igenom hela registret av skuld, skam, ilska och sorg. Jag ringde runt till olika instanser för att ordna hjälp för E och hamnade till slut hos bup där vi fick en tid för vår flicka. Det tog dock några månader innan hon fick komma dit då det var köer.

Vi fick träffa en kvinna och berättade situationen och hur vi uppfattade E, som själv inte alls var intresserad av att sitta där och berätta om sig själv. Från första dag var det dömt att misslyckas och E var inte med på noterna.

Hon fick träffa en egen samtalskontakt några gånger men det var inte alls lyckat och efter några gånger upphörde samtalen. Vi påtalade Es problem med maten förutom de skärningar hon gjorde på sig själv och bad att hon skulle få hjälp för de ätstörningar vi ansåg att hon hade.

Vi fick bo i en av deras lägenheter i några dagar där E visade upp sin sämsta sida och inte alls samarbetade. De fick se några matsituationer och utbrott men efter en bedömning så ansåg de att E inte hade några ätstörningar. Skärningarna var inte heller något att bry sig om tyckte det och sa att vi föräldrar inte skulle prata med henne om dem. De var inte mer än en kattunges

2

rispor menade de.

Efter en tid fyllde E arton år och remitterades vidare till vuxenpsykiatrin. Där har hon nu gått i samtal i fyra år och under de åren haft tre eller fyra olika samtalskontakter då de har slutat en efter en.

I början gick hon i samtal en gång per vecka men så minskade de ned samtalen till ett par gånger per månad. Pengar skulle sparas och som alltid så sparkas det på dem som redan ligger, så E var en av dem som drabbades. De ansåg också att hon inte var den som mådde sämst och att andra behövde tiderna bättre än hon. Jag ringde och ifrågasatte deras beslut då jag såg att E inte alls mådde bra. Dock utan framgång!

E mår idag sämre än någonsin och har ett par självmordsförsök bakom sig under de sista åtta månaderna. Det senaste inträffade den 18 april 2013, då hon så när höll på att dö.

Vi föräldrar har inte vetat något om detta då hon inte längre bor hemma och det är mycket hyschande runt omkring det hela.

Jag försökte få tag i min dotter under torsdagen den 18 april men fick inget svar på mina sms eller mina samtal. Jag kände på mig att något hade hänt och oron som jag då kände kan ni inte ana. Den var fruktansvärd! De som visste vad som hade hänt kunde inte säga något till mig när jag ringde och frågade efter E. De hade ju tystnadsplikt som vanligt.

På fredagen 19 april var vi beredda att polisanmäla dottern försvunnen för att på så sätt få reda på var hon befann sig. Men på eftermiddagen fick jag ett samtal och vetskap om att E låg på sjukhuset efter en överdos tabletter. Jag har nog aldrig varit så chockad som då och stod bara och skakade efter samtalet. Vi i familjen åkte upp till vår dotter / syster och det var inte roligt att se henne ligga där kan jag ju säga.

Nu är E hemma i sin lägenhet igen men drar sig undan som vanligt och vill inte medverka i något. Vi vill få in henne på ett behandlingshem en gång för alla. Vi vill rädda vår dotter för den behandling hon har nu fungerar inte och om vi inte gör något nu, så kommer vi att förlora henne. Det känner jag så starkt! En fasansfull känsla som jag inte vill att någon ska behöva uppleva.

Jag mejlar och ringer runt o ber om råd o tips medan dotterns pappa och syster försöker bearbeta E till att vilja fara iväg på ett hem. Hon måste det nu! Hennes armar är sönderskurna och hon har ingen livsvilja alls kvar. Vi kan bara inte sitta här och titta på medan hon dör och jag kämpar med näbb och klor för min dotters bästa. Trots det så har jag den här hemska känslan inombords att hon kommer att dö ifrån oss.Jag undrar också om BUP fortfarande skulle tycka att Es rispor är inget att bry sig om....i dag är det rakblad och helvete som gäller och stora hemska ärr och sår som limmas och sys. Hade de tagit oss på allvar redan då jag första gången sökte hjälp för E så hade hon nog inte varit där hon är i dag. Vår dotter var visserligen inte helt med på noterna som jag har nämnt tidigare, men vi önskade en mer konkret hjälp och en mer förståelse än den vi fick.

Vi skulle ha motat Olle i grind som jag önskade. Bup skulle inte ha bagatelliserat Es problematik.

onsdagen den 24:e april 2013

Lite positiva feelings

I kväll har jag fått lite glada nyheter eller i alla fall lite hopp då Es syrra har pratat med E om behandlingshem och framtiden. E avgudar sin syster och har nu sagt ja till att åka ned på ett i Uppsala för ett studiebesök. Så skulle de samtidigt göra Stockholm och sova över en natt. Nästa bit OM behandlingshemmet kan tänka sig att ta mot E är då att hon själv känner att det känns rätt och att någon endera landstinget eller kommun betalar vistelsen på hemmet. Där kan vi stöta på patrull är jag rädd i dessa besparingstider! Men jag hoppas att de ska se det akuta behovet för en vistelse på ett behandlingshem.
Tror att jag kan sova lite bättre i natt!

torsdagen den 25:e april 2013

En vecka i dag

Det slog mig precis att det är en vecka sedan min dotter försökte att ta sitt liv. En vecka....dagarna har varit fulla med telefonsamtal, sms och mejl konversation med olika personer angående E. Egentligen så känns det som att jag inte har kommit någon vart under den här veckan därför att jag vill att allting ska hända snabbt. Helst i går!
Veckan har gått fort! Egentligen lite väl fort för jag känner att jag skulle vilja stanna upp tiden till dess det har ordnat sig för dottern. Vad som helst kan hända på en vecka när det gäller henne. En cocktailblandning eller en skärning!
Jag har denna vecka märkt att jag har ett fruktansvärt dåligt minne just nu. Jag glömmer vad jag säger, jag glömmer vad jag tänkte och jag glömmer saker som jag har pratat med mina vänner om. I morse glömde jag bort om jag hade givit hundarna mat eller inte.

Jag förstår att det är all oro och stress som sätter sina spår hos mig och vänner och bekanta uppmanar mig att börja prata hos någon, som till exempel hos en kurator. Just nu känns det inte aktuellt då jag har sambon att nöta öronen på.

Jag undrar om en som mår så dåligt som min dotter kan känna och tänka på oss omkring dem? Jag tror inte det! Hur vi skulle må om hon faktiskt lyckades med sina försök att dö?! Jag har en salig blandning av känslor inom mig. Ilska för att dottern inte ringer och ber om hjälp de stunder allting är svart, sorg för att hon faktiskt inte känner trygghet hos mig längre och rädsla för att hon ska lyckas eller snarare INTE lyckas ropa på hjälp i tid nästa gång hon tar en överdos (för det kommer hon att göra).

Vi kan naturligtvis försöka sätta tvångsvård på henne eftersom hon faktiskt är en fara för sig själv men vi vill inte ha in henne på en psykiatriavdelning igen. Hur ska man kunna lita på att de skyddar min dotter när hon lyckas ta en överdos där också?! Jag gör det inte. Lika lite som jag litar på att gruppboendet som E är på ska kunna skydda henne från att skada sig själv. Hittills har de lyckats dåligt! De får ju inte ens gå in i hennes lägenhet och röja bort verktyg att skada sig med även om de vet om var det finns. Det är helt sjuk! MEN de är underbara människor som jobbar där och de gör vad de kan - DET MÅSTE POÄNGTERAS!

När hon bodde hemma så gick jag igenom hennes rum lite nu och då i jakten på olika verktyg att göra sig illa med. Varje gång blev hon galen av ilska! Och varje gång jag fann något så brast det inom mig.

E och hennes syster föddes tio veckor för tidigt och låg länge på barn 4. E fick två hjärnblödningar under kuvös tiden och var nära att dö redan då. Jag lovade och bad till honom där uppe att om hon överlevde så skulle jag göra allt för henne, allt för att

hon skulle få ett bra liv och känna sig trygg och älskad.
I dag känner jag ett stort misslyckande när jag då ser hennes armar och hör om de självmordsförsöken hon har gjort för hur mycket kärlek jag än har öst över henne, så hjälpte det inte. Men jag har inte fött henne för att se henne dö före mig och det hoppas jag att hon ändå någonstans förstår.

söndagen den 28:e april 2013

Nya tag

I helgen har jag haft det så trevligt. Blev i går bjuden på middag av min bästa vän M och först pubbesök för att där efter käka på en kinakrog och avrunda med ytterligare ett pubbesök. Det märktes att det var lönehelg! Jag är ytterst sällan ut på krogarna och är egentligen mer för att äta en god middag och kanske ta något gott till maten och se en film. Men det här var verkligen nödvändigt! Tack fina M för gårdagen!
Es syster är en klippa som gör det så bra! Förutom att hon pluggar på högskolan, så är hon mamma till en liten flicka och jobbar även extra vissa helger. Nu stöttar hon E och ska med på ett möte hos den samtalskontakt E går hos i nästa vecka.
Jag hoppas att denna kvinna inte kör över systern i hennes försök att få till det här så bra som möjligt. De kommer nog att säga att terapin har givit framsteg hos E och att det är kbt eller dbt (minns inte vilket) som E genomför, precis som de skulle göra på ett hem. Något sådant är jag rädd att de ska komma med och skjuta undan mattan för henne. Men jag vet att Es syster har skinn på näsan och verkligen vill det här lika mycket som oss övriga i familjen och säkert kommer att göra sitt yttersta på tisdag då mötet är. Jag hade gärna varit med men E vill inte ha med oss föräldrar och då är det bara att gilla läget,

7

som vanligt!

I morgon är en ny dag och en ny vecka som jag hoppas ska bli lite mer positiv. Det här har sugit krafterna ur mig och någon glädje känner jag inte för något nu. Vi tänkte fira valborg här hemma men jag orkar inte och har helt enkelt ingen lust i år. Åker därför ut till stugan och kopplar av i stället. Jobbar lite med kroppen med de sysslor som behövs göras där ute och bara är.

måndagen den 29:e april 2013

En lång natt

Jag har de sista två nätterna vaknar vid halv två - två tiden och där efter haft mycket svårt att somna om. Tankarna snurrar och i natt var det då stört omöjligt på alla fronter. Jag hade en skitjobbig känsla inom mig hela dagen i går och det kändes som att någon skulle kväva mig. Under natten kändes det som att jag höll på att bli rejält sjuk i kroppen eller som att jag höll på att dras ned i ett hål. Mycket obehaglig känsla kan jag säga! Jag är vanligtvis oerhört stark i mig själv och har genomgått mycket under årens lopp men alltid kommit tillbaka stark och glad. Men detta är mig övermäktigt! Denna rädsla som jag bär inom mig att E ska dö, den är fruktansvärd! Jag sade till min sambo i morse att jag önskar att E kunde lova mig att aldrig aldrig mer göra om något sådant, att aldrig mer skada sig. Jag har varit lite på offensiven mot boendet som E vistas på men det är min förtvivlan och rädsla att E ska göra ytterligare ett självmordsförsök där hon lyckas, som gör sig påmind. Jag vill återigen poängtera att de är ett härligt gäng och att Es kontaktpersoner är fina människor, som också vill hennes ve och väl men de kan inte hjälpa vår flicka och det jag inte fixar är väl att vi inte får ett möte med dem som jag hade önskemål

8

om, att tiden går och inget händer mer än det gamla vanliga spåret som E är inne på. Förutom råd och stöd som är nytt! De som jobbar med E behöver inte gå omkring med samma rädsla som oss. De kan åka hem till sina familjer och känna gud vad skönt att det inte är vår familj som är drabbad. Krama om era familjemedlemmar extra noga och visa hur mycket ni älskar dem. Man kan aldrig göra det för mycket! Och det här kan hända vilken familj som helst. Det kan vara din dotter eller din son som börjar på att må dåligt och jag lovar....när du som förälder hamnar i den situationen vi är i så gör du allt för ditt barn. Du kliver över berg, du är beredd att gå på glödande kol för ditt barn skull och du lär reagera precis som oss när du möts av motgångar och bär på en inre rädsla för att din dotter / son ska dö.

Snart är det valborg! Får hoppas på lite bättre väder än i dag då vi tänkte grilla. Vi brukar alltid premiärgrilla till valborg men i år har vi faktiskt tjyv startat. Finns det något godare än nygrillat. Ja det skulle vara thaimat då som jag är tokig i!

Hoppets låga tänds

Tänk att ett litet sms kan göra en så glad! Es kontaktperson på boendet messade att hon ska ta upp det vi har diskuterat i personalgruppen i morgon och i dag skulle hon ringa till LG. För att höra sig för lite. Visserligen så är det långt ifrån löst men ett litet litet framsteg är det allt. En liten bit på väg! Nu är det ju inte ens säkert att de kan ta mot E men då vet vi och får leta vidare.

Good Night

Känns lite lättare i sinnet efter smsen jag fick om LG och nu skulle jag önska att jag fick en god natt sömn. Smsade med E som hade deklarerat och fick massage i skrivande stund. Skönt för henne! I morgon em ska hon och hennes syster träffa Es samtalskontakt. Håller verkligen tummarna för att det går bra för systern att övertyga H och E om vilken bra ide en vistelse på LG är. Nu är det god natt!

tisdagen den 30:e april 2013

Valborgsmässoafton

Vi skulle ha packat för avfärd ut till stugan i eftermiddag men ångrade oss och stannar hemma denna gång. Får bli grillning på gården om vädret nu tillåter. Fördelen med regn är att det sista av snöresterna far all världens väg men det är ju så rått och kallt ute att det är inte klokt.

Åker dock ut i morgon och röjer upp på tomten och inomhus med för den delen. Isen håller på att släppa greppet om havet såg jag när vi var ute och skiftade däck för några dagar sedan. Det påminde mig om när jag hade en golden tik! Hon gick igenom isen när hon var dryga året och snacka om att känna panik och inte veta hur man ska få upp hunden en sådan gång. Isen gick turligt nog sönder allt eftersom hon rörde sig så hon tog sig in till land själv. Resten av dagen låg tiken och sov lite chockad så där tror jag. Det var matte själv också för den delen. En annan gång så gick en av de andra tikarna genom isen, också ute i stugan. Jag höll på att skifta däck och i ett ögonblicks sekund var olyckan framme. Men även denna tik tog sig upp blöt ända upp till huvudet. Tror ni att hon lärde sig något av det??!!! Nej då! En stund senare var hon på väg ned till isen IGEN. Men då satte matte stopp och hunden åkte in.

Sov bättre i natt och vaknade först kvart i fem i morse! Det är ju rena sovmorgonen. Men känner att jag är oerhört spänd i mina muskler efter all oro den sista tiden och ryggen var helt kaputt i morse. Det behövs definitivt nya madrasser men jag har inte råd i dagsläget, så det är bara att genomlida helvetet till dess jag har mjuknat upp i kroppen. Det tar någon timme efter att jag har klivit upp innan jag börjar känna mig som fit for fight. Ska be sambon om en osteopati behandling i eftermiddag! Brukar göra susen mot onda ryggar!

Fick just ett samtal från Es syster som ju skulle följa med till psykiatrin i dag men nu ville E att hennes syster inte skulle nämna något om behandlingshem. Systern kan inte lova att inte göra det och är rädd att E blir sur om hon ändå tar upp det inför samtalskontakten. Så mest troligt följer Es syster inte med!

Jaha det är då verkligen inte lätt att få med E på färden. Hon vill inte ha hjälp och är nöjd med att ha det så här. Hon förnekar till och med sina tidigare självmordsförsök och menar att det är bara för att skada sig själv och att det är skillnad på att vilja dö och göra sig illa. Mmm.... tjurigaste jäntan i stan! Hon har överskridit en gräns för länge sedan och kan inte se själv vad som är bäst för henne.

onsdagen den 1:e maj 2013

Möte

Eventuellt så blir det ett möte på dotterns boende framöver. Med alla inblandade. Tydligen så är det också svårt att få till det här med ett eventuellt behandlingshem. Ingen vill väl betala. Men det visste jag ju!

Hade en diskussion med E i förmiddags! Jag diskuterade och hon höll tyst. Fick inte en syl i vädret. Det är bara det att jag är

11

förbaskad över att hon motarbetar oss som vill henne väl och inte ser sitt eget bästa. Att hon själv tycker att det fungerar bra som det är. Vilket det ju inte gör efter alla självmordsförsöken och de totalt sönderskurna armarna. Få henne att fatta det.... jäklar i min själ omöjligt! Men jag sa min mening och det känns bra. Kanske får det henne att fundera lite!
Dessvärre så tror jag inte att det samtalet hjälpte! Lika lite som ett möte kommer att göra, tyvärr! Men jag ger inte upp för det! För gör jag det så ger jag upp min dotter och det kan jag aldrig göra. Däremot så känner jag mig sjukt ensam i den här kampen som är väldigt slitsam och som tar på krafterna oerhört mycket.

Besviken

Det blev inte som jag hade hoppats på i går. Allting handlade bara om att övertyga om hur bra det fungerar med den behandling E nu får. Inget snack alls om det jag har kämpat för. Känner en sådan vrede och besvikelse just nu och luften gick ur mig totalt. Vet ärligt talat inte vad mer jag kan göra.....

fredagen den 3:e maj 2013

Aldrig lugn och ro

Fick i kväll veta att E hade mått jättedåligt och sagt att hon verkligen ville dö. Slutade med att hon for upp på psykakuten och skickades hem med Propavan för att få sova i natt.
Jag blev galen! Ringde först och skällde på Es pappa för att han bara sitter och rullar tummarna. Sedan ringde jag och skällde på en personal på boendet, så att det är ett under att telefonen

inte började brinna. Jag känner mig nu lite ångestfull och det var kanske inte ett så smart drag. Är bara så förtvivlad och desperat. Slängde iväg ett sms där jag bad stackaren på boendet om ursäkt. Men han var lite dryg han också och kunde ju ha lite förståelse när en förtvivlad och upprörd mamma ringer.

Fick rådet av en vän att kontakta en överläkare inom psykiatrin till veckan. För att se hur man kan gå vidare med E. Tvångs omhändertagande eller.....helst inte!

Vad jag undrar över är hur psykiatrin kan släppa hem någon som är självmordsbenägen gång på gång. Det var ju likadant för två veckor sedan då E så när hade lyckats att ta sitt liv. Inte skulle de ha skrivit ut henne och låta boendets personal ta ansvaret över E. Det tycker alla som jag har pratat med!

lördagen den 4:e maj 2013

Mor och dottersnack

Ringde E på förmiddagen och tycker att det var ett bra samtal. Lugnt och sansat mor och dotter mellan där jag berättade lite om min historia och det val jag en gång gjorde. Att tack vare det valet så mår jag i dag bra och önskar henne detsamma.

Jag bad henne att fundera på det här med behandlingshem och att hon inte har något att förlora på det OM det skulle bli aktuellt med en sådan vistelse. Hon är fruktansvärt motsträvig men jag hoppas att det sår ett litet frö hos E.

Har hamrat, sågat och skruvat i dag! I sällskap av myrorna som har vaknat till liv och en råtta, som sprang över golvet snabbt som tusan i verkstaden. Lika snabb var jag....ut därifrån!!

Allt det här handlar ju om ett rop på hjälp för annars skulle E ha gjort allvar av det hela och inte levt i dag. Men hon vill ju inte må dåligt och hon vill ha hjälp! Återigen så hamnar jag i

13

tankarna på ett behandlingshem.

söndagen den 5:e maj 2013

Ljuset i tunneln

Kanske händer det lite grejer nu! Lite hysch hysch som ingen har berättat för mig och Es pappa men som jag har fått vetskap om ändå. Något åt det positiva hållet! Men jag törs inte hoppas på något förrän jag med egna ögon ser att det blir något bra av det hela för min dotters skull.

Hon är väldigt sur nu på sin kille som berättade för mig om fredagens händelse då hon åkte upp till psykiatrin. Jag bad henne att tagga ned och förlåta honom eftersom han behövde prata av sig

måndagen den 6:e maj 2013

Ny vecka och nya tag

Hade tänkt att ringa psykiatrin i dag men tror att jag avvaktar och ser vad som händer med det andra. Vi måste ha tålamod fick jag höra! Mmm....men det är förbaskat svårt att ha det efter allting som har hänt.

De verkar i alla fall bra på LG och jag fick ett mail härom dagen där de bad mig att hälsa E och att de har sagt att de kommer upp och gör en utredning på henne. Om så är! Den informationen hade jag ju redan men det är en trevlig ton att de hälsar till E.

tisdagen den 7:e maj 2013

Kort och koncist

Fick i går svar på ett av mina mejl till chefen på boendet som verkade trevlig i telefonen då jag pratade med henne några dagar efter att E hade försökt att ta sitt liv. Men i sina mejl är hon synnerligen kortfattad! Eller snarare i sitt enda eftersom hon aldrig gav någon respons på det första jag sände. Mina frågor och funderingar fick jag inte något svar på men vi är i alla fall överens om att vi alla vill Es bästa och att det blir ett möte framöver men det visste jag ju redan. Förmodligen så beror de kortfattade svaren på tystnadsplikten, vad annars?! Det känns lite lugnare nu för stunden och tänk så skönt det skulle vara att slippa oroa sig dygnet runt år ut och år in. Att veta att ens älskade flicka har det bra, är ångestfri och får leva ett riktigt liv utan dessa berg och dalbanor som hon är i. Och när hon då säkerligen mår bättre och inte längre skär sig kan få hjälp med sina armar. Fixa till ärren! Det går att åtgärda dem bättre har jag hört och jag kommer att göra allt i min makt för att se till att hon får den hjälpen när det väl är dags. Det vet jag att hon själv vill också!

I alla dessa år som E har haft det här självskadebeteendet så har jag funderat över hur det kom sig att hon började skära sig. Först var det bara de där små rispningarna som BUP ansåg att vi inte skulle bry oss om men sedan eskalerade ju allting och jag glömmer aldrig när jag fann blodiga rakblad i hennes rum för första gången. Nej! Den synen går aldrig att radera ut!! Men

15

hur som helst....vad fick henne att börja? Vem introducerade henne i det här? Sådana tankar har jag burit på! E satt mycket vid datorn och jag såg vid något tillfälle att hon var inne på sådana där skitsidor som ger tips på bästa sättet att gå ned i vikt osv.

Det var svårt att tackla att jag hade tagit mig in i hennes dator och " rotat "! Att jag kunde se allt hon hade gjort. Hur säger man det till någon som är myndig oavsett om det är ens barn eller inte?! Jag led alla helvetes kval i hur jag skulle göra! Vad KUNDE jag göra mer än att fortsätta hålla koll och försöka stoppa E genom att ta bort alla verktyg och störa i tid och otid. Jag blev inte poppis kan jag ju säga!
Jag sände ett mejl till chefen för socialtjänsten i den by vi bodde i och bad om hjälp för min dotter men fick aldrig något svar.

Jag kontaktade Es skola som i sin tur anmälde till socialtjänsten i stan men det blev aldrig något av det som jag har förstått det. Hon var ju myndig!

Till slut så fanns inget annat val än att låta henne flytta till det boendet hon är nu på eftersom konflikterna mellan oss blev fler och fler i takt med att hon mådde sämre och sämre. Det är ett bra boende där hon verkligen trivs men tyvärr så har hennes självskadebeteende blivit så mycket värre under de här åren hon har bott hemifrån.

I dag med facit i handen så skulle jag aldrig ha nappat på iden om ett eget boende i en servicelägenhet för hennes del. Jag tror att jag hade kunnat bevaka henne bättre än dem! Fast samtidigt så fick jag aldrig slappna av! Jag sov väldigt oroligt, låg och lyssnade på om jag hörde E göra sig illa och blev väldigt

påverkad av allting. På så sätt blev det bättre när hon flyttade även om jag fortfarande visste att E mådde dåligt.
Men i och med flytten så hade jag sedan noll koll i Es liv! Ingen berättade något för oss om när hon hade skurit sig, börjat åka in på lasarettet för att sy och limma sina sår, hamnade på psykiatrin och så vidare. Det har varit en väldigt konstig känsla att inte längre ha någon insyn i hennes liv, att inte längre kunna hjälpa till. Att personalen har vetat allt och jag inget....
Där står vi nu! De vet allt och vi inget....

och tänkte på mig, som ju känner E så bra och att vi alla vill ju hennes bästa. Det får vara slut nu på alla hemligheter och det sa jag redan på sjukhuset då hon hade åkt in för överdosen.
E nämnde att psykläkaren hade i fredags velat ringa till mig eller hennes pappa men att hon hade sagt ifrån. Hon frågade mig vad jag skulle ha sagt då till läkaren. Jag berättade för E att jag skulle ha sagt att vi har önskemål om att hon ska till ett behandlingshem för sina problem.
Hon nämnde att hon kanske borde lägga in sig en tid så att vi inte behöver vara oroliga för henne. Nja....orolig är jag ändå! Förstås!!!
Men vill hon lägga in sig så ska hon naturligtvis göra det!

onsdagen den 8:e maj 2013

Möte

Japp det blir ett paragraf 10 möte (tror jag att det var) rätt så snart fick jag veta. Känns bra! Kan inget om paragrafer men frågade en god vän som skrev att det är ett över förflyttande till annan kommun, något sånt! Får se vad som sägs då mötet är! Tack till chefen för boendet som ordnar till den här träffen som jag hoppas blir givande. Annars fortsätter jag att kämpa på något sätt! Tack också till dem som jobbar med E och som jag har skrivit tidigare gör sitt bästa för henne. Det de kan med de resurser de har!

Tankar

Satt vid frukostbordet och funderade över livet och de år som har varit. Vi pratade lite om den kommande resan i sommar då E ska med och som jag tidigare har nämnt så hänger hon på varje år till utlandet. Det har varit underbart att ha med henne samtidigt som det har varit jobbigt att se hur lite hon har ätit och att se hennes armar. Det har ju varit oundvikligt under de veckorna men jag skulle ändå inte vilja vara utan min dotter på resorna. Hon är med i paketet och behöver verkligen den tiden med oss, att få bada, sola och bara vara och likaså behöver jag umgås med henne. För första gången så märkte jag under vår förra resa att folk stirrade på hennes armar. Jag förstår dem för blicken dras automatiskt till dem men jag blir som en tiger mamma när en vuxen människa inte har mer vett än att sluta titta. Nu lär hon väl få räkna med det eftersom de ser ut som de gör men i mammahjärtat gör det jävligt ont. Själv tror jag inte att hon märkte något av det!

I minst sju år har E skurit sig så vitt jag vet men hon började att må dåligt tidigare, redan när hon var tolv år men vi förstod inte att det var ångest hon hade drabbats av. Vem tänker att ens dotter som inte ens är i tonåren ska få något sådant?!! Det kan skilja på något år men i det stora hela så är de så många år som har varit en plåga för oss i familjen och hos dottern. Jag minns nämligen då hon började att få sina ångeststunder som jag

18

kallar dem. Då tog jag med henne ut på promenader i friska luften eftersom det var vad vi trodde att hon behövde. Hon fick astmasprayer eftersom vi trodde att hon behövde det och åren rullade på...ironiskt nog så har jag själv haft ångest i många år tidigare men insåg inte då att det var det E hade drabbats av. Men allt eftersom så började det att gnaga i bakhuvudet att det kunde vara så.

Nu hoppas vi ju på en vistelse på ett behandlingshem för dotter. Det är förstås inte säkert att det ens blir av med en hemvistelse, det är inte ens säkert att den behandlingen skulle lyckas om det blir så att hon far till LG men då har vi försökt och då vet jag inte vad som mer kan göras. Hon måste nog komma dithän att hon tänker om, klarar av att bryta med sina verktyg och hittar andra utvägar när det känns jobbigt inombords. Där är hon inte ännu men hon säger själv att det har blivit bättre och mer sällan som hon gör sig illa. En gång i månaden och ibland mer sällan. Då undrar jag....hur ofta gjorde hon det innan?!
Det finns de som tror att det bara är att sluta skära sig men så enkelt är det inte kan jag ju säga er då. Man kan jämföra det beteendet med en missbrukares som inte kan sluta punda. De blir liksom beroende! När de sätter rakbladet mot huden så frigörs ett hormon som får ångesten att lätta. Precis som en pundare som tar en fix och mår " bra " efter det. Jag trodde också att det var bara att lägga av men jag vet bättre nu! E vill men kan inte....så därför hoppas jag på hjälpen på ett behandlingshem för henne där de är professionella inom den här biten och verkligen kan göra sitt yttersta för att hjälpa E.

Jag fick för en tid sedan ett mejl ifrån en kvinna som jag hade kontaktat och hon hänvisade till det behandlingshem jag önskar få in dottern på. Kvinnan är psykolog, psykoterapeut och

19

specialiserad på KBT (kognitiv beteende terapi) och har dessutom skrivit flera böcker.

Vi hoppas vidare! Mer kan vi i dagsläget inte göra och jag väntar på mer information angående ett eventuellt möte. Tiden går....tre veckor i morgon sedan Es självmordsförsök. Jag försöker verkligen intala mig själv att behålla lugnet, ha tålamod och inte att tappa hoppet. Det är lättare sagt än gjort!

lördagen den 11:e maj 2013

47 år

Fick besök i eftermiddag av två av mina allra bästa vänner B och N som jag har känt sedan ca 25 år tillbaka. N och jag lärde känna varandra då vi vistades på varsitt kollektiv och hamnade i samma klass på folkhögskolan. Båda två har vi gått igenom tuffa tider med missbruk, ångest m,m men tagit oss tillbaka till livet och sett vad det kan ge när vi mår bra. Båda två har vi varit nere i botten rent psykiskt men klättrat upp mot toppen och N har även haft ett självskadebeteende precis som min älskade E. Hon vet mer än någonsin vad det innebär och vet också att det går att bli frisk och ångestfri. Vi båda hyllar livet och vill inget mer än att E ska bli frisk och också få uppleva glädjen för var dag och kunna njuta av allt som berikar livet. Jag fyllde ju 47 år i går och i dag när mina vänner kom så bjussades det på chokladtårta som B hade gjort (hon är en mästare i bakning) och de hade en sådan fin blomma med sig. Vad för sort det är låter jag vara osagt för jag är dålig på blom namn men tackar ur djupet av mitt hjärta för att jag har dessa fina vänner i mitt liv och för att vi står på våra ben i dag och är så starka som vi är.

Har varit på pubbesök i kväll och där efter blivit bjuden på tvårätters middag av en annan god vän som födelsedags present. Känner mig riktigt bortskämd!

Måste ju berätta att E bar på så fina leggings i går när vi var på middag i stugan (hennes syrra har också ett par) och det är rätt häftigt att E och J går och köper likadana leggings på samma affär vid olika tillfällen. Utan att veta om vad den andra har köpt. Men då är de ju tvillingar också! Så berättar Es kille att E såg på något plagg i en butik när de var ute också, dagen efter kom J med exakt samma på sig. Det händer nog ganska ofta!

söndagen den 12:e maj 2013

Tankar och funderingar

Det sista jag tänker på innan jag somnar varje kväll är på E, hon finns i mina drömmar om nätterna och hon är den första jag tänker på när jag vaknar på mornarna. Om dagarna är E i mina tankar varje sekund, minut och timme.

När vi besökte henne på lasarettet så kom Es kontaktpersoner med förslaget att vi ska hälsa på E ofta och kanske sova över där någon gång ibland osv. Jag skulle gärna göra det men det är svårt när E inte vill ha den kontakten längre. Det är lätt att känna sig i vägen!

Kontaktpersonerna var förresten hos E på lasarettet även under sin lediga tid som jag förstod det. De tycker verkligen om

21

henne och det är ömsesidigt! Jag förstår E för de är fina människor och jag känner ett förtroende för dem vilket jag har gjort hela tiden. Det är systemet som inte riktigt har fungerat med vad de får göra och inte får göra. De får ju inte rota i hennes lägenhet till exempel (som jag tidigare har nämnt) eller berätta för oss föräldrar om händelser som har skett eller som sker. Det måste vara oerhört frustrerande för dem och att vara i den sitsen som M, som svarade när jag ringde på fredagen efter Es självmordsförsök och frågade om de visste var E var, kan inte ha varit lätt. Hon visste ju vad som hade hänt men fick inget säga eftersom de har tystnadsplikt. Fy fan så jobbigt!

Jag gillar M starkt! Har bara träffat henne två gånger men hon utstrålar värme, glädje och empati. Det kände jag direkt vi möttes på sjukhuset! Jag är säker på att E känner likadant för vi är båda människokännare och sådana människor är jättebra för E att ha omkring sig. C har jag ju träffat flera gånger och känner samma där!

måndagen den 13:e maj 2013

Det rör på sig

Så där ja då börjar det hända lite saker runt E! Fick ett samtal ifrån en LSS handläggare, som var trevlig och tillmötesgående. Han håller på att dra ihop en träff med alla som är inblandade i min dotters liv. Vi blir nog några stycken! Jag är inte så överdrivet förtjust i stora sammankomster men nu gäller det Es framtid, så då är det självklart att jag närvarar. Hon har själv gått med på att vi har den här träffen men orkar inte själv vara med och det har jag full förståelse för. Det blev lite snack om behandlingshem och för att ens kunna söka till ett, så skulle

22

handläggaren kolla upp mer om vilka som bör vara med på träffen. Medan jag sitter här och skriver så ringer handläggaren upp mig igen och berättar att mötet blir av den 3 juni. YES!! Det har varit en lugn helg utan några händelser så vitt jag vet. E var som jag skrev förut på bra humör i fredags,under lördag fick jag ju besök av några goda vänner på dagen och på kvällen blev jag då utbjuden på restaurang av en annan god vän. Jag inser att jag har få men sanna vänner runt mig, som jag är väldigt rädd om.

Lugnt

Just nu händer det inte så mycket runt E så jag passar på att faktiskt bara lata mig och låta tankarna vila. Har skruvat ihop ett utemöbel set som jag fick i födelsedags present av AK och nu är det bara för sommaren att anlända.

Chattade lite med E i går och länkade henne en blogg där en tjej som bor på LG berättar om sitt liv till ett tillfrisknande från sitt självskadebeteende. Hon är otroligt duktig på att skriva och det är så roligt när man ser att det börjar gå åt rätt håll för någon som mår dåligt. Denna bloggerska trivs bra på LG och skriver några ord om behandlingshemmet: Lenagården är ett jättebra ställe. Jag har varit så emot behandlingshem och så fort det har förts på tal har jag stormat ut ur rummet och skrikit nej. Så småningom läste jag om andra som bodde på behandlingshem, jag pratade med en tjej som bott på ett behandlingshem och först då kunde jag tänka att det kunde vara något för mig. Behandlingshem ger så många gånger möjligheter till så mycket mer än bara behandling. Jag var också rädd att lämna allt i den stad jag bodde i, men kompisar kan man ha kontakt med ändå och på LG jobbar de mycket med ens kontaktnät och de är noga med att man ska bibehålla det fungerande och det man tycker är viktigt. I långa loppet är

23

tiden på ett behandlingshem ingen lång tid. Det är en parantes i ens liv och förhoppningsvis något som gett så otroligt mycket positivt. Det är en tuff tid men värd varenda stund. Och jag kan varmt rekommendera LG. De har bara väl utbildad personal som är kompetenta och mycket krut läggs på just behandlingen. Det är därför man är här.

Hur som helst så länkade jag alltså denna blogg till E i hopp om att hon ska läsa en och få en aha upplevelse. Tänka att visst kan det här vara något! Jag skickade henne bloggerskan mailadress som jag hade fått men Es svar på att kontakta henne var ett enkelt NJAÄ..... Kanske hon gör det eller kanske inte.....

tisdagen den 14:e maj 2013

Att önska

Jag satt här i mina tankar och önskade hårt hårt att inget mer ska hända med E innan hon får rätt hjälp. OM hon får det vill säga! Jag är så rädd och jag gruvar för att något ska inträffa. Att E gör ett nytt självmordsförsök eller skär sig igen, igen och igen. Hon har ju gjort så många försök förut och kan från den ena sekunden till nästa börja på att må jättedåligt. Då i de mörka stunderna tror jag att hon är kapabel till att göra vad som helst även om hon verkar ångra sig efteråt. Men tänk om hon inte hinner säga till någon nästa gång! Jag försöker att slå bort min rädsla för att själv överleva men det är svårt. Väldigt svårt!

Sommardag

Vilken härlig sommardag! Har varit och inhandlat mer

blommor och satt, en solsäng, vaxduk till vårt nya utemöbel set som jag fick på min födelsedag och sedan ägnat eftermiddagen åt pyssel. Lilla grå, en av våra hundar har gjort sig illa i ett ben och hoppar nu runt på tre ben. Vi vet inte vad hon har gjort men kanske bara sträckt sig. Förhoppningsvis inget allvarligt så hon fick en halv Rimadyl som jag hade hemma sedan tidigare och nu ligger hon och vilar. Ibland skulle det vara bra att kunna förstå sina husdjur, ta ett snack med dem. Har haft mitt barnbarn här över natten men nu är hon hemma hos sin mamma igen. Vi försöker att pott träna flickan som blir tre år i juli men se sitta på pottan det vill hon då rakt inte. Kanske någon har tips på hur man lockar en unge att uträtta sina behov på pottan?! Jag minns inte hur jag gjorde med flickorna. Det är ju några år sedan!

E var nere på stan på kultur natta berättade hon när jag ringde tidigare i dag. Hon lät så där! Jag vet att hennes kille gärna ville träffa henne i helgen men hon orkar inte riktigt med ett förhållande som hon mår nu. De träffas nästan aldrig längre till hans stora besvikelse men hennes mående hindrar henne från att ge sig hän till hundra i deras så kallade förhållande.

lördagen den 18:e maj 2013

Sjukhusbesök

Fick i kväll ett samtal om att E hade druckit en halv flaska Theralen och tagit Sobril så nu sitter jag på Mava på lasarettet. Hon har vak och sover en drogad sömn. Full som ett ägg! Själv sitter jag med hjärtklappning och mår inte alltför bra efter detta besked.

Svimmar

Har precis pratat med avdelningssköterskan där E ligger och hon var jättetrevlig att snacka med. Hon berättade att E nog blir kvar i dag eftersom hon svimmar när hon försöker gå på toaletten. Så jag åker upp dit om någon timme och sedan ska vi fara till hennes lägenhet och röja. Vi ska gå igenom varje sak, varje låda, varje skåp ja allt som går att rota igenom ska vi plöja. Vi ska göra det så svårt som möjligt för E att skada sig.

Mardröm

19 maj: Jag önskar att detta bara var en mardröm och att när jag vaknade upp så var allting bra igen. Tyvärr så är det inte så! E var helt väck i går kväll. Jag tror inte ens att hon var medveten om att jag var där hos henne.

När jag kom in till akutmottagningen och frågade efter min dotter, så gick kvinnan i receptionen och pratade med någon. Efter bara några minuter så kom hon tillbaka och sade att E inte ville träffa mig. Jag trodde inte att det var sant och frågade om hon skämtade med mig. Nej svarade den här kvinnan mig och gick tillbaka till receptionen. Bemötandet var inte det bästa! Jag gick ut och ringde runt till Es pappa och syster som båda var på festligheter. Sedan ringde jag till boendet och pratade med en som jobbade där. Samma man som jag hade skällt ut några veckor tidigare och jaa... han var lika kylig och byråkratisk som då. Men jag bad återigen om ursäkt för mitt beteende sist vi pratades vid och tänker inte lägga krut på snorkiga typer. Jag kanske är känslig nu, vad vet jag....
Hur som helst så bestämde jag mig för att ta bussen hem igen och hade precis beställt biljetten när jag fick ett samtal ifrån Es

pappa. De hade ringt honom från lasarettet och sagt att jag nu fick träffa E. Så jag vände om och traskade upp till samma avdelning som sist hon låg inne vilket var den 18 april. En månad tidigare precis! Där låg hon groggy som bara den! Hon var hög som ett hus eller full som ett ägg. Det var inte roligt att se kan jag ju säga!

De väckte upp henne en gång i timmen och hon var uppkopplad till en monitor. Dessutom så satt ju vaket där och skulle sitta hela natten. Det kändes tryggt och efter några timmar så tog jag då en taxi hem igen.

Om jag får veta vem som förser henne med Theralen och piller, så kommer det inte att bli roligt för den personen. Någon är det men E vägrar uppge vem till personalen.

Sitter här och har fått i mig lite frukost och tänker åka upp igen till E om inte alltför många timmar. När hon är hemma igen (först blir det nog psykiatrin) så ska jag, Es pappa och syster sätta oss ned och ta ett allvarligt snack med E. Nu är det nog!!Om inte någon riktigt hjälp nu sätts in en gång för alla så mister vi henne snart. Precis som jag har skrivit förut! Hon hade alltså återigen lyckats hälla i sig det här i sin lägenhet i sitt boende men tack och lov raglat ut till de andra. Som ringde efter ambulansen! Får hon inte komma till ett behandlingshem med eller mot sin vilja, så vet jag inte vad jag tar mig till. Hoppas hoppas att kommunen och kanske landstinget hjälper henne genom att vara beredd att betala en vistelse på hem. Att de ser bortom besparingarna och ser en ung kvinna med ett stort behov av hjälp.

Så slut

19 maj: Just hemkommen från sjukhuset och Es lägenhet. E var ruskigt påverkad i dag. Hon sluddrade och kunde inte gå för då

27

svimmade hon och hon kunde inte ens sitta upp riktigt. Värdena ser bra ut men det är fortfarande lågt blodtryck. Hon var irriterad och småarg mot oss! Men orkade inte prata och vara vaken längre stunder. Hon har fortfarande vak åtminstone ett dygn till och ligger med dropp men fick i sig lite pannkaka. Droppet renar kroppen!

En underläkare från psykiatrin var dit och pratade med E men berättade sedan för oss att han inte fick ur henne något. Inte förvånad om jag säger så för det är E i ett nötskal men nu var hon väl lite mer tyst än vanligt på grund av sitt tillstånd. Jag, Es pappa och min sambo berättade hur vi ser på E och vad vi anser att hon behöver för hjälp och han tyckte att behandlingshem lät som en bra ide. Han skulle skriva in det i hennes journal!

Vi har varit i Es lägenhet och gått igenom allting. Alla lådor, alla skåp, väskor mm. I jakten på verktyg och mediciner! Fann några saker som hennes pappa har tagit hand om. Vi vill inte att E återvänder till sin lägenhet i dagsläget men får ju se vad som händer härnäst. Vi vet hur som helst mer nu om hur hon har fått tag i Theralen och kommer att vidta åtgärder gentemot den personen. Som dessvärre också är en som verkar må dåligt!

Jag är så slut nu! Så trött att ögonen går i kors och hungrig men har ingen riktig aptit. Kanske får beställa lite thaimat så kommer nog aptiten tillbaka.

Hjärtklappning

Det här är helt sjukt men jag har haft hjärtklappning sedan gårdags kvällen då jag fick besked om E. Den vill inte riktigt släppa även om den inte är galet störande längre. I går kväll däremot så var det rätt så jobbigt. Jag ska inte ha hjärtklappning, jag har inte haft det på hur många år som helst och vill rakt inte ha det nu heller. Säger alla fula ord som finns i mitt förråd och förbannar allt det här med självskadebeteenden, överdoseringar och elände. Jag är så less! Hur mycket ska en människa orka?! Naturligtvis så kämpar jag vidare något annat är inte på tal, men jag blir bara så slut av all oro och ovisshet.

I dag hos E så var det extra tung! Hon kunde ju inte ens kliva upp för att kissa utan att svimma, ej heller sitta upp i sängen utan att svimma och när hon var nödig så fick hon kissa på bäcken. Det är inte roligt att se sin dotter behöva göra det, höra henne sluddra och se hennes dåsiga ögon samt se hennes händer skaka när hon försöker äta.

Samtal

Fick ett samtal från Es kontaktperson som jag tycker är en härlig människa. Hon liksom de övriga står på vår sida och tycker som oss att E ska iväg på hem eftersom det här är en ohållbar situation. De vill inte finna E död i sin lägenhet. Hon ska prata med deras chef och jag har mejlat chefen. Berättade läget som det är nu och att E inte kan återvända till sin lägenhet OM inte de sätter in en personal, som kan vara hos E dygnet runt. Sova där och så vidare! Om det blir så att hon inte ska bo där till dess något bättre händer så får E naturligtvis bo hemma hos oss. Kruxet är bara att det vill hon inte!

Jag är tacksam för samtalet och ska försöka att koppla av i kväll och i natt och hoppas på att få sova bättre. Jag känner mig otroligt ledsen och mellan varven kommer det en och en annan

tår men det är nog bra att få ut lite känslor.
Tack till alla fina som stöttar oss i samtal och mejl!

söndagen den 19:e maj 2013

Gamla kontakter

Har i kväll pratat en lång stund med en gammal kontakt som
var Es assistent i grundskolan. Det var riktigt trevligt att surras
vid och få bolla lite tankar hit och dit. Hon undrar lite som oss
hur man går tillväga för att få iväg E till ett behandlingshem,
vem som betalar och vad som händer fram till dess, var hon ska
bo om hon inte ska vara kvar på boendet hon är på nu innan
eventuellt behandlingshem frågan är löst m,m. Många tankar
och förslag och hon skulle höra sig för lite med en vän som
som jobbar inom socialtjänsten om hur man går tillväga. Nu
har vi ju boendet på vår sida och mötet framöver men det är bra
att ha flera utvägar och kontakter. E borde ha varit på
behandlingshem redan. Det har gått alltför lång tid och ingen
mer tid får gå till spillo.
Provade att ringa E nyligen men kom direkt till telefonsvararen
så då är väl telefonen avstängd. Jag ska åka upp dit i morgon!

måndagen den 20:e maj 2013

Smärtsamt

Har precis kommit hem från besöket hos dottern. Hon var
piggare i dag och det gick att prata med henne. Hon kunde med
personalens stöttning ta sig till toaletten och hon såg inte lika
påverkad ut på ögonen. Men blodtrycket är fortfarande lågt och

hon är fortfarande kopplad till hjärtmaskinen men droppet är borta. Det tar tid för sådana där mediciner att gå ur kroppen så det är inte säkert att hon får bli utskriven i dag heller. När jag satt på bussen på väg till sjukhuset så gjorde det smärtsamt ont att faktiskt inse att dottern var så jäkla nära att dö för en månad sedan. Att hjärtat hade stannat och att hon hade en sådan pass hög dos i kroppen av tabletter att normalt sett så skulle hon inte ha överlevt enligt läkarna. Denna gång var det nog inte lika nära att hon strök med men det är likväl farligt och mycket mycket allvarliga saker det hon håller på med. De inre organen måste ju ta stryk och tänk om hon får syrebrist och blir som ett kolli i stället.

Ronden hade varit när jag kom dit men E kunde inte komma ihåg vad läkaren hade sagt. Hon vet inte om hon blir utskriven men underläkaren från psykiatrin skulle ju göra en bedömning någon gång under dagen. Jag frågade E var hon helst vill ta vägen det vill säga hem till sin lägenhet, till psykiatrin eller... när hon blir utskriven. Det visste hon ej!
Jag sa till personalen att de ska ringa mig om E blir utskriven så att de inte släpper henne vind för våg. Hon ska inte få en chans till att skada sig på något sätt. Hon ska inte dö hon ska överleva!!!

Förflyttning

Jag fick ett samtal från MAVA där de berättade att psykiatrin hade gjort bedömningen att E ska flyttas till psykiatrin inom den slutna avdelningen. Jag frågade om de sätter in vak på henne men det visste hon ej. Hon trodde det men var inte 100% säker!

Någon på boendet hade ringt och sagt att de inte tycker att det kändes bra att E skulle komma tillbaka dit och det har de ju rätt i. Men psykiatrin.... åh.....mitt hjärta blöder!!! Vill inte ha in henne där heller ju. Hoppas att de kan hålla stenhård koll på min älskade flicka för annars blir jag galen. Men hellre att hon är där än i sin egen lägenhet, trots allt!

måndagen den 20:e maj 2013

Chattkonversation

Fick chatta lite med E som har fått surfplattan till psykiatrin. Men hon svarade kortfattat och inte på mina frågor så jag vet fortfarande inte om de har satt in vak och hur länge hon kommer att bli där. Så fort E mår lite bättre efter en sväng med överdos eller annat djävulskap så blir hon mer avståndstagande igen. Jag börjar att känna igen mönstren och nu är det dags igen.
Frågan med den andra flickan som E dealade med är löst och hennes pappa var tacksam över att jag kontaktade honom. Självklart gör man det en sådan gång.

" Besöksförbud "

Dotter har förbjudit mig och hennes pappa att komma på besök på psykiatrin. Hon menar att då längtar hon bara hem! Så inget besök där då med andra ord.
Det känns väl så där! Ville ju inte upp dit men samtidigt så vill jag ju träffa E. Pratade med mina föräldrar om det här med E idag då de frågade lite om helgens händelse. De håller med om

att nu återstår bara en behandlingshems vistelse för henne. Om vi ska kunna rädda vår dotter och deras barnbarn.
E visste inte hur länge hon blir kvar på avdelningen. Hon har viss tillsyn och bor med två andra personer i en sal, som jag förstod det.
Får se om det dyker upp något svar ifrån enhetschefen under dagen, och vad hon då skriver.

Vad gör min dotter där

Jag satt och kollade på lite information om den avdelning E är på nu och förklaringen lyder så här: Har 13 vårdplatser med inriktning mot psykos och personlighetsstörningsproblematik. Vad i allsin dar gör hon på en sådan avdelning undrar jag nu. Hon har ingen psykos och inte är hon heller personlighetsstörd. Hon har ångest och andra jobbiga bitar men herregud hur kan hon placeras bland människor med sådana problem. Det övergår mitt förstånd! Är det fullt på avdelningen för de med ångest och depression kan man ju undra?!
Nej nu får de som bestämmer se till att hjälpa oss fort som bara den att få iväg E till Uppsala.
Mejlade i går morse till enhetschefen på boendet men jag har ännu inte fått något svar.

Borde inte vara så

Jag och Es kille är eniga i att det inte borde vara så här för E. Hon ska inte sitta inne på en sluten avdelning och må dåligt psykiskt och fysiskt (hon är fortfarande fruktansvärt trött efter överdosen) när solen skiner och himlen är klarblå. Hon borde vara ute, kanske äta en glass och njuta av vädret och vara glad.

33

Tankarna och känslorna väller över mig lite nu och då och sorgen över att det är som det är med vår älskade flicka är obeskrivlig. Den förtär en inifrån! Det kan nog bara den som upplever det förstå.

tisdagen den 21:e maj 2013

Möte på psyket

Vi fick i kväll veta att det i morgon blir ett möte på psyket angående E. Det är väl läkare och andra från psykiatrin som kommer att vara där samt en kontaktperson till E från boendet och deras chef. Inte vi föräldrar av någon anledning. Men det spelar inte någon roll bara det blir en bra lösning och ett bra resultat av mötet. Det ska bli intressant att höra vad de kom fram till. Jag hoppas att någon informerar oss så fort som möjligt. Dottern är upprörd milt sagt över att vi tycker att hon inte kan åka tillbaka till boendet efter vistelsen på psykiatrin. Frågan är ju bara var ska hon då ta vägen undrade hon. Jag vet inte i dagsläget men min dörr står alltid öppen för mina kära döttrar. ALLTID! I kväll känns hon instabil som fasen men hon är väl förstås rädd och osäker. Dörrmattan rycks ju undan för henne om hon inte kan återvända till boendet där hon är trygg. Men vi måste göra något konkret så det kan inte hjälpas att hon reagerar så. Det är i slutändan för hennes eget bästa!

tisdagen den 21:e maj 2013

Hoppfullt

Jag tycker ändå att det känns lite hoppfullt med det där mötet i morgon. Jag måste helt enkelt få känna lite hopp i all bedrövelse för att tanka lite energi till mig själv.

Pratade med A om E i kväll! Hon hade i sin tur pratat med en god vän som kan den här biten med tvångsvård osv. OM det måste till det! Man får som förälder ligga på om hjälp och påtala behovet av stöd och som i detta fall en vistelse på hem och kanske tvångsomhändertagande. Så är det!

Fick sms från E om att hon i alla fall känner igen en personal på psyket och tyckte att det kändes bra. Det tycker jag också!

Es pappa skrev att vi får sätta oss ned och prata ut med E framöver. Jag håller fullständigt med!

onsdagen den 22:e maj 2013

Lenagården

Jag fick ett samtal ifrån den andra kontaktpersonen till E som berättade att dottern ville att hon skulle ringa mig för att bland annat berätta att E vill fara till Lenagården på ett studiebesök. Hon kan i alla fall tänka sig det och menar att det kan ju vara bra där. Det där kontraktet är något som psykiatrin använder sig av ibland och de menar att det har givit bra resultat. Skämtar de eller??!! Inte tusan fungerar det då på min dotter, det kan jag ju säga redan nu! Om någon mår dåligt och får svarta tankar så inte försvinner de tankarna för att ett kontrakt är påskrivet. Idioti är vad det är!

Sedan så ska dottern börja med en medicin som heter Zyprexa för ångest / tvång, schizofreni m,m. Ännu en galen ide från psykiatrins sida. De tänker inte heller ta bort någon sort utan de bara fyller på lagret i min älskade flickas kropp. De har dessutom ökat upp dosen på hennes Fluoxetin fick jag precis

35

höra.

Vi får nu se vad nästa steg blir! Efter träffen med alla berörda, en träff som var satt till den 3 juni men som kan bli tidigarelagd.

Kämpar vidare så klart! Med hjälp av boendets personal men främst då kontaktpersonerna till E som jag verkligen tycker är trevliga. De vill E så väl och det märks verkligen i det de säger och i deras tonlägen när jag har pratat med dem.

Psykiatrin

Det är psyket som vill skriva ut E men inte på fredag som jag trodde utan tidigast på tisdag. De ger henne mer medicin, något antidepressivt och skickar tillbaka henne till boendet. Dock så säger personalen ifrån att de inte kan ta mot E utan då ska de ha full tillsyn på henne. Det var tal om ett kontrakt som E ska skriva på där hon typ lovar att inte göra sig illa (eller något sånt om jag fattade det rätt). Tror de på fullaste allvar att ett kontrakt ska hålla E från att skära sig eller ta överdoser? CRED till Es kontaktpersoner och till enhetschefen som säger ifrån.

Personalen ska träffa Es samtalskontakt i morgon och prata mer om hur de ska gå tillväga. Hon verkar ha börjat att förstå att något mer måste till för E. De hade förslag (psyket) på en vistelse två dagar i veckan i stan på ett ställe där de använder sig av kbt och dbt men det räcker inte för E vilket de också sa till psykiatrin. E behöver något sju dagar i veckan.

torsdagen den 23:e maj 2013

Utskrivning

Det var som jag hade hört först att psykiatrin vill skriva ut E i

morgon. Vilket boendet inte riktigt är med på! Möjligen att hon
är hemma på dagarna och sover på psyket till dess hon får
komma på Lenagården eller vad det nu blir. Vi hoppas förstås
på LG! E själv är olycklig över att inte känna sig välkommen
tillbaka till boendet men de har förklarat för henne att hon
personen E är välkommen men inte den hon är nu som
överdoserar hela tiden. Och ljuger!
De hade haft en träff med hennes samtalskontakt i dag och det
gick bra. Hon förstår att det är allvar! Nu är det bara att vänta
och se vad som händer men jag hoppas för Es skull att det sker
något radikalt fort. Ja för vår skull också! Det är en oerhört
jobbig situation som gör en ständigt spänd och orolig dygnet
runt.
Jag försökte få E att förstå det här med medicineringar och att
vi skulle önska att hon trappade ned och tog bort någon av
dem. Totalt äter hon sex sju sorter var av ett par vid behov.
Tyvärr så lyckas jag inget bra i mina försök och hon blir bara
arg på mig.
Jag mejlade LG i dag och berättade om vad som har hänt den
sista tiden och vad som sker nu, så de blir lite informerade om
läget. Es kontaktperson skulle också ringa till dem i morgon.
Vi jobbar på!

Panik

Nu känner jag och Es syster så smått panik då psykiatrin
eventuellt skriver ut E i dag enligt en konversation systrarna
mellan. Det får de bara inte, det går inte, vi orkar inte med en
helg till i oro. Men hon menar på att hon kan ju göra sig illa på
psykiatrin också så det spelar ingen roll var hon är.
Men att E ska vara på boendet under dagtid och sova på psyket
kan ju vara en bra ide, kanske! Om de kan ha full koll på henne
vill säga för annars är det ju lönlöst. Ringde upp kontaktperson

på boendet och de vet om det här o har bett läkaren ringa upp dem efter ronden. Es syster ska åka upp dit och försöka få prata med den ansvarige läkaren. Så får vi se vad som händer! Jag är så tacksam över att E har sin syster. Jösses vad jag älskar mina döttrar och är glad över att de har varandra

Stolt

Jag är sjukt stolt över J som åkte upp till sin syster och satte sig ned för att prata med läkaren. Där var det ord och inga visor! Det fanns en del att ifrågasätta och det var precis vad J gjorde. E ska vara glad över att hon har en syrra som engagerar sig så mycket för att få till stånd något bra. J tycker väl inte att det hjälpte direkt för de kör ju sitt race ändå men förhoppningsvis så tar de ändå till sig hennes ord. Han skulle i alla fall kontakta Es boende och säga åt dem att hålla henne under ständig uppsikt. Jag känner mig inte lugnad för fem öre men vi kan bara gilla läget.

fredagen den 24:e maj 2013

Permis

Dotterns hemskickning kom av sig och hon får endast permis i morgon mellan 12 - 18.00 och sedan ska hon tillbaka till avdelningen för att sova. Det känns bra tycker vi alla! Även om det är som J sa en förskräcklig miljö inne på Psykiatrin. Där blir hon inte friskare sa J och det har hon ju rätt i.
I kväll är det avkoppling på hög nivå med besök av bästa vännen M och grill midddag i det underbara vädret. Jag känner också att jag faktiskt kan koppla av i kväll med vetskapen att E är intagen. Sorgligt men sant! Har inte pratat eller chattat eller

på något annat sätt varit i kontakt med henne i dag men hon finns i mina tankar.
En Lex Sarah anmälan är gjord fick jag höra i dag! Följande text finns att läsa under vårdhandboken:

Lex Sarah

Enligt Lex Sarah i Socialtjänstlagen (SFS 2001:453), LSS - Lagen om stöd och service till vissa funktionshindrade (SFS 1993:387) samt Socialstyrelsens föreskrifter och allmänna råd om Lex Sarah (SOSFS 2011:5) är samtliga medarbetare som fullgör uppgifter inom socialtjänsten och i verksamhet enligt LSS skyldiga att rapportera missförhållanden och risker för missförhållanden. Information om skyldigheten att rapportera ska ges till de som omfattas av skyldigheten. Det ska också finnas rutiner för anmälan enligt Lex Sarah. Då ett missförhållande eller risk för ett missförhållande upptäcks ska detta utredas, dokumenteras, avhjälpas och undanröjas. Om utredningen visar att det var ett allvarligt missförhållande eller risk för ett allvarligt missförhållande ska den som bedriver verksamheten anmäla det till Socialstyrelsen.
Bra!!!

Att leka med döden

Slår upp tidningen vid frukostbordet och det första jag läser är om de besparingar som måste göras inom kommunen. Det kändes verkligen inte upplyftande! Inte bara för alla som drabbas utan även för vår dotter som kanske aldrig kommer att få beviljat en vårdplats på ett behandlingshem, vilket ju är livsviktigt. Så känns det men det kan ju gå bra ändå! Det brukar vara vanligt att kommunen och landstinget går ihop om

en sådan betalning, så vi får sätta vårt hopp till det.
I dag får E komma hem på permisen! Hon skulle ned på stan
med kontaktpersonen och handla lite. Så skönt för henne! Mitt
hjärta värker och sorgen väller över mig lite nu och då som jag
har nämnt tidigare. Hon ska inte behöva må så bedrövligt
dåligt! 22 år och hela livet framför sig....men in och ut på
psyket bland andra sjuka människor i en miljö som inte gör
henne friskare, skärningar och överdoser som avlöser varandra,
svarta kläder och ett yttre som utstrålar det dåliga måendet.
Visserligen så har jag fått vetskap om att E har mer eller
mindre slutat med att skära sig och det är ju helt underbart om
det inte vore för att hon bytte det mot att överdosera allt
möjligt. Det är att leka med döden!

Risperidon

Snackade lite med E som såg fram mot sin permis då hon ska
ned på stan och shoppa lite. Hon berättade att medicinen de har
satt in heter Risperidon. Det blev aldrig något av Cyprexa!
Men Risperidon är då inget bättre anser jag även om den
kanske kan vara till hjälp i små doser. Följande går att läsa om
tabletterna:
Risperidon (Risperdal) är ett atypiskt antipsykotiskt
läkemedel som främst används för att behandla psykotiska
störningar som schizofreni sedan 1993. Risperidon, likt andra
atypiska antipsykotika, används även för att behandla maniska
och blandade stadier av bipolär sjukdom. Läkemedlet används
också i låg dos, för att behandla mycket svåra
betendestörningar såsom svår oro, ångest och hallucinos bland
annat hos personer med olika demenssjukdomar. Användning
vid demenssjukdomar är numera delvis ifrågasatt i
Socialstyrelsens "Nationella ritlinjer för vård och omsorg vid
demenssjukdom 2010"

2007 godkändes risperidon i USA som enda läkemedel för behandling av schizofreni hos barn i åldern 13-18 år; den godkändes samtidigt för behandling av bipolär sjukdom i ungdomar i åldern 10-18 tillsammans med litium. Risperidon innehåller de funktionella grupperna benzisoxazol och piperidin som en del av sin molekylära struktur.

Biverkningar

Det finns misstankar om att risperidon genom prolaktinhöjningen kan orsaka tumörer i hypofysen. Detta kan återkomma även om patienten har bytt till ett annat antipsykotika [4]

Som alla antipsykotika, kan risperidon potentiellt orsaka tardiv dyskinesi (TD), extrapyramidala bieffekter (EPS) och maligna neuroleptikasyndromet (NMS), fastän risken är i allmänhet lägre än för äldre typiska antipsykotika.

LIksom alla atypiska antipsykotika kan risperidon utlösa diabetes och mer allvarliga tillstånd i glukosmetabolismen, inkluderande ketoacidos och hyperosmolärt koma.[5]

VANLIGA BIVERKNINGAR ENLIGT FASS:

Parkinsonism. Detta är en medicinsk term som innefattar många symtom. Varje enskilt symtom kan förekomma hos färre än 1 av 10 personer. Parkinsonism innefattar: ökad salivproduktion eller vattnig mun, muskuloskeletal stelhet, dregling, ryckighet när man böjer leder, långsamma, minskade eller försvagade kroppsrörelser, avsaknad av ansiktsuttryck, spända muskler, nackspändhet, muskelstelhet, gång med små, släpande och snabba steg och avsaknad av normala pendlingsrörelser med armarna, ihållande blinkningar till följd av att man knackar på pannan (en onormal reflex).

- Huvudvärk, svårigheter att somna eller att fortsätta sova.

Vanliga (drabbar 1 till 10 användare av 100):

- Dåsighet, trötthet, rastlöshet, svårigheter att sitta still, irritabilitet, ångest, sömnighet, yrsel, bristande uppmärksamhet, matthetskänsla, sömnstörning
- Kräkningar, diarré, förstoppning, illamående, ökad aptit, smärta eller obehag i buken, ont i halsen, muntorrhet
- Viktökning, höjning av kroppstemperaturen, aptitminskning
- Andningssvårigheter, lunginfektion (lunginflammation), influensa, luftvägsinfektion, dimsyn, nästäppa, näsblödning, hosta
- Urinvägsinfektion, sängvätning
- Darrningar, muskelspasm, ofrivilliga rörelser i ansiktet, armar eller ben, ledvärk, ryggvärk, svullnad av armar och ben, smärta i armar och ben
- Hudutslag, hudrodnad
- Snabb hjärtrytm, bröstsmärta
- Förhöjd nivå av hormonet prolaktin i blodet.

Nu ska man kanske inte stirra sig blind på alla biverkningar men ändå vara vaksam.

tisdagen den 25:e juni 2013

Mail

Fick ett svarsmejl idag från verksamhetschefen på LG som hade pratat ihop sig med tf verksamhetschef. Mejlet kan ni läsa här: Vi har pratat lite om hur vi ska lägga upp detta. Vi föreslår att ett första steg skulle vara att någon från Lenagården kommer upp och träffar E. Detta för att göra en första

42

bedömning om vi kan vara till hjälp. Jag tycker dock att vi ska avvakta mötet den 3e juni och se om man från kommun och landsting tycker att behandlingshem skulle vara ett alternativ. Som ett andra steg kan hon komma på studiebesök och ytterligare bedömning.

Så vad som behövs vilket jag redan visste är då att kommunen och landstinget går ihop om det här beslutet och betalningen för en vistelse och där efter så får LG avgöra om de tror att E passar in i deras behandling. Själv är jag helt övertygad om det men det är inget vi kan ta för givet. Jag hoppas nu på att det blir något beslut den 3 juni men jag tvivlar faktiskt på det. Det blir förmodligen bara lite snack om LG och kanske om andra ideer som folk har att komma med.

lördagen den 25:e maj 2013

Det osar hett

Oj oj oj dottern ringde och var riktigt förbannad på mig och hennes pappa (men det är jag och alltid jag som får ta smällen) för att vi har rotat i hennes lägenhet. Vi tog ett par tänger, rakblad m,m från olika ställen där hon hade gömt undan dem. Nu skulle hon raka sig och hade inte en endaste rakhyvel kvar. Oftast köper hon så vitt jag vet lösa rakblad men har hon inga så.... E var så arg att hon började att gråta och jo då jag fick heta jävla kärring.

Inte så trevligt men jag var förberedd på vad som skulle komma även om jag tycker att det är jätte jobbigt att hon blir så arg. Men jag kommer att göra om det utifall det behövs. Visst

43

hon kan köpa nya grejer vilket hon också sa och därför har personalen på boendet slutat att ta hennes rakhyvlar o rakblad. Men det struntar jag i! Allt för att försvåra för henne!! Jag ringde personalen och berättade om att E var arg för det här och det visste de ju redan om. De var precis på väg till affären för att köpa Gel i stället. Es pappa ska också köpa henne en rakapparat! I kväll blir det ett pubbesök och middag på en restaurang. Jag blir bjuden än en gång av min goda vän som vill muntra upp mig

söndagen den 26:e maj 2013

En natt utan våndor

Jag hoppas på en natt utan ett tidigt uppvaknande där jag störs av alla tankar som snurrar på. En natt där jag får sova hela natten. Funderar nu en del på hur morgon dagen blir för E. Hoppas på det bästa! Jag vill INTE få ett samtal där de berättar att hon återigen har hamnat på sjukan eller har avlidit. Jag har den sista tiden blivit lite skvätt rädd för luren. För att få det där hemska samtalet.... och varje gång telefonen ringer så slår hjärtat några extra slag.

Två dagars ilska

Även i dag har jag fått ilskna sms från E! Om att det inte känns jättebra att hon kommer hem (till sig) i morgon och att det är på grund av mig. Eftersom vi inom familjen inte tycker om att hon ska skrivas ut från psykiatrin så känns det inte bra för henne. Jag förstår E till fullo men som jag skrev i mitt svar så finns det ju en anledning till att vi tycker så och att vi är rädda om henne. Att så länge hon mår så här dåligt så måste hon ha tillsyn dygnet runt.

Jag tänker som så att bakom ilskan så är det ändå så att hon söker kontakt och att hon också vet att hon kan ösa ur sig till mig utan att jag blir arg tillbaka eller struntar i henne. Men jag blir lite olustig till mods så klart.

Jag fick ett samtal ifrån Es ena kontaktperson på boendet tidigare i kväll. Hon berättade att hon precis hade lämnat av E på psyket och att dagen hade varit bra. Personalen ska styra upp det hela så att E kanske kan vara hemma om dagarna men att hon sover på psyket. Precis som vi har pratat om förut! Så i morgon får vi veta mer hoppas jag.

I augusti ska vi resa utomlands precis som vi gör varje sommar. E följer oftast alltid med som jag har nämnt i tidigare blogginlägg. Vi förutsätter att hon följer med i år också men för första gången så känns det lite pirrigt. Eftersom att hon nu mår sämre än någonsin. Men blir det Lenagården för E så är det förstås inte säkert att hon kan följa med. Det är ju tre månader kvar så vi får väl se hur det blir.

Boendechef

Så där ja då var ännu ett mejl ivägskickat till boendets chef med lite frågor. Får se om hon svarar eller om någon ur personalgruppen hör av sig till mig. Det lär de göra!
Man är fruktansvärt liten på jorden ibland! Tiden går och två självmordsförsök inom loppet av en månad är två för mycket. Hade jag haft pondus och en position inom politiken, socialtjänsten....ja jag vet inte vad....då skulle jag för det första ha satsat mer pengar på psykvården, jag skulle ha slagit klubban i bordet för en behandlingshem plats (Lenagården) för E och jag skulle med glädje ha minskat ned på min skyhöga

månadslön och i stället skänkt pengarna till välgörande ändamål.

Nu är jag tyvärr inte politiker eller har någon annan hög tjänst utan jag är bara mamma, en mamma som är förtidspensionerad med en väldigt låg inkomst och en mamma som kämpar för sin dotters välmående.

Telefonsamtal

Jag fick under min hundpromenad ett samtal ifrån boendet om att i morgon ska de träffa psykiatrin för en slags bedömning. Jag lade fram vår önskan eller krav om att E måste ha tillsyn dag som natt ifall hon ska skrivas ut. Han jag pratade med hänvisar mig vidare till deras boss. Jag berättade då att jag har ju mejlat flera gånger till deras chef och att jag speciellt i mitt sista mejl framförde våra önskemål. Här kommer ett utdrag ur mejlet:

Vi känner också att om E ska vara kvar på boendet till dess hon kan och om hon kan få komma till Lenagården, så måste en personal finnas vid hennes sida dag som natt. Någon måste sova inne hos henne för annars kan vad som helst hända. Hon är i sådant pass dåligt skick nu! Psykiatrin är inget bra val så därför måste något annat till.

Detta mejl sände jag den 19 maj och jag hoppas att deras chef sätter in en personal extra under den tid som det behövs. Men jag ska återigen skicka henne ett mejl i hopp om att hon tar till sig vår önskan och vårt krav

Ny permis

E berättade i igår att hon skulle få permis i dag också och att hon skrivs ut i morgon. Jag förstår att hon längtar ut för att vara i en sådan miljö är inget för henne. Men hon kan inte heller lova att inte skada sig igen och då känns det inte tryggt att hon ska återvända till boendet.

Jag hoppas att en extra personal sätts in som kan bevaka E i princip dygnet runt och som sover med henne till dess vi får till en annan lösning. Eftersom E nu är i en sådan obalans och självmordsbenägen som hon är. Annars kommer hon inom en snar framtid ha gjort ett till självmordsförsök. Eller i värsta fall till och med ha lyckats fullborda försöken. E vill egentligen inte dö det förstår vi allihop men i de nattsvarta stunderna som är fyllda av ångest och jobbiga tankar, så finner hon ingen annan utväg. Det här är ett rop på hjälp precis som jag har skrivit tidigare och då är det vår sak att se till att hon får den hjälpen hon ber om.

I går var E fruktansvärt arg och irriterad! Det genomsyrades i varje sms och i varje ord. Dels för att vi rotade igenom henne lägenhet i jakten efter verktyg och mer Theralen och dels för att vi kanske förstörde hennes chanser till att skära sig då hon var hemma på permisen. Hon skulle visserligen raka sig men vi litar inte på henne längre. Den tilliten jag har känt är helt helt borta!

måndagen den 27:e maj 2013

Älskade dotter

Jag fick ett sms ifrån min älskade E som skrev att idag kändes det väl bra att stanna kvar på psyket. Men hon har inte gjort så mycket mer än att prata med läkaren och legat på sängen. Vilket skitliv! Men jag är glad att hon kan själv känna när det är nödvändigt med den typen av vårdinsats.

47

Kanske kände hon att hon inte mådde bra alls i dag och det ger kanske också en liten trygghet att vara uppe på psyket, trots allt! Där är det inte lika stor risk att hon skadar sig som hemma. Även om det finns möjligheter även där att göra dumheter precis som hon skrev till mig tidigare en dag.

Självdestruktiv

Satt och läste lite om det här med självdestruktivitet och känner igen så gott som allting av det:
Självskadebeteende upplevs ofta som beroendeframkallande och ofta försöker närstående hindra personen i fråga att skada sig, eller bara säga att personen måste sluta skada sig själv, vilket inte alltid är enkelt. Har personen sjunkit för djupt ner i depressionen räknar personen självskadebeteendet som en vardagssyssla, precis som äta och sova. Självskadebeteende är fullt jämförbart med övriga missbruk. Självskadaren planerar inköp av större/vassare tillhyggen, olika former av klädesplagg som döljer såren, bandage och liknande för att inte "läcka" blod genom kläderna från färska sår. Hon eller han planerar sitt umgänge och sina aktiviteter kring huruvida det ska fungera att ha långärmat eller inte (att t ex undvika att följa med på gymmet eller till badstranden).
Att framkalla fysisk smärta är för många självskadare en metod, ett verktyg för att distrahera sig från själslig smärta. Den fysiska smärtan är lättare att "ta på", den kanaliserar de överväldigande negativa känslorna personen upplever. Smärta i kroppen utlöser även endorfiner, vilket ger självskadaren en kick och en känsla av lugn och trygghet, vilket också kan förklara den beroendeframkallande risken i det hela.

Lss

48

Satt och letade efter ett nummer till Es LSS handläggare inom kommunen men det var som att leta efter en nål i en höstack. Det var lättare att finna en mejladress som jag hoppas var hans därför att jag har nu sänt i väg ett mejl till honom. Behöver få veta vilka som kommer på mötet till veckan. Om de som har lite pondus att sätta ett beslut kommer att vara med. Det känns livsviktigt eftersom tiden rinner i väg.

Medan jag sitter och skriver det här så får jag ett samtal ifrån handläggaren som hade fått mitt mejl där han berättade att han har fått vetskap om att när det gäller sådana här behandlingar, så är det psykiatrin som beslutar. Ingen socialsekreterare kommer alltså att närvara vid mötet. Fort gick det i alla fall att han ringde upp mig!

Lika fort går det dessvärre inte med att fatta bra beslut gällande E!

Mailadresser

Så där ja då har jag även slängt iväg ett mejl till den som E går och pratar hos på psyket. Det var lite av en vild chansning även där ifall mejl adressen stämmer. Jag hoppas det! I värsta fall så hamnar det i orätta händer eller kommer tillbaka som ett undelivered mail.

När andra bestämmer

Det är oerhört frustrerande att vara föräldrar till någon som har ett självskadebeteende och det är lika frustrerande att känna inom sig en viss tvivlan på att den hjälp vi vill att dottern ska få inte kommer att sättas in. De som styr och bestämmer över vår dotters framtid (om hon ska få någon) är jag rädd för kommer att hänvisa till det som heter vågen och som finns i stan eller till Hera eller något annat liknande behandlingsalternativ.

Inget av de alternativen ser vi som ett bra val när det gäller vår dotter men vi kommer säkerligen att få stånga våra pannor blodiga i vår kamp. Det som gör mig besviken nu är att det här mötet som ska vara har vi ju sett fram mot, vi har hoppats på att något positivt skulle hända under mötet och att de som kommer att vara med på sammankomsten skulle ropa ett rungande JA. Men jag är realistisk och inser att det inte kommer att ske. Inte i dagsläget!

Har fått svar från Es samtalskontakt, ett kort svar där hon skriver att mejlet kom rätt men att hon inte vet inte om det är möjligt med att ordna fram en överläkare till måndag. Likaså har chefen för boendet ringt och berättat att E blir utskriven i morgon. De har satt in extra personal men ingen kommer att sova inne hos henne och de kommer inte heller att vara med E hela tiden. De menar på att hon måste få känna att hon har ett eget liv.

Es pappa kom med något snabbtänkt som jag själv inte kom på att ifrågasätta. När jag berättade att de säger att E inte förstår innebörden av vad som kan hända när hon tar överdoserna, att hon inte förstår att hon kan dö om hon gör så där, hur kan de då säga att de inte ska ha full tillsyn på henne. Han undrar hur det går ihop?! Visst har han rätt i det!!!

Glad

Jag chattade lite med dottern som verkar på bra humör i dag, ja hon verkade rent av glad och när hon är glad så blir jag också det. Hon skulle träffa sin kille i dag för första gången på länge. Det blir nog inte i många timmar som de ses men jag kan garantera att han säkert längtar just nu till dess de möts. Kanske

50

hon också i den mån hon orkar. Hon har tidigare gjort antydningar om att vara själv eftersom hon inte riktigt orkar med ett förhållande och pressen som automatiskt blir.

Ett allvarsamt samtal

Jag har precis haft ett långt samtal med E om morgon dagen då hon blir utskriven. Hon visste inte själv att hon skulle bli det! Jag berättade om allvaret i att ta överdoser och att personalen tror att hon inte förstår innebörden av vad som kan hända om hon gör det. Att hon faktiskt kan dö eller bli ett kolli som ligger på en vårdavdelning oförmögen att göra något själv så som att gå, prata, tänka osv. Hon sa att hon inte har tänkt i de banorna, att ingen har förklarat för henne att det faktiskt kan bli så av det. Att hon kan dö det vet hon ju men att hon skulle kunna bli hjärnskadad av det är inget hon hade funderat över.
Jag var lite tuff mot henne i mitt ordval men jag tror att det gick in lite av det jag sa till henne. Hon skulle höra av sig i morgon och berätta om hur det går med allting.

tisdagen den 28:e maj 2013

Fem veckor och fem dagar

Dagarna går och blir till veckor och det har gått fem veckor och fem dagar sedan Es första självmordsförsök och en vecka och tre dagar sedan hennes andra försök. Nu ska hon skickas hem och jag bara vet att jag kommer att vara på helspänn dygnet runt igen. Att jag kommer att hoppa till då telefonen ringer i rädsla över att få höra att E har tagit en ny överdos och i värsta fall har lyckats med att ta sitt liv.

Skrivs ut

I dag skrivs alltså E ut från psykiatrin enligt boendechefen men som jag skrev i går så visste E inget om det. Jag försökte i går under vårt samtal att få in henne på andra tankebanor när ångesten sätter in och hon vill skada sig. Jag frågade henne vad hon mest av allt tycker om, vem hon mest av allt älskar och vad som får henne mest glad. Svaret är T, hennes systerdotter som blir tre år i juli. Försök då att frammana henne i dina tankar när du mår dåligt. Plocka fram bilden av henne i ditt huvudet och bara ta in och tänk på T. Det kan kanske hjälpa dig lite i de svåra stunderna sa jag till E.

Mörker

Chattade lite med E här på förmiddagen och hon var så glad över att få åka hem. Som hon skrev: Jag får ju åka hem idag!! Vidare: Tänk att få sova i ett MÖRKT rum.
Jag förstår henne! Det är ingen hit att ligga på sjukhuset och jag kan tänka mig att psykiatrin är en dyster miljö. De har inte gjort mycket åt att snygga till där uppe. Gröna trämaterial och vita deprimerande väggar enligt E. Precis som det var under tiden flickorna låg på barn 4 när de var bebisar och jag sov över i ett rum från en nedlagd psykiatriavdelning.

Sms

Smsade med Es kontaktperson och fick svar att hon plus två till jobbade i kväll och att allting var lugnt. Skönt att höra! Ska ringa boendet i morgon och höra hur det går. Avundas personalen som när de går hem ifrån sitt jobb kan koppla bort jobbrelaterade frågor så som det här med E. Att kunna skilja på jobb och privattiden även en sådan här gång.

Tänk om vi föräldrar kunde göra detsamma. Ingen skulle vara gladare än oss om det gick men skillnaden mellan oss och personalen är att vi ALDRIG kan koppa bort Es problematik. Hur skulle vi kunna göra det när vår dotter har lyckats med att överdosera inte bara en gång utan två gånger och även har skurit sig sönder och samman i sin lägenhet där hon bor.

onsdagen den 29:e maj 2013

Vikarier

Jag kom precis på att det sägs att E bara skadar sig själv när ordinarie personal jobbar men när det är vikarier så sker det inte. I sommar kommer det att vara gott om vikarier på hennes boende vilket har oroat mig. Men enligt chefen för boendet så är risken mindre att det händer då. Vi får väl lita på det! Jag har hela tiden sagt att E ska inte tillbaka till boendet utan 100 % tillsyn så länge som hon mår så här och i väntan på något annat. Dessvärre så fick jag ge mig i den frågan och försöka glädja mig åt att de har satt in extra personal, dock inte hela tiden och inte nattetid. Problemet är att det är om kvällarna och nätterna det kan bli jobbigt för E. Nu har hon visserligen insomningstabletter att ta vid behov och då är nog risken mindre att hon ligger och mår dåligt.

E satt nu och väntade på att bli hämtad på psykiatrin och skulle sedan hem. Hon lät lite dämpad och hade huvudvärk! Efter en tid hos sin samtalskontakt så blev det nog lite spänningar. Men hon såg fram mot att lämna byggnaden. Jag förstår henne!

Overkligt

Medan jag går här i mitt hus och städar flödar tankarna på de veckor som har gått sedan vi förstod att något hade hänt E när vi aldrig fick tag i henne. Sex veckor som har känts som overkliga! Men som har varit i högsta grad så verkliga de kan bli med ständig oro och rädsla, blandat med ilska och frustrationer över de misstag som har gjorts.

Sjukvården skulle ha ringt till oss föräldrar när E kom in på akuten efter sitt första självmordsförsök. I stället fick vi gå i ovisshet i över ett dygn där vi förstod att något hade hänt eftersom vi ej fick tag i henne men inget kunde göra.

Varför tog inte psykiatrin in E när hon skrevs ut från MAVA, då första gången hon låg inne? Hon var ju i så dåligt skick! Vi fick förklarat för oss att E bara lärde sig dumheter inne på den psykiatriska avdelningen, men i detta fall så borde de ha struntat i det.

Två veckor efter Es första självmordsförsök, den 4 maj om jag minns rätt så skjutsade personalen upp E till akutpsykiatrin då hon hade uttryckt att hon inte ville leva. Det var ett bra initiativ även om vi blev störda över att ingen ringde till oss då heller. E skickades hem med Propavan för att kunna sova (personalen tog hand om medicinen).

18 maj det vill säga två veckor senare, så får jag ett samtal om att E återigen hade åkt in efter att ha överdoserat. Jag tar en taxi till sjukhuset och anmäler mig i receptionen och berättar att min dotter är intagen. Jag blir nekad att träffa henne trots att E har skrivit på ett kontrakt om att vi föräldrar ska informeras när något händer. Tänker för mig själv att E kan väl knappast vara i det skicket att hon kan avgöra sådant. Får efter många om och men träffa henne och konstaterar att E var mer eller mindre borta i drogernas värld.

När E är färdigbehandlad på MAVA denna gång så skickas hon till psykiatrin. Efter ett par dagar är läkaren beredd att skriva ut henne trots att han inte tycks ha gjort en suicide bedömning.

Efter påtryckningar ifrån boendet så blir E kvar och medicin sätts in.
Efter nio dagar på psyket är E hemma igen!

torsdagen den 30:e maj 2013

Sex veckors helvete

E hade sovit gott i natt och det förstår jag så skön säng som hon har. Hon skulle inte i väg och praktisera i dag som hon brukar göra utan i dag var det ett möte som hägrade. Ett möte om framtiden! Blir det inget behandlingshem för henne i Uppsala så är det jobb och aktivitetsersättning som gäller. Men det kommer hon inte att klara av som hon mår nu, det vet jag!
Likväl som att jag fortfarande känner så starkt att E kommer att lyckas med att ta sitt liv en dag om hon inte får komma sig iväg till LG.
Jag har tappat lite av min kamplust! Det känns som att det kommer att bli pannkaka av vår önskan om Lenagården och jag tror inte att någon direkt flaggar för det. Men jag är väl bara lite less nu och tycker att vi inte får ett riktigt gehör för våra önskningar. Som att vi ville att det här mötet på måndag skulle kunna leda till något beslut, vilket det kanske inte gör och som att vi ville känna att vi är trygga i att E är i " säkerhet " till dess annat ordnades för henne. Jag kan tyvärr inte påstå att jag känner mig trygg i vetskap om att hon är hemma igen då det har hänt för mycket där. Jag vet också att både Es syster och pappa känner likadant. Det har varit sex veckors helvete sedan Es första självmordsförsök och det är inte så konstigt att vi blir påverkade.

Men det gäller att tänka positivt och blicka framåt!

fredagen den 31:e maj 2013

E på besök

Har messat lite med E och sände över ett kort på T till henne. Vår konversation slutade med att E kommer hit lite senare och solar och umgås med oss. Hon ville så gärna träffa T! När jag berättade för mitt barnbarn att E ska komma så frågade hon, Här? Och säger: Det är min moster E! Det är kärlek det!

fredagen den 31:e maj 2013

Olustkänsla

Jag är inte riktigt nöjd med hur E mådde när hon var här även om hon skrattade lite mellan varven. Jag känner henne så väldigt väl att jag ser när det inte är bra. Grejen är att det är aldrig riktigt bra numera. Det var länge sedan känns det som! När jag ser på henne, studerar hennes ansikte så blir jag så ledsen därför att jag vill ta bort hennes våndor och jag vill se henne må bra igen. Bli den E hon en gång var!
Jag tror inte att hon kommer att göra sig något nu i kväll men rädslan finns där. Det är en väldigt väldigt stor risk att något händer snart igen. Så ser jag på det! Jag är livrädd om jag ska vara ärlig!! Hon har ju alla chanser att införskaffa sig vad hon behöver för att skada sig som i dag när hon for från sin " skola " och tog bussen hit.

lördagen den 1:e juni 2013

Två veckor

I dag är det två veckor sedan Es andra överdosering och sex veckor och två dagar sedan hennes första självmordsförsök. Jag kan tänka mig att E åkte rätt ned i botten i humöret i eftermiddag och då kan hon mycket väl göra något dumt. Det är så hon fungerar! Funderade på att ringa boendets personal o prata lite med dem men struntade i det.

lördagen den 1:e juni 2013

Mina farhågor är besannade

Jag som mamma kände på mig att det var något igen med E och jag hade rätt i mina farhågor. Hon mådde återigen så dåligt att hon fick åka upp till lasarettet. Där hade hon dessutom lyckats ta med sig något in att skada sig med, så Es pappa ringde dem och förvarnade. Hennes syster fick vetskap om detta!
Vad jag känner nu eller vad vi alla känner nu förstår ni nog!
Klump i magen, lessna och förtvivlade.

söndagen den 2:e juni 2013

Mardrömmar

Har sovit gräsligt dåligt men kan inte skylla på vare sig sängen eller värmen denna gång. Anledningen är nog all oro! Vaknade i morse av en mardröm där E är intagen och sitter i en fåtölj med en brinnande blick och helt förstörd. Snett mitt mot henne sitter jag och hennes pappa i varsin fåtölj, pappan slumrar medan jag är klarvaken. Vi har nog väntat ett tag på att få träffa

57

vår dotter! Jag går på toaletten och när jag kommer ut därifrån så ger en sköterska mig Es medicinburk och ber mig att ge den till E. En burk med en hel radda av piller i olika kulörer och jag tänkte för mig själv att det är inte konstigt att E är så förändrad. Vaknade upp av att jag höll andan! Så konstigt det kan bli i drömmarna!! Faktum är att E ÄR fruktansvärt förändrad nu, inte minst i sitt humör. Det vi fick uppleva i går har vi aldrig någonsin sett och upplevt tidigare. En ilska bortom alla dimensioner!

söndagen den 2:e juni 2013

Överlevnad

Vi är ense om att ska vår älskade E överleva allt detta som hon håller på med, så måste hon bort från stan och bryta det beteende hon har. Det KAN bli svårt att få henne att sluta, ja kanske lite extra svårt eftersom hon är och alltid har varit en sådan person som fastnar i saker och ting. Jag skulle inte vilja gå så långt att jag kallar henne för manisk som jag har hört att det sägs om henne. Det tycker jag absolut inte att E är. Men hon har sedan hon var liten kunnat mala samma sak om och om igen. Hon är också väldigt mycket för rutiner. Maten ska ligga på ett speciellt sätt på tallriken, maten ska serveras klockan 17, hon ska se på samma teveprogram varje kväll och då får man inte störa henne. Det är E i ett nötskal!
Om hon får fara iväg till LG så får man allt ha i beräkning att det kommer att ta tid innan hon blir frisk. Det handlar förmodligen om flera år eftersom hon också har flera års självskadebeteende bakom sig. Det är inte gjort på en kaffe rast att bryta det beteendet!

Folk omkring mig frågar hur jag mår mitt i allt detta. Jag har mått bättre och är naturligtvis väldigt ledsen och slut men är en överlevare, som alltid kommer tillbaka. Jag hämtar energi och kraft i mina promenader, genom mina hundar samt genom min sambo och min allra finaste vän M.
Kämpa E så kämpar vi för dig!

måndagen den 3:e juni 2013

Vad gör vi nu

Chattat med Es pappa och vi försöker prata ihop oss om vad vi nu kan göra för att skynda på något beslut. E MÅSTE iväg och det så fort som möjligt. Vi måste också ta och sätta oss ned och prata med henne snarast. Inte för att jag tror att det ger något! Inte som hon mår numera.

Hennes samtalskontakt på psyket berättade i dag att hon inte kan påstå att hon känner E vid det här laget. De har träffats under en lång tid, säkert i ett år eller mer men hon kommer inte E innanför skinnet. Däremot så anser hon att E är svår att behandla då hon inte tar till sig behandlingsformen. Hon lät nästan tveksam till att LG kunde vara till hjälp, så uppfattade vi det som. Vad har vi då för alternativ? Det finns inga som vi ser det! E är förlorad annars! Det är den bistra sanningen. Hon vill till LG och är beredd att prova på det men blir det inget av det då faller hon djup och tar sig inte upp igen. Det vet jag som mamma!

måndagen den 3:e juni 2013

Psykiatrivården

Jag slog upp dagens morgontidning och läste om

59

psykiatrivården i Umeå. Jag visste att det ibland kan ligga tre i Es sal och jag vet även om att det händer att folk tar sina liv inne på psykiatrin. Att det som inte får hända faktiskt sker inne på en sluten avdelning. Jag vet också att de har fullt upp som personal men tycker att säkerheten måste förbättras. Min dotter kunde överdosera där inne och hon kunde ta in skärverktyg utan att någon kollade igenom hennes väska, fastän de hade blivit tillsagda av boendepersonalen. Först då Es pappa ringde dit upp och berättade vad vi visste så skulle de ta en titt på det. Så får det inte gå till!

I eftermiddag är det då möte om E och det ska bli intressant att höra vad som sägs. Inga direkta beslut kommer att tas om jag har förstått det rätt, men något annat måste till och det tror jag att vi alla är överens om.

måndagen den 3:e juni 2013

Möte

E orkar nog inte komma på mötet i eftermiddag och tycker inte heller om att sitta bland en massa folk som ska prata om henne. Det har jag full förståelse för och eftersom hon inte är med, så får vi föra hennes talan. Jag VET att E innerst inne vill ha hjälp och att hon uppskattar min inblandning i hennes liv. Att jag strider för hennes skull om jag måste är självklart. Något annat är inte att tänka på och jag är taggad nu att se till att vi alla jobbar för Es skull. Jättetaggad!! Det måste bli något gott ut av det här i dag. Det måste vi tro på!

måndagen den 3:e juni 2013

Meningslöst

Efter nästan två timmars möte med en massa inblandade i så känns det som att det inte ledde till något alls. E hade i dag skrivit i ett sms till sin kontaktperson på boendet att när hon kommer hem igen, så kommer hon att skära sig. I morgon skrivs hon ut från psykiatrin. Gissa hur det kändes att höra det?!

Personalen jobbar på som vanligt slutkörda som de faktiskt är av allting runt omkring E. Hon kommer att skada sig igen och de sade de själva också. Psykiatrin ska kolla vad som härnäst händer! Det är de som gör en bedömning. Lenagården blir det nog inget av med om jag ska vara ärlig och det trodde inte Es pappa heller.

Vad som kommer att hända är följande:

E skrivs ut och skär sig eller överdoserar igen

E åker in på MAVA

E åker in på psyket

E kanske inte överlever.....

Nu känns det si så där att vara den kämpande mamman till E. Luften gick ur.....

måndagen den 3:e juni 2013

Lenagården

Es kontaktperson hade i morse pratat med Lenagården och de var beredda att komma och göra en bedömning på E på onsdag i nästa vecka. OM de hade bedömt det som att de kunde hjälpa vår dotter så hade hon fått komma dit om ett par veckor redan. De har en lägenhet ledig till henne. Men som sagt var så skiter

61

det sig! I alla fall i dagsläget. Det här kommer att ta tid då psykiatrin ska bedöma om LG kan vara något, de ska besluta om de kan betala för en sådan vistelse. 19 juni har vi nästa möte och förhoppningsvis så har de vi ska träffa mer att komma med då än vad de hade i dag.

Det känns som att det är NU hon måste iväg men jag och Es pappa kan inte göra något åt våra önskningar. Snacka om att vara i en hjälplös situation. Personalen på boendet gör vad de kan men är också en sits som är jobbig för dem och hur kul kan det vara att behöva ta efter E när hon har skurit av artärer. Så illa är det faktiskt!

tisdagen den 4:e juni 2013

Skrivs ut igen

I dag skrivs E ut igen från psyket! Jag vet att det inte är en bra ide men samtidigt så måste hon få leva sitt vanliga liv så gott det går. Men vetskapen om att hon förmodligen kommer att göra något dumt igen är olustig. Jag har på morgonen mejlat både till Es samtalskontakt och till chefen för boendet angående mötet igår och att jag glömde säga till alla att E själv kan tänka sig LG. Dels är det ju viktigt att de vet det och dels så undrar vi vad för stora chanser E kan tänkas ha att få fara iväg dit. ! Men samtalskontakten....måste vara less sitt jobb.....vår uppfattning från igår! Hoppas att de svarar på mejlet.

I morse fick jag ett gråt il! Det är lite mycket nu helt enkelt!

tisdagen den 4:e juni 2013

Vem vet

Det var tänkt att det skulle bli en utskrivning i dag men de måste ha ändrat sig och bestämt sig för att behålla E lite längre. Ingen av oss vet när hon blir utskriven. Jag tror inte ens att hon själv vet om det! Mitt på dagen i dag fick hon veta att hon skulle få permis i några timmar men jag antar att hon trodde att hon skulle få komma ut därifrån för gott. För denna gång! Jag önskar verkligen att det såg annorlunda ut. Hon ska inte behöva sitta instängd på en psykiatrisk avdelning med dem som är så sjuka som de är på den avdelningen. Det är olidligt smärtsamt för oss som står henne nära men säkert för henne för E själv också att känna att det är den enda utvägen som det ser ut nu. Så fort hon kommer ut därifrån så skadar hon sig ju eller säger att hon vill dö.

tisdagen den 4:e juni 2013

Hänvisningar

Jag har ägnat förmiddagen åt lite efterforskningar och mejl korrespondens. Var bland annat i kontakt med sektionschefen på NUS inom psykiatrin, som förstod vår oro men som hänvisade oss vidare till XXXXX.
Författade ännu ett kortfattat mejl om Es bakgrund och om vår förtvivlan samt önskan om att få iväg henne till Lenagården. Jag frågade lite om hur en ansökan går till osv. Får se vad svaret blir! Har inga större förhoppningar om jag ska vara ärlig. Men nog är det helt sjukt att vår dotter vill fara men att det kanske är försent när det väl blir av. OM det blir av! Jag kan i alla fall i så fall känna att jag har gjort vad jag kan...

onsdagen den 5:e juni 2013

Långt givande samtal

Jag har precis haft ett långt och givande samtal med en av Es kontaktpersoner på boendet. Deras chef jobbar på för fullt med att få i väg E till LG. Det ÄR kommunens ansvar visade det sig! Men kommunen bollar det tillbaka till landstinget och vice versa. Ingen vill ta ansvaret för att betala för en vistelse på Lenagården. E får permis i dag med och skrivs förmodligen ut på söndag. Inför hennes utskrivning så kommer de att ha full bemanning med nattvak just för E där de sitter inne hos henne. De kommer också att med jämna mellanrum gå igenom hennes lägenhet i jakten på verktyg att skada sig med eller substanser, som hon kan överdosera med. Allt för att hindra henne från att skada sig!

Psykiatrin säger till boendepersonalen att de anser att E inte är nog sjuk och att de inte tycker att hon ska vara i deras vård på en psykiatri avdelning. Vi vill inte heller ha E intagen bland psykotiska och schizofrena människor för så sjuk är hon förstås inte. Inte på det sättet! Men hon kan inte heller bara skickas ut därifrån när hon är självmordsbenägen. Tack och lov att det ordnar sig till det bättre på boendet tillsvidare. Tack till boendets chef!

Hopp

Efter mitt samtal idag med personal ifrån boendet så känner jag mig bra mycket gladare. Det var ett bra tag sedan nu som jag kände mig så här inombords. Börjar trots att kommunen och landstinget bollar den ekonomiska biten mellan varandra känna mig lite hoppfull. DET KANSKE ORDNAR SIG HÖR NI!!!

torsdagen den 6:e juni 2013

Tillbaka på avdelningen

E är åter på avdelningen och jag hoppas att hennes eftermiddag blev bättre senare under dagen. Hon visste inte riktigt om hon skulle bli utskriven i morgon eftersom hon först måste prata med en läkare om det. Men så lät det tidigare! Blir E utskriven så kör de nog samma procedur igen i hennes lägenhet och det finns en risk för ytterligare konflikter. Så är det och så kommer det att vara till dess något annat händer. Hon ska INTE få en chans till att skada sig!!!

fredagen den 7:e juni 2013

Vill verkligen till LG

Efter lite snack med dottern och en viss sms konversation så förstår jag att E verkligen vill i väg till Lenagården i Uppsala. Hon inser förstås själv att det måste till något sådant för att hon ska kunna bli hjälpt för sina självskadeproblem.
Mitt hjärta kommer att slitas i tusen bitar om hon inte får fara dit. Speciellt med tanke på att hon nu själv vill det så gärna.
Hon vill innerst inne inte dö - hon vill ju faktiskt leva eftersom hon ropar på HJÄLP!

fredagen den 7:e juni 2013

Mail ifrån Lenagården

Jag fick ett mejl ifrån LG som undrar hur mötet gick och de har

65

väntat på besked ifrån boendet. Jag vet att en av Es kontaktpersoner har försökt att nå LG, dock utan framgång! Tyvärr så har vi ju inga positiva besked att lämna i dagsläget då inget beslut har fattats ännu. Det känns så bedrövligt att Lenagården är beredda att komma i nästa vecka för att utreda E och att hon där efter nästan omgående kan skrivas in hos dem, om hon platsar där. De har en ledig lägenhet! Men på grund av att ingen vill ta sitt ansvar och betala för en vistelse, så fördröjs allting ännu mer. Risken finns då att platsen går förlorad!

fredagen den 7:e juni 2013

Nonchalans

Under sista dagarna har jag mejl bombat olika instanser angående E och vår önskan om en plats på Lenagården i Uppsala, där de är specialiserade på självskadebeteenden. Det sista svaret som jag fick av sektionschefen inom rehab, psykiatrin går att läsa här: När det gäller förfrågningar följer vi det rutiner som finns på kliniken när det finns önskemål om behandlingshem. Det var vad jag fick som svar på detta mejl: Jag kommer med några funderingar till dig eftersom jag inte har en aning om vem som vi ska vända oss till. Vår dotter har ett självskadebeteende sedan flera år tillbaka och har även flera självmordsförsök bakom sig med överdoseringar. Den sista inträffade 18 maj! Hon är nu inskriven på avdelning xxx inom psykiatrin men skrivs ut idag igen. Hon åker in och ut! Vi har fått tips om ett behandlingshem i Uppsala av en mycket kunnig person. Hon tror att Lenagården som det heter skulle passa vår dotter. Lenagården är beredda att komma upp hit och göra en bedömning redan i nästa vecka om så är och de har en ledig lägenhet till E. Problemet är att vi behöver en specialremiss utskriven från en överläkare och vi behöver någon som betalar för en vistelse p å LG.

Vi vet i dagsläget inte vem som är läkare och E själv kommer inte ihåg det. Hon är villig att åka till Lenagården! Jag skulle kunna berätta hela Es story för dig men den är lång och invecklad. Hon har gått i flera år hos en samtalskontakt inom psykiatrin men det har inte givit några större resultat. Det är bråttom att få i väg E för annars kommer hon att dö ifrån oss! Det är den bistra sanningen och den gör fruktansvärt ont att inse. Jaha då undrar ju vi då vad för rutiner det är?? Varför får jag inga svar på mina frågor och funderingar?? Mer kortfattat svar har jag nog aldrig någonsin fått av någon. Där ser man hur mycket de bryr sig om oroliga föräldrar som vill ha hjälp till sin dotter.
E känner inte själv att något kommer att ordna sig enligt hennes pojkvän, som har chattat med henne i dag.

lördagen den 8:e juni 2013

Massmedia

Massmedias intresse för hur det går till inom psykiatrivården har varit ganska stark har vi märkt. De har haft artikelserier om missförhållanden osv. Vi har fått bli varse om hur det är inom den vården, tyvärr! Överbeläggningar, medicinutskrivningar av olika läkare m,m. Det ÄR bedrövligt och inget som har erbjudits vår dotter har hjälpt henne.
Fick bekräftat i kväll att även om personal ringer LG så kan ändå inget besked ges till dem eftersom det inte är de som beslutar något.

lördagen den 8:e juni 2013

Virrvarr

E har åkt in och ut på lasarettet så ofta på slutet att snart har vi ingen koll längre på alla datum och alla turerna. I dag har hon i alla fall permis igen från mitt på dagen och fram mot kvällen. Gårdagens permission hade varit bra och hon var på gott humör. När jag pratade med henne så hade hon precis kommit tillbaka till avdelningen efter en fin dag som avslutades med en påse china puffar. När jag hör henne på bra humör så tåras mina ögon VARJE GÅNG. Det är så pass sällan vi runt henne får uppleva det nu för tiden. Jag hörde verkligen på E att hon hoppas på det här med Lenagården och att tanken på att det kanske kanske kan bli av gjorde henne gladare. Hon vill ju inte må så här som hon gör! E är samtidigt införstådd med att det kan bli avslag på vår ansökan, att ingen är beredd att finansiera hennes vistelse på ett behandlingshem utanför länet. Det är en grymt jobbig känsla att gå och bära på, att inte veta men att vara rädd för att det blir ett NEJ. Men till dess vi vet så får vi fortsätta kämpa och hoppas på det bästa.

söndagen den 9:e juni 2013

Utskrivning

Det har nog varit en relativt bra dag för dottern som följde med sin pappa och syster samt systerdottern till deras farmor och farfar. Hon brukar tycka att det är trevligt att åka dit och det förstår jag för de är så härliga människor.
I morgon är det utskrivning igen från psykiatrin! Hoppas att hon nu får stanna hemma ett tag utan några fler missöden och jobbiga tankar på att inte vilja leva. De ska på boendet som jag

förstår det sätta in vak över henne from i morgon. Även nattetid då någon sitter hos henne! Det kan inte vara roligt men tyvärr så är det nödvändigt som hon mår nu. Jag har erbjudit henne att komma och bo hemma hos oss men det vill hon inte. Jag är hemma om dagarna och hade kunnat hålla koll på E, men jag vet sedan tidigare att det är fruktansvärt jobbigt att ständigt vara på helspänn. Psykiskt blir man helt knäckt av att ligga och lyssna på om hon skär sig eller på om hon gör något annat dumt. Inte blir det bättre av att jag hör dåligt och blir mer eller mindre inbillningssjuk. Dessutom så blev det en hel del konflikter mellan oss när jag rotade igenom hennes rum efter skärverktyg och när jag höll koll på henne. Så vill jag inte ha det igen och inte hon heller verkar det som. Men när inget annat fungerar och när inget annat erbjuds då vet jag inte vad som ska till för att inget ska kunna hända E igen.

söndagen den 9:e juni 2013

Mail till handläggare

Jag skrev mejl till Es LSS handläggare och skickade i väg det här på morgonen. Vill trycka på om att vi önskar få ett beslut (ett bra sådant förhoppningsvis) innan nästa möte som är den 19 juni. Veckorna går och det är snart två månader sedan Es första självmordsförsök och under de här två månaderna har hon hunnit med två överdoseringar och flertalet inläggningar inom psykiatrin. Totalt har hon fyra överdoseringar inom ett sex - åtta månader och det är fyra för mycket. Jag antar att handläggaren kommer att som i vanlig ordning bolla ärendet vidare till landstinget, som då skickar ärendet tillbaka till

69

kommunen. Ingen vill bekosta vården för E!

söndagen den 9:e juni 2013

Rädsla

Jag satt och tänkte på det här med vår dotters självdestruktiva beteende. Det har pågått i många år nu och redan för flera år sedan började jag att oroa mig för att hon skulle tappa livslusten. Jag låg vaken om kvällarna och grubblade och var rädd att hon skulle ta sitt liv. Därför att jag kände helt enkelt på mig att hon kunde hamna i de tankarna och i de fruktansvärda destruktiva känslorna, som gör att någon till slut inte längre orkar leva. Att sedan få den rädslan och de farhågorna besannade som jag fick för ca åtta veckor sedan var en chock. Visserligen så såg vi redan förra sommaren när vi var utomlands att E hade skurit sig väldigt väldigt illa i handleden på ett sådant sätt att vi anade att hon hade försökt att ta sitt liv. Vi frågade inte E något om ärret men det var svårt undvika att inte se skadan och att inte fundera och grubbla på det. Vi ville veta men inte förstöra semestern för E genom att börja prata om allvarliga saker.

Vi vet fortfarande inget om den händelsen och vi vet lika lite om de övriga gångerna då hon har gjort något med sig själv. Men vad vi vet är att vi aldrig ger upp E, vi kommer att fortsätta att finnas där för henne och vi kommer att kriga för hennes skull. Så att hon får rätt vårdinsats med mer terapi än hon har nu och den professionella hjälpen hon behöver. Hon behöver bryta inte bara sitt beteende utan även byta miljö. Det är det vi skulle vilja att beslutsfattarna förstår och ser själva.

70

söndagen den 9:e juni 2013

Vi kan inget påverka

Jag och Es pappa står väldigt maktlösa i det här med E och att få en bra hjälp till henne. Vi stångar pannorna blodiga i vår strid för E! Jag mejlar, jag ringer och jag stöter på folk ideligen i strävan efter att något ska hända. Det är ta mig tusan som ett heltidsjobb! Det sorgliga är att inget händer....
Chattade med dottern om kommande utlandsresa! Hon lägger undan pengar varje månad till den och jag tror att hon ser fram mot resan lite grand. Men hon vet inte om hon kommer att kunna glädjas åt semestern när vi väl är där. Det är inte så lätt att göra det när man mår dåligt och har ångest. Ångesten tar över allt och att glädjas åt solens värme, den blåa himlen, det skimrande havet, den goda maten..... går då bara inte. Nu är det några månader kvar och innan dess kan hon vara på Lenagården eller hon kan vara någon annanstans. Vi får bara se tiden an och ta en dag i sänder.

måndagen den 10:e juni 2013

Inga svar

Dottern är i skolan i dag och ska i eftermiddag tillbaka till lasarettet för att skrivas ut. Jag hoppas av hela mitt hjärta att hon får må hyfsat när hon kommer hem igen. Den nya medicinen gör henne väldigt trött men det är kanske övergående. Hon är själv irriterad på tröttheten vilket är fullt förståeligt. Jag bad hennes kontaktperson kolla upp det här med alla mediciner och vem som egentligen håller i doseringar och dylikt. Tror inte att det är gjort ännu!
Har inte fått svar från LSS handläggaren och kvinnan på

71

psykiatrin men hoppas att de dyker upp under dagen. Jag vill veta vem som gör vad och vem som tar beslut och jag vill att ett beslut finns inför nästa möte.

tisdagen den 11:e juni 2013

Vem kan man lita på

Min tanke efter att hört att E inte hade någon hos sig är att vem ska vi kunna lita på? Jag är jättebesviken! Jag och Es pappa samt syster vill förstås att E ska få leva ett eget liv. Det är ju det vi har strävat efter i tre år nu men när självskadebeteendet har eskalerat med överdoseringar där hon nästan har dött, så kan hon inte ha ett eget liv. Hon måste övervakas till dess att hon mår bättre! Annars har hon inget liv bokstavligen talat. Hon kommer att dö! Det är den bistra sanningen vilket jag har lyft fram i min blogg vid flera tillfällen. Det finns säkert de som tycker att vi inte ska lägga oss i hennes liv så mycket, att vi ska låta henne sköta sitt och att det är Es ansvar att vilja kämpa. Det är inte så enkelt! Hon vill leva men inte med ångesten som jag har nämnt förut. Hon vill verkligen till Lenagården men tänk om det beslutas att hon inte ska dit. Vem vill ta det ansvaret att rycka undan mattan för E och hennes anhöriga?

onsdagen den 12:e juni 2013

You´ve got mail

Har precis sänt iväg det tredje mejlet till chefen på boendet och hoppas på ett svar under dagen. Jag provade att ringa henne igår men hon var ej anträffbar. Vi vill veta hur de tänker när det inte sätts in någon slags övervakning på E. Vi vill veta hur de törs riskera Es liv! Hittills har jag inte fått något svar på något av mina brev. De är väl riktigt less på mig nu! Kan tillägga att

72

LSS handläggaren inte heller har svarat på mitt mejl, som jag sände i söndags till honom.

onsdagen den 12:e juni 2013

I dag känns det bra

Jag pratade med E i dag som berättade att just i dag kändes det bra. Just i dag var hon glad! Åh så underbart att få höra sådant ibland! Jag har varit i kontakt med enhetschefen som hänvisade till LSS handläggaren och att vi bara kan avvakta svar ifrån psykiatrin, som tar sådana beslut. Hur som helst så berättade jag för E att jag och hennes pappa ska träffa handläggaren i morgon. Men att vi inte har så stora förhoppningar på att få ett positivt besked. Däremot så poängterade jag vikten av att inte ge upp. Att vi kommer att trycka på till dess det ordnar sig!

onsdagen den 12:e juni 2013

När livet upphör

Jag blev tipsad av några vänner om en mamma vars dotter tog sitt liv för något år sedan och jag mejlade henne. Mitt hjärta blöder för denna mamma och för flickan, som inte orkade leva vidare. Det får inte gå till så! Det får bara inte hända alla våra unga som mår dåligt. Nästa gång kan det vara min dotters tur! Nästa gång kan det vara vi som får ett telefonsamtal om att E inte längre är i livet. Tänk er att bära runt på den rädslan!

onsdagen den 12:e juni 2013

Träff med handläggare

Har till slut fått svar även från LSS handläggaren och eftersom han inte vill föra en konversation via mejl, så får jag och Es pappa åka dit. I morgon förmiddag ska vi ha en träff med honom och diskutera. Han vet nog inget mer än sist då vi hade mötet på boendet men vi vill ändå höra honom säga det. Hur går vi då vidare om inte psykiatrin är beredda att hjälpa oss och E? Vad tusan gör vi då? Herregud så maktlösa vi är i det här! Jag önskar att vi kunde skrika ut till hela Umeå, HJÄLP OSS ATT HJÄLPA E!!! Det sorgliga är att det faktiskt känns som att inget kommer att vara till hjälp. Det positiva i allting är i alla fall att E tycks må lite bättre för tillfälligt. Enligt personal!

torsdagen den 13:e juni 2013

Två månader

I dag är det exakt två månader sedan E åkte in på MAVA för sin överdos där hon var ytterst nära att mista livhanken. Två månaders helvete fyllda med oro, sorg, ilska och frustrationer. Direkt efter samtalet från Es kontaktperson som berättade att E låg intagen, så kontaktade jag en utbildad psykolog och psykoterapeaut som är specialiserad på KBT (kognitiv beteendeterapi). Hon har dessutom skrivit flera böcker och rekommenderade Lenagården i Uppsala, som hjälp åt E och jag mailade omgående LG. De fick även prata med Es kontaktperson på boendet och sade sig sedan vara beredda att komma upp till Umeå för att göra en bedömning.

Två månader senare har vi fortfarande inte fått något besked

74

om det ens kan bli tal om att E får åka till Uppsala. Däremot så har E hunnit med ytterligare ett självmordsförsök som ni redan vet om. Något jag var rädd för efter försöket hon gjorde i april. Jag förstod att hon skulle göra om det! Jag fick rätt! En mamma känner på sig sådant! Att då också få höra om en tredje överdosering (sömnmedicin) som skedde i mars månad kändes verkligen inte upplyftande. Även om det var i en sådan liten skala att det inte gjorde någon skada och hon inte ens behövde besöka sjukhuset.

torsdagen den 13:e juni 2013

Var det lönt

Mötet med LSS handläggaren gav inget! Vilket var precis vad vi hade väntat oss. Han kan inget göra. Det är psykiatrin som ska fatta ett beslut! Dessvärre så ser det inte alls lovande ut. Inte ens han trodde att det skulle bli några positiva besked / beslut när det väl beslutas något. Så uppfattade vi honom. Dessutom så lyfter de fram det här med att E har mått bättre de senaste dagarna. Att det kanske sker en förändring nu i hennes mående.

Det ska mer till innan en så kallad förändring sker anser vi! Hon har flera års självskadebeteende bakom sig med en svår ångest och dippar där hon inte vill leva. Men varje dag som hon mår bra är ett framsteg, absolut! Dock så tror jag inte att det är gjort i en handvändning att lösa alla Es problem. Vi poängterade också vikten av att E får bryta sitt mönster i en annan stad med professionella behandlare. Men som sagt var så återkom handläggaren gång på gång till att han kan inget göra. E ska tillsvidare gå i samtal hos sin kontakt på psykiatrin en gång i veckan och när hon tar semester så blir det en annan E ska gå och prata med. Under sommaren lär inget besked tas hur

75

som helst. Egentligen så är mötet den 19 juni ingen vits att ha eftersom inga beslut tas. Men Es pappa tyckte ändå att vi borde ha detta möte och trycka på Es samtalskontakt. Om hon kommer på mötet var oklart

torsdagen den 13:e juni 2013

Svaret uteblev

Jag satt och gick igenom mina mejl konversationer med psykiatrin och socialtjänsten, det vill säga LSS handläggaren samt enhetschefen på boendet. Sektionschefen på rehab, psykiatrin som svarade så kortfattat och byråkratiskt har inte svarat på det mejl jag då sände tillbaka till henne, som löd så här: Jag kan inte förstå hur du kan svara så kortfattat på ett mejl ifrån en förtvivlad mamma som ställer ett antal frågor? Ingenstans gav du svar på frågorna jag ställde och vilka rutiner du pratar om framkommer ej.

torsdagen den 13:e juni 2013

Gråtens tårar

Av naturliga orsaker så fälls det ganska ofta tårar här hemma, när tankarna blir för jobbiga! Jag läste ett visdomsord som var så fint och klokt, som jag vill dela med mig av.
"Gråtens tårar är vågorna som hjälper dig loss när du fastnat i

76

livets flod"

fredagen den 14:e juni 2013

Slut på energi

Att E nu mår bättre glädjer vi som sagt var oss åt men det
känns lite konstlat på något sätt. Men hon kanske helt enkelt
bara är så glad över att inte känna ångesten. Jag vet inte när jag
senast hörde henne så! Det är i alla fall många år sedan.
Undrar just hur länge hon ska få känna så där? Försvinner det
när medicinen inte längre verkar utan att de måste höja dosen?
Något som alla som jobbar runt E glömmer bort när de ser att
hon mår bättre, som hon har gjort de senaste dagarna och
tycker att hon nog inte behöver LG är hennes ätstörningar och
hennes tablettmissbruk. De tycks på något sätt tro att nu vänder
det. Gör det det? Är det så enkelt att ge E Risperidon och höja
dosen på det andra antidepressiva så löses alla problem?

fredagen den 14:e juni 2013

Samtal till psykiatrin

Es pappa ska göra ett försök att få tag i den som E pratar med
på psyket. Kvinnan som har lämnat över ärendet angående
behandlingshem till sina chefer. Det är två veckor sedan och vi
har som sagt var inte hört ett dugg ifrån någon av de ansvariga.
Det känns som att de lägger locket på och inte vill ta tag i det
här. En urjobbig känsla att bära på förutom oron som finns där.
Vad är problemet?

fredagen den 14:e juni 2013

Läkarnamn

E visste inte vem som är hennes läkare där hon går och samtalar men hennes kp skulle maila Es samtalskontakt och fråga. Så förhoppningsvis får vi veta vem det är och kan sedan gå vidare. Vi måste göra vad vi kan även om det inte är till någon nytta. Det är nämligen så det känns. Inget händer trots alla mejl och alla kontakter jag har haft med olika människor.

E undrade varför jag ville veta vem som är hennes läkare men när jag förklarade varför, så var det inga som helst problem. Därför att hon vill ju i väg till Lenagården lika väl som vi vill att hon åker dit och låter sig bli hjälpt. Det som förvånar mig i allt det här är att massmedia har blivit tipsad av vänner till mig, inte bara en utan flera tidningar samt tv nyheterna. Men trots att det är så upplyst och på tapeten det här med psykvården och hur illa det är, så verkar ingen vara intresserad. Jag bryr mig inte så mycket men jag tycker att det är lite konstigt om jag ska vara ärlig.

I kväll är E hos sin syster och äter middag! Det är så härligt att tjejerna umgås ibland. Tvillingar är alltid tvillingar med ett speciellt band. När de var små och ännu inte hade kommit igång med talet, så pratade de med varandra ett språk som ingen annan fattade. Men de förstod varandra! Rätt så häftigt! Lika läckert är det att de kan köpa likadana kläder utan att den andra vet om vad syrran har köpt.

onsdagen den 19:e juni 2013

Nytt möte

I dag är det ett nytt möte på Es boende men jag fick i går besked om att den som skulle hålla i mötet från början det vill säga LSS handläggaren fick förhinder. Det är även oklart om enhetschefen på boendet dyker upp och likaså Es samtalskontakt. Dumt och ganska oseriöst om jag ska vara ärlig då det känns angeläget att vi får till det här nu för Es skull. Hela veckan efter Es utskrivning från psykiatrin var en bra vecka för henne och hon mådde bra men i måndags och i går mådde hon sämre igen och stannade hemma ifrån sitt jobb. Ni ska se på tusan att om en tid så har läkaren höjt dosen på Risperdon för att E ska må bättre igen och så går tiden och hon fungerar bra på dosen men så blir det sämre igen och en högre dos sätts in.

I övrigt så har jag fått namnet på den ansvarige läkaren inom psykrehab och sände ett mail till honom. Har inte fått svar så jag vet inte om det gick fram till rätt läkare. I annat fall så får jag ringa och be om att vi får komma för en träff! OM inget positivt framkommer i dag på mötet, vill säga! Jag fick ett tips i helgen om att anmäla allting till socialtjänsten

När E blev utskriven efter sin psykiatriska behandling då i samma veva som vi hade vårt förra möte, så hade ju E skrivit i ett sms till sin kontaktperson på boendet att hon ville skära sig och skulle göra det när hon väl kom hem igen. Det var också precis vad hon gjorde! Hon hann skära sig i sin lägenhet ännu en gång fick vi veta idag! Dock inget allvarligt eller djupt. Det minsta hon hittills har gjort så länge som hon har bott där! Tack och lov! Hon hade ju kunnat överdosera något eller skurit sig väldigt illa i värsta fall.

torsdagen den 20:e juni 2013

Es pappa ringde i eftermiddag till hennes samtalskontakt men som vanligt så fick han inte tag i henne och inte heller har hon någon telefonsvarare. Jag har dock mailat henne! Han försökte även få tag i den ansvarige läkaren på psykiatrin som han också blev kopplad till av växeln. Läkaren svarade och sade att han satt i ett möte och bad pappan återkomma om femton minuter. När då Es pappa ringer igen så vägrar växeln koppla honom vidare till läkaren därför att doktorn har sagt ifrån att alla samtal ska gå via Es samtalskontakt.

torsdagen den 20:e juni 2013

Ordet fritt

I dag var min artikel om vår dotter insatt i ordet fritt, VK. Det var ett tag sedan jag skrev den och jag trodde att den hade fallit i glömska, men så vips så var den i tidningen ändå. Den överdos E gjorde i mars var visst inte så farlig fick jag ju veta i går, men man kan ändå inte bagatellisera händelsen. Faktum är att hon lade undan en sömntablett som då blev till två när hon då tog dem. Ingen fara på taket enligt boendet (denna gång ja)! Grejen är väl att E gör det, att hon lyckas gömma undan och att hon lyckas skära sig där hon bor. Det är illa nog! Personalen har inte gjort något fel eftersom de gör vad de kan utifrån de förutsättningar de har, som ska ta hand om ytterligare fem brukare. Men det är systemet som det är fel på, som jag tidigare har nämnt och jag har svårt att förstå hur E kan tillåtas skada sig om och om igen i tre års tid utan att någon slår näven i bordet och säger: Att vi fixar inte det här och nu måste något annat till!

E ska försöka få den här sommaren att bli bra! Det säger hon
själv och det glädjer mig väldigt mycket att hon har den
inställningen. Med allas vår hjälp och stöd så ska hon fixa det!

måndagen den 24:e juni 2013

Sitter här

Jag sitter här och funderar på vad mer vi kan göra för att hjälpa
vår dotter. Det blir lite tomt på ideér mellan varven och det
känns stundtals som att vi famlar i blindo i vår kamp för att få
henne till Lenagården. Vi hoppas verkligen att de som har
makten att ta ett sådant beslut att låta E fara dit bestämmer sig
för det.

Det handlar förstås om stora summor pengar och jag tror att det
är en av orsakerna till att inget beslut fattas men jag tror även
att det beror på att psykiatrin inte anser E tillräckligt sjuk. Att
de graderar ett mående hos en ung människa på det här sättet är
för oss en gåta och jag är rädd för att de kommer att orsaka
hennes död om hon inte får den hjälp hon så väl behöver. Jag är
också rädd för att hon ska bli sämre igen, att det tillfälliga
uppsvinget som hon bitvis har ska försvinna och då sätter de in
en högre dos medicin, hon blir bättre för en tid, sedan sämre
igen osv. En dag kanske hon mår så dåligt att hon tar ett
ödesdigert beslut i ren desperation.

Man ska också komma ihåg att E vill ha hjälp! Hon vill fara till
LG och hon är tacksam för mitt stöd och min kamp för att hon

ska få åka dit och få behandling. Annars skulle hon inte låta mig ta del av journalerna, att anmäla till socialtjänsten, att låta mig stämma träff med den ansvarige läkaren inom psykiatrin och att prata med hennes kontaktperson.

måndagen den 24:e juni 2013

Läkarträff

Es pappa har nu pratat med Es samtalskontakt på psykiatrin och hon skulle höra med läkaren om vi får träffa honom, men det känns som sagt var inte hoppfullt. Samtalskontakt berättade för Es pappa att den sista veckan har det gått så bra för E. Det är ju roligt men Es pappa svarade då med att det hittills inte har gått så bra, eller hur?!

tisdagen den 25:e juni 2013

Lidande

En annan mamma som har varit i en liknande situation som oss och som tyvärr miste sin flicka går igenom ett helvete.
Jag lider med henne så att mitt hjärta nästan brister! Hur kan vården misslyckas så fatalt och varför skrivs det ut mediciner som är rena rävgiftet? Det var precis det som hände med denna mammas dotter som fick i sig för hög dos av medicinen och dog. Varför förbättras inte den psykiatriska vården i Sverige?

82

Hur många unga tjejer och killar ska hinna dö innan politikerna och vården tar sitt ansvar? Varför sätts inte en rätt hjälp in hos dem innan det har gått för långt? Som till exempel när det gäller vår dotter. Hon är inte sjuk nog säger de ansvariga inom den psykiatriska avdelningen. Men varför inte hjälpa vår dotter då innan hon mår lika dåligt som de andra? Varför inte mota Olle i grind? Det skulle de ha gjort redan på den tiden då E var inskriven på BUP. Två allvarliga överdoser där hon höll på att dö i åtminstone ett fall är väl illa nog. Var går gränserna och var sätter de ribban? Har man skurit sig sönder och samman som hon har gjort, är det inte allvarligt nog?Jag har bett E om att hon ska begära ut sina journaler från alla håll och kanter och det lät som att hon kan tänka sig göra det. Vi får se hur det blir men jag tror att det kan vara bra om vi har tillgång till dem eftersom vi då får mer kött på benen att ordna med hjälp för henne. Allt för att hon ska få komma sig iväg! Hon skulle ut på roligheter i dag med boendet och sedan visste hon inte riktigt vad det skulle bli. Men något blir det väl alltid sade hon!

tisdagen den 25:e juni 2013

Jag fick ett sms av dottern att hennes kontaktperson först vill checka av med enhetschefen för boendet att det är okey att dra ut en kopia på Es journal. Till veckan skulle hon försöka att få tag i chefen! Jag trodde att hon var på semester eftersom hon inte kunde närvara på mötet, som var i förra veckan. Nåja! Hon kan ju ha återkommit! Hur som helst så ska det alltid vara något....jag skrev till dottern att hon har en laglig rätt att få ut sin journal om hon vill. Kontaktpersonen är bra så det är inte det men hon vill väl försäkra sig om att det är rätt av henne att lämna ut en kopia. Det är bara det att allting drar ut på tiden!Jag skickade ett sms i går kväll till E för att påminna henne om att säga till om journalen som ska dras kopia på. Hon hade nästan somnat och blir så väldigt trött av sin medicin. Det är en tråkig biverkan av den sorten hon äter! Tänk att behöva gå omkring och känna sig seg hela tiden bara för att man inte vill ha ångest. Det är som att välja mellan pest och kolera! Till veckan hoppas jag på att få kontakt med Es läkare på psykiatrin. Den läkare som inte ville prata med hennes pappa utan hänvisade alla samtal till Es samtalskontakt på psyket. Det har gått nio veckor och tre dagar sedan Es första självmordsförsök och under dessa veckor har inget rört på sig fast jag direkt efter försöket vände mig till alla berörda och bad om att E skulle få åka till behandlingshemmet i Uppsala. Efter det försöket så lovade de att nu skulle de hålla stenhård koll på dottern där hon bor. Det gick som dåligt det därför att en månad senare gjorde hon ju nästa överdos. Plus att hon har hunnit skära sig en gång som vi vet av. Inte mycket och inte djupt men det är grejen att hon lyckas skada sig som är skrämmande. Nu har semestertiderna börjat och flera månader till kommer att gå till spillo utan att ett beslut tas. Jag fick på det sista bedrövliga mötet höra att LLS handläggaren hade trott att tidigast i höst beslutas något. Det är ju inte klokt! Betyder inte ett liv hos en ung tjej mer än så?!

Jag funderade lite på engagemanget när det gäller E och vilket ansvar de runt henne har. När vi den tredje juni var på det möte som jag hade önskat skulle bli så var det lss handläggaren som sammanstrålade alla. Det var jag, Es pappa, Es två kontaktpersoner på boendet, enhetschefen för boendet, Es samtalskontakt från psykiatrin samt två stycken kvinnor från Råd & Stöd var av den ena var kurator och den andra en hörsel och synpedagog (tror jag att hon var i alla fall). När mötet skulle avslutas så bestämde vi tillsammans ett nytt datum för en uppföljning det vill säga den nittonde juni. Att det sedan bara var jag, Es pappa samt Es ena kontaktperson och en ledsagare som dök upp kändes inte så upplyftande. Vi förstod ju redan

84

innan mötet att inget skulle ha förändrats men in i det sista så hoppas man ju som förälder. Det är inget nytt möte inplanerat så vitt jag vet och jag vet inte alls vad som händer framöver. OM något händer! Boendet vill ha iväg E till Lenagården precis som vi föräldrar men det är psykiatrin som kommer att krångla är vi oroliga för. Vi hoppas förstås på att vår oro är obefogad!

E ska be sin samtalskontakt om journalen så förhoppningsvis får vi tillgång till den snart. Hur vi sedan går tillväga återstår att se. Men vi ger oss i alla fall inte eftersom E vill ha hjälp och vi vill att hon ska må bra. Men stundtals är det tungt att kämpa och stundtals vill jag bara lägga ned allting och låta tiden har sin gång och låta det bli som det blir. Men det varken kan eller vill jag innerst inne för när allt kommer omkring så är det är lika med att ge upp vår dotter och riskera att hon fortsätter skära sig eller rent av dör. Då är jag hellre ett kontrollfreak till dess allting vänder och hon mår bättre!

Goda nyheter

Jag fick i kväll positiva besked och kan säga som så att det rör på sig. Någon hade ringt till vår dotter och frågat henne om hon är positiv till att fara till ett behandlingshem och det hade hon ju så klart svarat ja på. En ansökan är inskickad någonstans! Det ska väl fattas ett beslut. Underbara nyheter!!

Onsdag 26 juni 2013

Enhetschefen ringde mig och ville prata om journal utlämningen. Vi kom överens om att avvakta med den till i augusti då vi vet mer om det blir Lenagården för E eller inte. Hon tror att det nog blir av och då är inte journalen aktuell. Jag och Es pappa har ingen användning för den i annat fall än om vi måste gå vidare.

Torsdag 27 juni 2013

E var hemma idag från sitt jobb på ICA förstod jag när hon sände mig några sms. Hon har inte orkat att jobba mycket på slutet! E vill börja i danskurs i endera hip hop eller i modern dans till hösten. Jag kollade lite på internet om kurser i Uppsala utifall det nu blir något med Lenagården. Det finns gott om kurser men de startar i början på september.

Torsdag 27 juni 2013

Jag fick svar på ett mejl som jag sände i förmiddags till enhetschefen. Följande går att läsa:

Hej och tack för ditt mejl!

Vill bara ge lite övrig info om vad vi gjort. Förutom de verktyg som vi har tagit fram tillsammans med psykiatrin, dagbok, kedjan har vi tagit fram en ny rutin att personalen ska ha en tätare telefonkontakt med er anhöriga. E måste ge sitt godkännande om vad som får sägas till er innan.

Vikarierna är också inskolade i allt vad arbetet innebär med E – allt för att trygga för E. Vi har även bokat / bestämt trevliga aktiviteter både individuellt och i grupp över hela sommaren. För att göra det bättre för henne i sommar. Personalen har rätt att ta in extra personal vid behov över sommaren. Vi upplever att både mat och sömn fungerar bättre. Hon är dessutom mer social i möten med vänner och personal. Vilket vi upplever positivt!

Fredag 28 juni 2013

Jag pratade i går kväll med den personal som tog mot samtalet från mottagningsenheten, socialtjänsten. Hon berättade att det inte är något beslut fattat precis som jag trodde. Det är bara skickat vidare till en socialsekreterare inom socialtjänsten och nu kan vi bara hålla tummarna. Personalen samt chefen på boendet har poängterat vikten av att E får åka till Lenagården. E själv har också sagt att hon verkligen vill dit. Inget beslut tas ändå i sommar utan tidigast i höst lär beslut komma. Blir det ett nej till Lenagården så får vi överklaga, sade personalen på boendet.

lördagen den 29:e juni 2013

E vill börja på att dansa endera hip hop eller modern dans i höst. Vi kikade lite på kurser både här hemma och i Uppsala men satsar på en kurs hemmavid. Vi vet ju inte om det blir något med Lenagården för henne, ännu. Det är jättekul att hon vill och har framtidsplaner! Mycket positivt!

I dag var hon och köpte bikiniöverdelar inför vår Turkiet resa i augusti. Det var lite osäkert ett tag om hon skulle följa med oss men hon gör trots allt det. Kul!

Hon har varit rädd att jag ska kommentera hennes armar och prata om dem och allt det andra jobbiga men jag har lovat att inte göra det. Får bita mig i tungan ibland! Det ska bli en bra resa för oss, en resa där vi har trevligt och inte låter oss sänkas av några negativa tankar.

söndagen den 30:e juni 2013

Vi bestämde oss för att åka till Jämteböle i dag på hembygdsdagen och jag frågade E om hon ville följa med. Döm om min förvåning då hon faktiskt tyckte att det lät kul och ville hänga på oss.

Vi har haft det jättetrevligt! Helt okey väder, tipsrunda, fika, mumsa på hamburgare, tunnbrödsbakning, levande musik och trevligt folk. Avslutningsvis grillmiddag i Vännäsby! E var på gott humör hela dagen och ni ska bara veta min glädje. Det är så sällan jag får uppleva den här tjejen, som vi fick se i dag.

måndagen den 1:e juli 2013

Vi har i dag betalat in resterande belopp på vår Turkiet resa som vi ska på i mitten på nästa månad. Det är som E sade i går när vi satt och tittade på kort på resmålet: Nu längtar man ju inte direkt mindre! Det har hon helt rätt i!

tisdagen den 2:e juli 2013

När E tog studenten så fick hon ett spa kort av oss i present och hon kom i dag på att det måste användas innan det går ut. Sambon fick ett till födelsedagen av mig och mina föräldrar, så vi får boka in en dag då vi kan fara alla tre. Jag ser redan fram mot det!
Det lät som att E mådde bra i dag!

onsdagen den 3:e juli 2013

Det slog mig precis att denna kvinna aldrig svarade på mitt andra mejl. Så här såg det inlägget ut som jag skrev fredagen den 7:e juni 2013:

Nonchalans

Under sista dagarna har jag mejlbombat olika instanser angående E och vår önskan om en plats på Lenagården i Uppsala, där de är specialiserade på självskadebeteenden. Det sista svaret som jag fick av sektionschefen inom rehab, psykiatrin går att läsa här: När det gäller förfrågningar följer vi det rutiner som finns på kliniken när det finns önskemål om behandlingshem. Det var vad jag fick som svar på detta mejl: Jag kommer med några funderingar till dig eftersom jag inte har en aning om vem som vi ska vända oss till. Vår dotter har ett självskadebeteende sedan flera år tillbaka och har även flera självmordsförsök bakom sig med överdoseringar. Den sista inträffade 18 maj! Hon är nu inskriven på avdelning xxx inom psykiatrin men skrivs ut idag igen.

Vi har fått tips om ett behandlingshem i Uppsala av en mycket kunnig person som tror att Lenagården som det heter skulle passa vår dotter. Lenagården är beredda att komma upp hit och göra en bedömning redan i nästa vecka om så är och de har en ledig lägenhet till E. Problemet är att vi behöver en specialremiss utskriven från en överläkare och vi behöver någon som betalar för en vistelse p å LG.
Vi vet i dagsläget inte vem som är läkare och E själv kommer inte ihåg det. Hon är villig att åka till Lenagården! Jag skulle kunna berätta hela Es story för dig men den är lång och

invecklad. Hon har gått i flera år hos en samtalskontakt inom psykiatrin men det har inte givit några större resultat. Det är bråttom att få i väg E för annars kommer hon att dö ifrån oss! Det är den bistra sanningen och den gör fruktansvärt ont att inse.

Jaha då undrar ju vi då vad för rutiner det är?? Varför får jag inga svar på mina frågor och funderingar?? Mer kortfattat svar har jag nog aldrig någonsin fått av någon. Där ser man hur mycket de bryr sig om oroliga föräldrar som vill ha hjälp till sin dotter.

E känner inte själv att något kommer att ordna sig enligt hennes pojkvän, som har chattat med henne i dag.

I eftermiddags fick jag ett mejl ifrån chefen på Lenagården, som undrade hur det går med allting, hur E mår och om det fortfarande finns tankar på en vistelse hos dem.
Jag trodde att någon från boendet eller enhetschefen för boendet skulle ha varit i kontakt med dem innan de gick på semester. Men där misstog jag mig!

Jag svarade honom att det absolut fortfarande finns ett intresse i Lenagården men att kvarnarna maler långsamt och att jag skulle be Es ena kontaktperson ringa honom framöver. Hon har ju pratat med mottagningsenheten som jag gjorde en anmälan till. De har inte själva varit i kontakt med mig efter anmälan utan kollade väl upp Es uppgifter och ringde boendet där de pratade med en kontaktperson. Det var av kontaktpersonen som vi fick veta att de hade ringt dit. Mottagningsenheten har inte hört av sig till mig mer utan nu kör de via E och boendet. Det spelar väl inte mig någon större roll men det var ju jag som gjorde en anmälan och inte boendet.
Boendet har ju gjort en annan anmälan.....en Lex Sarah

anmälan på sig själva och jag har gjort en anmälan till IVO.

E har förresten varit här en stund i dag och fick en behandling av sambon för sin onda rygg och nacke. Sedan kom hennes pappa och hämtade henne och mitt barnbarn. Lite rabarberpaj blev det först! E verkade må rätt så bra i dag också. Det är så härlig att se! Vi tittade igenom bilder från resmålet vi ska till och kollade även in en videosnutt. Längtar gör vi båda två väldigt mycket. E är impad av hur lyxigt det verkar vara.

torsdagen den 4:e juli 2013

Jag fick i dag ett mejl till ifrån Lenagården. Denna gång ifrån den biträdande verksamhets chefen, som berättade att hon och hennes kollega nu har pratat ihop sig. Följande går att läsa:

L och jag har pratat om att det nu kan vara läge att göra en första bedömning från vår sida. Samt att E får en beskrivning av behandlingen på Lenagården så hon får en bild av vad det innebär.
Vår behandlare kan åka upp till Umeå den 16:e eller 17:e juli för att göra en bedömning. Han vill då träffa E, dig och så många som möjligt från det professionella nätverket. Visst finns det till exempel en psykolog som förhoppningsvis är i tjänst?
Vi tänker att den bedömning han gör kan ligga till grund för beslutet om placering eventuellt. Kanske blir det lättare för socialtjänsten och psykiatrin att ta ett beslut efter att de fått en skrivelse på vad vi har att erbjuda?

Nu ska jag försöka ordna till det så att någon mer än jag och E kan vara med då han kommer upp. Men jag tror att det kan bli

91

svårt. Dels är det semestertider och dels så är de inblandade inte speciellt intresserade av att vara till hjälp och stöd, som det verkar. Bortsett från personalen på boendet som går på vår linje och anser att hon behöver behandlas på ett behandlingshem. Men jag ska göra ett försök!

Det verkar lönlöst att få till det inför en bedömning. Es samtalskontakt är på semester, vikarien för henne går på sin semester snart och ingen annan sätts in, enhetschefen på boendet är ledig, den ena av två kontaktpersoner är nu på semester fram till augusti och den andra går på sin ledighet om någon vecka som jag förstod det. Kvar finns jag och E samt hennes pappa och någon ordinarie ur personalstyrkan på boendet. Så jag vet inte om det blir någon bedömning ändå. Hoppas på det!
Sedan återstår ju det största problemet......att få någon som betalar för vistelsen. Där hoppas vi på att anmälan till socialtjänsten ska göra nytta.

fredagen den 5:e juli 2013

Jag fick i går en vänförfrågan på FB från en annan person, som miste sin pojkvän för något år sedan. Killen mådde väldigt dåligt och åkte in och ut på psyket och det skrevs ut mer och mer mediciner i allt större doser, något som slutligen ledde till hans död.
Denna kille kämpar nu för en upprättelse och för att inte fler ska behöva gå igenom samma helvete som hans pojkvän gjorde. Tragiskt!

söndagen den 7:e juli 2013

De sista dagarna har jag varit så galet trött så att jag känner mig sjuk. Sambon drog i väg till en badplats men själv orkar jag inte det. Trist när solen skiner och det är underbart varmt ute! Men jag har dagar då jag blir väldigt trött och slut - speciellt efter att jag har varit barnvakt. Då ligger jag däckad en dag efteråt! Denna gång så varar det lite längre, tydligen. Märkligt! Jag är egentligen så stark, så energifull och pigg, så det känns botten att må så här.
Hoppas att E har en bra dag! Att hon njuter av solen och värmen med de andra.

måndagen den 8:e juli 2013

Har sovit ganska oroligt i natt och vaknade med en känsla av oro i kroppen. Hoppas att känslan är fel!
Den här tröttheten som jag får ibland är kanske ganska förståelig till att den dyker upp. Det har hänt mycket under många år där jag inte har riktigt kunnat slappna av och där oron alltid har legat och malt i mig. Mer eller mindre! Sedan blev mina föräldrar sjuka, Es problem blev värre och min inkomst kraftigt reducerad.

Trots allt detta så är jag en fighter som alltid kommer tillbaka från en svacka och det tror jag väl att jag ska göra även denna gång. Lite vila, lite trevligheter och lite uppmuntran så är jag på topp igen.

I morgon kommer Es kontaktperson tillbaka från sina lediga dagar och jag hoppas att hon hinner ringa till behandlingshemmet innan de ska i väg på roligheter med boendet. Det känns rätt så angeläget eftersom de har önskemålet om att komma upp snart. Vi får se vad som händer!

Jag känner mig just nu väldigt besviken på Umeå kommun efter att ha fått ett samtal där de säger att de ger avslag på vår önskan om en behandlingshem vistelse för vår dotter. De anser att eftersom det handlar om ett självskadebeteende så är det landstinget som har ansvaret.

Landstinget anser ju som bekant att vår dotter inte är nog sjuk och att hon dessutom får den hjälp hon behöver på sitt boende (som inte har vare sig tid eller utbildning för någon med ett självskadebeteende.)

Nu ska ni veta gott folk, att jag har en kamplust som aldrig förr. Efter att ha pratat med dottern så minskade den inte direkt. Hon är besviken liksom oss och tycker som oss att det är fel att en alkoholist eller narkoman kan få vård från Umeå kommun men inte någon med en psykiatrisk diagnos. Socialnämnden sade alltså nej till det!

tisdagen den 9:e juli 2013

I augusti kommer mest troligt ett eller flera inslag att göras om vår kamp för E. Om vår kamp för att hon ska få fara till Lenagården!

Om vårdens misslyckande till att hjälpa henne på ett bra sätt, för hur kan de påstå att det har blivit bättre när hon har flera självmordsförsök bakom sig?

Hur sköter de till exempel visiteringen på den psykiatriska

avdelningen när boendepersonal säger till dem att E mest troligt har skärverktyg i sin handväska och ber dem gå igenom den när hon läggs in. Så visade det sig sedan att INGEN kollade hennes väska, trots allt. Hade inte E pratat med sin tvillingsyster om detta så hade vi aldrig fått vetskap om det och hade inte heller kunnat slå larm. Vi ringde direkt upp på avdelningen och bad dem kontrollera Es väska.

Jag fick i dag svar från mottagningsenheten där en trevlig kvinna jobbar, som förstår vår besvikelse och som tycker att det är tråkigt när det hamnar mellan olika myndigheters ansvarsområde. Men att socialtjänsten betraktar psykiatrisk problematik som landstingets ansvar. Sedan kan det vara så att det finns samverkan i olika frågor och behandlingar där vi har ett gemensamt ansvar skriver hon vidare.

Överklagan ska lämnas in inom tre veckor! Jag vet inte riktigt hur det går till. Om jag kan överklaga via mejl eller..... Det känns som att det knappt är lönt att göra en överklagan när de anser att det är landstingets ansvar. Det måste väl vara landstinget som får tummen ur och bestämmer sig. Antar jag! Jag hoppas att det börjar röra på sig efter semestertiderna i höst!

onsdagen den 10:e juli 2013

Jag har fått matnyttiga tips av en mamma som har gått igenom något liknande med sin dotter. Kanske inte riktigt detsamma men hon hade som sagt var bra ideér på hur jag ska gå vidare. Först i höst lär vi få besked om landstinget betalar för behandlingshemmet. Blir det då ett avslag så kör vi på och det

95

lär bli några fler anmälningar.

Ingen från boendet ringde till Lenagården som jag hade
hoppats på. De hann väl inte med det eftersom de for iväg på
roligheter och nu har den person som är vår ena dotters
kontaktperson gått på semester. Från och med i dag! Jag fick
själv sätta mig och maila LG om att hela bunten är på semester
och att det nog inte kan bli någon bedömning av dem den 16
eller 17 juli, som de hade önskemål om.
Tyvärr!

Har precis pratat med en ur personalstyrkan som går på
semester nu men som ville ringa och informera lite innan hon
går. De har inte gett upp om behandlingshem för vår dotter
berättade hon. Däremot så blir det ingen bedömning från
Lenagårdens sida i dagsläget. De hade ringt och pratat med
personalen och vill avvakta ett beslut trots allt.
Nu kanske jag kan sova gott i natt efter det långa men trevliga
samtalet med personalen.

torsdagen den 11:e juli 2013

Fick i dag svar på mitt mejl till behandlingshemmet och de
tycker att det är tråkigt att kommunen inte ser sin del i det hela.
Ja det håller jag ju förstås med om! Det är för djävligt som Es
pappa sade då jag berättade om avslaget.
Vi får höra av oss till Lenagården till hösten i stället!

Satt i eftermiddag och skrev ned en överklagan på beslutet från
socialnämnden men då min skrivare inte är i funktion, så
skickade jag filen med överklagan till sambon. Som får skriva
ut några kopior på sitt jobb och sedan ska E och hennes pappa
samt jag själv då förstås skriva under. Det känns gott att göra

96

något när ingen annan gör det och fastän det är tungt mellan varven och fastän jag har gått i klinch med både en och en annan och satt mig i onåd hos folk, så tänker jag inte sluta kämpa för vår dotter skull.

Flera år har gått till spillo där hon har mått fruktansvärt dåligt och där allting har gått på som vanligt dag ut och dag in. Där hon har gjort sig illa å det grövsta och där hon har framför allt kunnat skära sig med verktyg i sin lägenhet. På sitt boende! Personalen har dock inte haft befogenheter att rensa ur hennes lägenhet efter dem.

Visst är det så men jag tänker mig att det är lika som att låta en knarkare knarka eller en alkoholist dricka. Missbruk som missbruk! Du vet om att det finns rakblad i lägenheten och att när ångesten är för svår, så skär personen sig men du gör inget åt det. Hur kan man leva med det?! Någon borde hållas ansvarig och huvuden borde rulla eftersom vi föräldrar inte fick veta något och själva kunde ha försökt ordna med en konkret hjälp åt vår dotter.

Det hjälpte ju föga med hennes samtalstimmar på psykiatrin och även de ansvariga där borde ha insett för länge sedan att hon behövde något mer än det som gavs. Än i dag verkar de inte förstå det trots två allvarliga självmordsförsök och sönderskurna armar.

Jag är bitter och jag är besviken men framför allt förbannad! Något jag anser mig ha rätt att vara efter att nästan ha förlorat min älskade dotter. Jag är fortfarande livrädd att hon ska dippa och göra sig illa igen. Att hon mår lite bättre nu förändrar inte något! Man får inte glömma att hon har många års självskadebeteende bakom sig. Något som säkert behöver flera års terapi och behandling på exempelvis Lenagården.

Så länge det finns liv så länge kommer jag att strida! Det har snart gått tre månader sedan hennes första självmordsförsök den 18 april. Tre månader som jag har legat sömnlös, grubblat, oroat mig, varit arg, besviken, mejlat, smsat, ringt och gjort allt i min makt för att få omgivningens förståelse, de ansvarigas förståelse och insikt. Hittills har det gått dåligt! Det är bara från gruppboendets personal som jag numera ändå kan känna ett stöd och där jag känner att de vill detsamma som mig och min dotters pappa, syster och övrig familj. Det har jag förstått på slutet!

söndagen den 14:e juli 2013

Snackade med dottern i dag och det var en bra dag för henne. Gradering 0 - 10 så var det faktiskt på noll, vilket är oerhört glädjande! Så skönt för henne att få slippa ångesten någon gång!
Vi pratade lite om överklagan som jag har skrivit klart och ska dra ut samt låta E och hennes pappa skriva under. E själv tycker att det inte är någon ide att överklaga men vi har inget att förlora på det anser jag. Det blir till 99 % avslag ännu en gång men då har vi i alla fall försökt.
Landstinget har fortfarande inte sagt sitt och när de som ska besluta har återkommit från sina semester, så lär beslutet fattas. Om de också säger nej då vet jag faktiskt inte vad mer vi kan göra. Nej är väl nej, antar jag!

I morgon fyller mitt barnbarn tre år! Tänk att det är tre år sedan jag var med under förlossningen och fick äran att klippa av navelsträngen. Vi har en väldigt fin kontakt med varandra och hon har varit till stor hjälp under de här månaderna efter min dotters självmordsförsök. Bara genom att sprida glädje med sina härliga skratt och det stämmer verkligen att barnbarnen är livets efterrätt.

måndagen den 15:e juli 2013

Jag fick i går kväll veta att min pappas cancer har spridit sig ännu mer till skelettet och vi har misstänkt det men hoppades in i det sista att det inte var så. Vi visste att han hade metastaser i bröstet sedan förut. Livet är så skört!

Vi trodde ett tag att mamma skulle vara den som gick vidare först vilket hon själv också trodde eftersom hennes cancer har spridit sig till lungan. Men nu går det utför för min älskade pappa, fort fort! Det gör fruktansvärt ont och denna vår och sommar har varit tung med båda dem sjuka och min dotters självmordsförsök.

Han ska dock få en bromsmedicin som ska tas varje dag och fortsätter sin blodtransfusion. Nästa på fredag redan!

Jag vill tillägna denna dikt som jag fann på internet till min pappa. Älskar dig pappa!

"Då papporna blev till var tanken ganska klar,
en pappa har nåt i sig som ingen annan har.
Han ger dig av sin kunskap, försöker att förstå,
i alla livets skeden. Han är att lita på.

Därför kära pappa, om frågan ställdes nu
Vem är den bästa pappan? Jo, svaret är Du."

tisdagen den 16:e juli 2013

Dottern är taggad som tusan för hon har anmält sig till en fortsättningskurs i modern dans. Här i stan! Den börjar till hösten och vi bestämde som så att det var lika bra att hon anmälde sig här eftersom vi inte vet hur det blir med Uppsala. Huvudsaken är att hon kan känna att det är kul och att hon har en framtidstro. Skulle det mot all förmodan bli av med behandlingshemmet så får hon väl anmäla sig där nere sedan.

Min pappa hade fått se röntgenplåtarna igår och det är verkligen inte upplyftande. Han har metastaser överallt, tom i knäna! Mamma sade i dag att hon är så tacksam över all den hjälp de får av mig och min bror. Nu är det väl min bror som har mest tid över eftersom jag är barnvakt rätt så ofta. Men det blir bättre till hösten då barnbarnet börjar på dagis igen och jag får mer tid över. De kommer att behöva allt mer hjälp!
E tyckte förstås att det var tråkigt att hennes morfar är så sjuk! Mormor och morfar har varit ett stort stöd för hon och hennes tvillingsyster genom åren. Speciellt under barnaåren då de hade en jättefin kontakt med varandra.

onsdagen den 17:e juli 2013

Vi har i eftermiddag varit på ett litet försenat kalas hos min dotter och barnbarnet för att fira lillan på hennes tre årsdag. Hämtade först upp E och begav oss sedan dit på fika och presenter. Trevligt!

Tösen fick en leksaksspis av sin morfar, en liten gitarr och en låtsas telefon av moster E. Av oss fick hon en liten varukorg med " varor " i. Hon älskar nämligen att gå och handla! Nu ska jag sätta mig och skriva ett mejl till enhetschefen för det boende E är på, så att hon har det när hon återkommer från sin semester. Vi fick aldrig journalen innan hon gick på ledighet därför att hon lät så säker på att E skulle få fara till Lenagården, att socialnämnden skulle godkänna ansökan om vistelse på hemmet. Så jag drog tillbaka önskan om att få ta del av journalen tillsvidare men nu när de avslog allting så får vi ordna fram journalen ändå.

Det har i morgon gått exakt tretton veckor sedan vi fick vetskap om Es självmordsförsök, som skedde på kvällen den artonde april. Precis en månad senare skedde ju det andra försöket! Tretton veckor och inte ett dyft har hänt. Det är bedrövligt!

E mår tillfälligt bättre och det är jag så tacksam över men det är ju på falska grunder eftersom hon äter mediciner. Vi vill liksom henne att hon ska kunna vara ångestfri UTAN mediciner och dit kan hon komma om hon bara får rätt hjälp.

Vi förstår också att så länge som ingen konkret vård sätts in och så länge som ingen tar sitt ansvar och beslutar något vettigt så måste det vara så här. Medicinen verkar som sagt var fungera som hennes livboj i dagsläget!

torsdagen den 18:e juli 2013

Nu har dottern i sällskap med fadern varit här och skrivit under överklagan så i morgon ska jag skicka in den. Säger socialnämnden nej ännu en gång så går ärendet vidare till förvaltningsrätten. Där får vi hoppas på mer tur i så fall! Som sagt var så tvivlar jag på att det blir ett positivt beslut via socialnämnden då de håller så starkt på att det är landstingets ansvar att hjälpa E.

Min mamma sade vid ett tillfälle att jag har verkligen gjort vad jag kan när det gäller E men ändå känns det som att jag inte har gjort något. Det är väl för att det inte blir några resultat som jag känner så. E mådde nog så lite si och så i kväll upplevde jag det som. Jag behöver bara slänga en blick på E så läser jag av henne rätt så bra.
En mamma känner sina barn bäst!

fredagen den 19:e juli 2013

Man kan lätt känna sig ensam i stunder av missmod och hopplöshet men det gäller att inte tappa glöden. Den är A och O för att vår dotter ska få hjälp. Känns det som!
Men det är stundtals jättetungt både inombords och i tankarna allt mer ju tiden går. Inte för att E mår sämre men för att jag tror att landstinget bara fördröjer allting i tron att vi ska lägga ned vår önskan om att E ska få åka i väg till Uppsala. Jag tror även att Lenagårdens chefer har tappat hoppet till en viss del.

lördagen den 20:e juli 2013

Jag talade med dottern i dag och hon skulle på en marknad i dag med de övriga på boendet. Hon lät som att hon mådde bättre än i går. Vi talade lite om den kommande resan till Turkiet och att hon har fått en salva för eksem på fötterna. Som hon ska använda i åtta veckor och där hon fick ett nedtrappnings schema. Den får inte användas i solen så E hade lite huvudbry över hur hon skulle göra. Vi bestämde att hon får sluta med den några dagar innan avresan.

Drygt tre veckor kvar till dess vi åker och när man tittar ut genom fönstret och ser regnet falla, så är längtan större än någonsin. Vi har lyckats att lösa det med hundvakt även detta år men det är ett enda pusslande inför varje sommar då vi ska i väg. Det är fem papilloner som ska passas i två veckor. Hundvakter växer inte på träd såvida vi inte placerar dem på hundpensionat men det skulle bli alldeles för dyrt.

Vi har tidigare år kunnat ha hannarna hos ägarna till deras pappor men i år gick inte det, tyvärr! De är så bra med hundar och känner våra hannar väl och vice versa. Det hade känts tryggast för oss! Men hur som helst så ska en tidigare valpköpare pyssla om dem under de här veckorna. Det blir bra det också!
Tikarna ska vara hos min brors före detta fru och deras dotter som har lovat att passa dem. Det är verkligen guld värt och tacksamheten är enorm hos oss, som verkligen behöver komma ifrån, sola, bada, äta och dricka gott och framför allt umgås.

söndagen den 21:e juli 2013

Jag fick ett tips av en bekant för ett tag sedan att kontakta den som är kurator på råd och stöd. Sagt och gjort först så bad jag vår dotter om tillåtelse att få ha samtalskontakt med denna kurator. Vilket var helt okey!

Sedan sände jag ett mejl till henne där jag förklarade lite om landstingets inställning och där jag bad henne om hjälp. E är inskriven i råd och stöd, så det torde inte bli några som helst problem.

Dessvärre så är kuratorn på semester och återkommer i mitten på augusti. Ett par dagar innan vi åker utomlands!

Vad jag kan tänka mig är att hon skulle tycka som oss att psykiatrin inte kan anse att då E bor på ett gruppboende så är det deras ansvar att hjälpa henne. Det är det nämligen inte eftersom de saknar både utbildning och kunskap i att vårda människor med ett självskadebeteende. Det måste vi få psykiatrin att förstå! Det sjuka i det hela är att om vår dotter hade bott i en egen lägenhet utanför ett boende, så hade det sett helt annorlunda ut. Enligt de ansvariga inom psykiatrin.

Det känns som om vår dotter hela tiden faller mellan stolarna på grund av sina funktionshinder och på grund av sitt självskadebeteende. Hade hon strulat runt så hade hon fått hjälp och hon hade förmodligen redan suttit på ett behandlingshem. Det är så fel att det inget händer, så himla fel!!

tisdagen den 23:e juli 2013

Det är inte det lättaste att författa ihop ett brev till socialnämnden där man i ett antal meningar ska berätta om de senaste sex sju årens händelser. Där man ska få dem att förstå och känna med hjärtat hur vi alla lider. Hur mycket vi önskar hjälp till vår dotter, hur många timmar som vi har legat vaken fyllda av oro där nätterna har verkat som eviga och där tankarna och tårarna har varit oändliga. Det är omöjligt att på ett A4 ark få ihop allt detta men jag gjorde mitt bästa. Det hade kunnat bli flera flera sidor men jag valde att dra ihop det i ett enda. Kanske för att jag fick skrivkramp och kanske för att jag längst inne inte tror på ett under.

Hur som helst så är det här vad jag skrev:

Vi vill överklaga socialnämndens beslut om att vår dotter E

född XXXXX inte blev beviljad behandling på Lenagården i Uppsala. En behandling som vi anser är livsnödvändig då hon har ett självskadebeteende sedan många år tillbaka, där hon har skurit sig väldigt illa och på sistone även överdoserat.

Den 18 april tog E en överdos med tabletter som hon hade sparat och den 18 maj drack hon Theralen och tog tabletter. Dessa överdoser höll så när på att kosta henne livet och hon hade hjärtstillestånd.

Före dessa incidenter har hon fått tag i Theralen vid flera tillfällen för att lugna sig själv och har ett flertal gånger gömt undan medicin för att kunna ta dubbla doser. E och vår önskan är att om en vistelse på Lenagården för henne bör tas på allvar då hjälpinsatserna på hemmaplan inte har givit ett bra resultat. E behöver mer än det som har erbjudits hittills!

Boendet som E vistas på har inte resurser och kunskap att ta hand om någon med ett självskadebeteende, vilket inte heller är deras uppgift och det räcker inte med samtal hos en kontakt inom psykiatrin. Landstinget själva är negativa till att låta E fara till Lenagården, men har ännu inte uppgivit något svar mer än att de anser att hon inte är sjuk nog för vård och därför vädjar vi till er om att hjälpa vår dotter.

E är bara tjugotvå år gammal! Hon har hela livet framför sig och är värd att kämpa för. Hon är värd att få en chans till ett tillfrisknande på ett behandlingshem där de är specialiserade på just självskadebeteenden.

Vi föräldrar och E har så många jobbiga år bakom oss och allt det här är på gränsen till vad vi klarar av. Att som mamma och

105

pappa ständigt oroa sig för hur vår dotter mår, att inte veta om hon kommer att skära sig igen eller ta en överdos och kanske dö, att som ung tjej som E ha ångesten hängandes över sig dag som natt, vilja ha hjälp men inte få det är det värsta man som människa kan gå igenom.

E har en tvillingsyster som är lika oroliga som oss och hon har varit ett stöd för E, haft ett möte med en läkare på psykatrin avd X när E låg intagen, ifrågasatt och tyckt till, dock utan framgång.

Det här handlar om en familj som är splittrad och fylld av oro och sorg, en familj som vill se en frisk E utan självskador och överdoser där ångesten dominerar.

Vi ber er att ändra ert beslut, att låta E åka i väg till Lenagården i Uppsala och kanske ni kan dela på kostnaderna med landstinget. Bara hon får den hjälp hon så väl behöver!

Ja det var väl det jag skrev! Jag valde att aldrig nämna de övriga självmordsförsöken eftersom jag inte har dem bekräftade mer än vad Es pojkvän har sagt. Jag vet alltså inte om det stämmer eller inte då åsikterna går isär gällande det och då personal på boendet uppger något helt annat.

Det är svårt att få fram känslorna i brev då det lätt blir så sterilt men de skulle ha gått i våra skor under dessa jobbiga år. Jag är övertygad om att de då aldrig hade givit avslag!

Jag önskar att jag var synsk och kunde se goda nyheter i framtiden! Nu får vi bara gå och vänta, vänta och återigen vänta på något som aldrig händer. Tiden rinner i väg!

onsdagen den 24:e juli 2013

Vi åkte förbi dottern i eftermiddag så att hon fick läsa igenom det jag hade skrivit och sedan underteckna intyget, så får jag stoppa det i brevlådan i morgon. Jag poängterade för henne att jag inte har något intresse av att läsa hennes journal och det ville jag att hon skulle veta. Jag förklarade även att i en journal så skrivs alla händelser som har hänt, allting som hon har gjort och alla sjukdomar / diagnoser ned. Det spelar ingen roll om du läser journalen för du vet ju ändå allting, sade hon. Min goa fina flicka!

Hon frågade mig om skjuts till busstationen på fredag men precis vid den tiden så ska jag följa med A till kvinnokliniken och pappan jobbar den dagen. Det lutar åt att hon måste ta bussen eller taxi. Så tokigt!

Har för övrigt haft en underbar dag i det strålande vädret som råder här nu. Varmt så in i norden och barnbarnet på besök i några dagar! Bad och lek på gården, skratt och glädje och mysigheter - det är sommaren i ett nötskal! Mitt barnbarn är världens goaste lilltjej som i går till exempel då hon sitter i sin matstol och precis har ätit. Då säger hon: Vet du en sak mormor? I morgon ska du få låna min mat. Vet du en sak till mormor? I morgon ska du få låna min tutte och kanin. Vilket generöst barnbarn jag har!

fredagen den 26:e juli 2013

Följde med A till kvinnokliniken där hon fick göra ett nytt ultraljud och det visade att cystan har vuxit 1,5 cm sedan sist. Det vill säga sedan två veckor tillbaka.

Läkaren kunde se skiljeväggar men tror inte att det är malignt då tumörmarkören som gjordes för två veckor sedan inte visade på något sådant. Men han ser inte heller någon anledning till att vänta med operation och vill att den görs snarast. Han rådde henne att avbeställa Turkietresan då det kan bli operation precis i samma veva.

Men sjuksköterskan vi sedan pratade med inför operationen lyssnade på oss och skrev in 2 september som operationsdatum med möjlighet till tidigare operation, eventuellt veckan innan vi åker till Turkiet om det skulle bli en avbokning. Då kan hon ändå fara med oss!

Om två veckor är det dags för återbesök och ett nytt ultraljud! Som A sa: Vilken berg och dalbana!
Jag har bestämt att även om inte hon kan följa med oss så far jag ändå med min dotter. Vi behöver den resan tillsammans!

Nu sitter E på bussen upp till Pajala! Hon fick skjuts av sin syster till busstationen. Pappan sponsrade också till resan och fickpengar! Han är världens snällaste pappa måste jag då säga. Ställer alltid upp för flickorna när helst de behöver hans hjälp oavsett om det är ekonomiskt eller med något annat.

De ringde från sjukhuset och meddelade att A hade fått en tid för operation redan på onsdag kommande vecka. Så bra! Då kan hon ju ändå följa med oss till Turkiet.
Nu har vi gjort helg! Öppnat en kall öl och lagt kött (gjordes redan i går) samt grönsaker i marinad. Grillning hägrar! Vi kryddar grönsaksmarinaden efter smak och båda gillar starka smaker. Så det är sting i marinaden kan jag lova! Solen skiner och himlen är klarblå och temperaturen är hög. En underbar

sommardag med andra ord!

fredagen den 26:e juli 2013

Januari 2009

Jag fann en gammal blogg som inte finns kvar! Dock finns beskrivningen upplagd ännu. Jag började att blogga i januari 2009 och följande gick att läsa:
Jag är en mamma till tvillingtjejer på arton år. Här skriver jag om den ena flickans självdestruktivitet, om vardagen i vår familj och oron över dotterns mående samt om hennes och familjens kamp och om vägen till friskhet..Men även om glädje ämnen och intressen.
Tänk va! Detta var för 4,6 år sedan.....Denna blogg jag nu skriver är väl svar nog på hur de här åren har varit. På hur det har gått och på hur fantastiskt bra svensk psykiatrivård är.....

lördagen den 27:e juli 2013

Intressant

Det är intressant vad man ibland kan finna! Har genom åren bloggat lite här och där men avslutat dem av olika skäl. I dag fann jag ytterligare en gammal blogg som jag startade i januari 2008 (då var E nyfyllda 17 år). Så här presenterade jag min blogg:
Jag är en ensamstående mamma till tonårsflickor på sjutton år och ni ska få följa vår kamp för den ena tjejens tillfrisknande från sitt självdestruktiva beteende.

Hade jag vetat då att min älskade dotter 5,5 år senare fortfarande skulle självskada så hade jag brutit ihop. Det är ren skandal att så många år har gått till spillo, där hon har fått må så dåligt och lidit så som hon har gjort. Mitt hjärta blöder! Jag hoppas så att jag nästan går sönder att E ska få komma sig i väg till Uppsala. Hon är verkligen värd det efter alla dessa år!

måndagen den 29:e juli 2013

Förseningar

Dottern skrev ett sms om att tåget var försenat först i femtio minuter som sedan blev till en timme som sedan blev till 1,5 timme. Jag är inte förvånad när det gäller! Det är rent bedrövligt! Det blir hennes pappa som hämtar henne på stationen då min bil är trasig och den låter som om jag har en raggarbil och inte en liten Yaris. Det ska bli intressant att höra om hon har fått något svar från landstinget och socialnämnden om dels vår ansökan till behandlingshemmet för henne och dels journalansökan. Jag får höra med henne i morgon! Nu borde folk börja komma tillbaka snart från sina semestrar så att vi kan köra igång och ruska i dem lite. Eventuellt så blir det ju även ett reportage (eller flera) i TV om det här med kampen för E.

Home sweet home

Jag har just pratat med dottern som skulle hoppa på ett tåg för transport hem igen. Egentligen så skulle hon stanna till i morgon men de hon hälsade på jobbar då. Så det blev hemresa i dag i stället!

Vi har lovat att hämta upp henne på stationen i kväll! Hon lät på gott humör och hade haft det roligt där uppe i norr. När hon for upp så åkte hon buss men nu är det alltså tåg som gäller. Hoppas att det inte blir en massa förseningar som det oftast alltid blir. Annars kan jag tycka att det är mysigt att åka tåg. Om inte annat så kan man ju röra mer på sig än på en buss.

tisdagen den 30:e juli 2013

Mail

Jag har i dag sänt i väg ett mejl till den kvinna som vår dotter går och pratar hos på lasarettet. Jag är inte överdrivet förtjust i henne då hon har hittills varit torr och tvär i sitt bemötande, men jag hoppas att det bara är något tillfälligt. Dock så bemötte hon inte Es pappa så trevligt då han pratade med henne i telefonen innan hon gick på semester. Likadant med mina mejl och på mötet vi hade i juni!

Hur som helst så undrar jag i mitt brev hur det har gått med allting och bad henne att kolla upp det och sedan höra av sig. Hoppas på ett positivt svar och ett trevligt bemötande för en gång skull.

Jag och Es pappa gör allt i vår makt för att vår dotter ska få den hjälp hon behöver. Jag är beredd att gå över lik och glödande kol för hennes skull.

Dottern kom hem i går! 1,5 timme senare än planerat men så är det ju nästan jämt nu för tiden när man ska åka tåg. Det gör resan dryg!Det som är så sorgligt är att allt fler unga mår dåligt och skadar sig på ett eller ett annat sätt. Det som är minst lika sorgligt är att psykiatrivården inte fungerar bra och att landstingen runt om i Sverige inte tar sina ansvar för dessa individer. Det är tragiskt! Man behöver bara googla på självskadebeteenden så dyker det upp bloggar som unga människor driver.

Där de skriver om sin ångest, sina självskador och sin förtvivlan, sina rop på hjälp och om frustrationerna. Vad är det med samhället? Varför sätts inte hjälp in och varför har självskadebeteenden ökat? För det har de ju gjort både bland killar och tjejer.

Jag kan inte hjälpa alla men jag kan göra allt i min makt för att hjälpa min dotter. Jag hoppas att alla de som mår dåligt har en lika tjurig och envis mamma som mig eller för den delen en pappa, som lägger sig i och som vägrar att ge upp.

Antiklimax

A skulle opereras i morgon och har bokat av kunder, ordnat så att föräldrarna skulle vara här med hundarna och ställt in sig på en operation.
Så ringer de från sjukhuset och ställer in den! En patient som skulle opereras i dag måste tas i morgon på As tid. Nya tag och eventuellt operation den sjätte i stället. Annars får de ta eländet efter utlandsresan, har A bestämt!

Jag har hjälpt dottern att skicka in en ansökan för reseersättning från gårdagens tågstrul. Någon krona ska hon väl kunna få igen som lite plåster på såren.

Fick i dag veta att hon som ska vara hundvakt åt våra hannar

112

inte vill bo i sin lägenhet under de två veckorna på grund av klagande grannar, så hon får bo här helt enkelt. Dessvärre så visar det sig att hon jobbar den ena av de två veckorna. Naturligtvis heltid också! Jag vill inte att hundarna ska bli lämnade ensam i flera timmar vilket de hittills aldrig har blivit. Så jag raggar nu hjälp på andra sätt! Spånar i det.... Men med två veckor kvar till avresa (nästan), så känns det lite bråttom....

onsdagen den 31:e juli 2013

Trying to reach out

När jag i april fick vetskap om min dotters överdoser så rasade min värld fullständigt samman. Jag kommer aldrig aldrig någonsin att glömma samtalet från hennes kontaktperson. Jag kommer heller aldrig att glömma bilden av E liggandes i sjukhus sängen kopplad till EKG och blek som ett lakan. Att då och där förstå vidden av hur nära hon var att dö ifrån mig och alla vi som älskar henne.

Det var i den stunden som jag svor på att jag skulle göra ALLT för att hon skulle få en ordentlig hjälp för sitt självskadebeteende. Det var även då som jag förstod att min älskade flicka med all säkerhet skulle göra nya försök när hon väl var utskriven igen. Jag vädjade till omgivningen att inte släppa henne ur sikte, jag vädjade till dem alla som har jobbat med E att hålla en stenhård koll på henne, att hjälpa oss föräldrar att få in henne på ett behandlingshem och att kontakta oss vid minsta problem.

Hon skrevs ut efter ett par dagar och skickades hem till sitt boende där hon har en egen lägenhet. Där kunde hon då ta en ny överdos exakt en månad senare och återigen fick jag ett samtal om att hon var intagen på lasarettet och återigen fick jag se min dotter ligga däckad i en sjukhus säng med EKG övervakning.

Att nu flera månader senare fortfarande vänta på den där hjälpen till henne känns så fruktansvärt surt. Ingen vill ta sitt ansvar därför att allting handlar om pengar. Ingen vill betala så att min dotter kan få den hjälp hon så väl behöver. Jag bestämde mig för att börja blogga efter hennes första överdos. Därför att jag vill nå ut till så många som möjligt och visa omvärlden hur det är att leva med ett självskadebeteende inom familjen och jag vill visa hur dåligt det fungerar med att få hjälp till någon som mår som vår dotter. Jag vill också visa andra föräldrar som är i samma situation som oss att de inte är ensamma och jag vill säga till dem som är i samma elände som vår dotter att de ska fortsätta kämpa för sin överlevnad och tillfrisknad.

Kors i taket

Det damp faktiskt in ett svar här under eftermiddagen från samtalskontakten. Hon hade inget nytt att komma med då det fortfarande är semestertider. Hon påpekade också att den terapi de gör är samma typ av behandling som den på Lenagården. Det vet jag redan men LG är så mycket mer än bara behandling. Det är ju en helhet att vistas på ett behandlingshem. Jag tror starkt på den varianten då inget annat har lyckats.

Det löser sig så bra med hannarna inför vår resa! Tjejernas pappa och Es tvillingsyster ska hjälpas åt att passa dem hemma hos pappan. Det blir bra då grabbarna känner dem så väl och vice versa. Dessutom så är mitt barnbarn och den ena hannen som för övrigt är lika gamla (skiljer två veckor) som ler och långhalm.

Där hon är....ja där är han och där han är.... ja där är hon. De busar och har lattjo lajbans! Hon är tre år men skiljer lätt på dem alla, hon hör vem som skäller om hon är ute på gården och de är inomhus, hon delar ut mat åt dem och hon är som en riktig liten supermatte.

fredagen den 2:e augusti 2013

Svåra val

Ibland måste vi göra svåra val här i livet som till exempel när jag var 28 - 29 år och hade det jobbigt. Jag insåg att jag behövde hjälp för att orka vara en bra mamma till mina döttrar och sökte därför till ett mor/barn hem i Småland. Min familj och mina barns pappa var inte så glada åt att jag skulle ta med mig tjejerna över 100 mil söderut i flera år. Fullt förståeligt men inte ens det fick mig att backa! Jag skulle ha hjälp till varje pris!

Vi fick åka dit efter lite om och men! DET var det bästa jag gjorde! Jag fick egenterapi för min ångest och jag fick känna

115

en gemenskap och trygghet som jag i det läget behövde. Barnen fick sakta men säkert tillbaka sin mamma, den som orkade med dem, som kunde känna glädje när fåglarna kvittrade, när solen sken på en klarblå himmel, som kunde njuta av att känna livet spritta i kroppen och som inte led av plågsamma mardrömmar varje natt.

Jag skulle med lätthet återuppleva de två åren som vi var på det där behandlingshemmet om jag var tvungen. Det är deras förtjänst att jag sitter här i dag och orkar kämpa för att E ska få må bra hon också. Det är framför allt den kontaktperson jag hade där som även var min samtalskontakt som fick mig att känna trygghet igen. Det är jag henne evigt tacksam för!

Jag önskar verkligen att min fina och högst älskade flicka ska få den hjälpen hon också. På Lenagården!
Men jag börjar mer och mer tvivla på att det kommer att ske! Inte ens hennes samtalskontakt på psykiatrin låter speciellt intresserad av att E ska i väg. Jag kan ha fel men det är så vi tolkar henne!

E har inget hört angående journaler, inget nytt beslut fått ifrån socialnämnden och inget hört från någon på landstinget. Hennes kontaktperson nämnde inget. Inte ens om att vi har begärt ut journalen. Vilket hon borde ha fått kännedom om!

E tvivlar ibland och känner rädsla över att kanske behöva fara till Uppsala men samtidigt så vill hon ju det. Jag förstår som sagt var hennes rädsla. Det gör jag om någon! Men ibland är det de svåra valen som är de bästa...

lördagen den 3:e augusti 2013

Sanningen

Es samtalskontakt på psykiatrin hade frågat henne om hur hon ställer sig till att fara till Uppsala. Jag hade på känn att hon skulle ta upp det med E och mycket riktigt så hade hon gjort det under deras samtal härom dagen.
E hade sagt att det känns läskigt att eventuellt åka dit men att hon inte heller har sagt nej till förslaget.
Grejen är att om E säger till dem på psyket att hon inte vill fara fast hon innerst inne vill det, så kommer de att haka på det direkt. De vill ju inte betala för en vistelse där och anser inte heller att hon behöver den hjälpen. Det har vi förstått!

Vidare så sade en person vid ett tidigare tillfälle att E inte alls har överdoserat på psykiatrin. Men i dag framkom det att det har hon visst gjort eftersom hon själv bekräftade det när jag frågade henne.
Varför vissa väljer att inte säga som det är vet jag inte men endera så har de faktiskt inte vetat om hur det låg till eller så vill de av någon anledning inte att sanningen kommer fram.
Hur det än är med den saken så har det hänt det som inte får hända på en sluten avdelning. Dessvärre så händer det lite nu och då att intagna lyckas med att ta sitt liv.

måndagen den 5:e augusti 2013

Långt samtal

Jag har haft ett långt samtal med en kille som förlorade sin pojkvän (har nämnt det i tidigare inlägg) i en överdos av tabletter för ca ett år sedan. Denna kille har sedan dess kämpat

117

som en galning för en slags upprättelse och för att få fram hur fel psykiatrin i vår stad har gjort. Hur felbehandlad hans pojkvän blev när tabletter skrevs ut osv. Jag beundrar denna kille för hans glöd och hoppas verkligen att psykiatrin tar till sig de fel som har begåtts så att inte fler dör.

Vi kommer att hålla kontakten och i morgon kommer en artikel om detta att finnas ute i vår dagstidning, Västerbottens - Kuriren.

Jag har även pratat med enhetschefen på boendet som var tillbaka från sin semester. Jag ska hämta ut journalen på torsdag eftersom hon vill lämna den direkt och inte skicka den via posten. Vi pratade även om hur E nu mår och om Lenagården. Enhetschefen tror inte att det egentligen sitter i pengarna att landstinget inte skickar i väg E till Uppsala utan att det är som jag har hört förut att de anser henne vara för frisk OCH att de tror att vår dotter inte kan ta till sig behandlingen. På grund av sitt lindriga begåvningshandikapp!

Där tror jag att de har fel! Så klart att hon kan det men det är svårt att övertyga dem som tror sig veta bäst.

IVO har hört av sig till henne om vår anmälan och ville veta lite om E och hur de har lagt upp allting runt henne. Enhetschefen hade sagt att de förstås har en handlingsplan som brukligt är och hon ska väl skicka den till dem tyckte jag mig höra. Dessutom så ville IVO veta lite mer om vården runt E. Jag minns inte allting men hur det än går så är jag glad att jag anmälde boendet tillsammans med Es pappa.

Något som jag inte tycker om är att nu anser ju boendet och förmodligen psykiatrin att E mår så mycket bättre och enhetschefen antydde att då kan vi nog ta det lugnt med behandlingshem. Vilket inte jag tycker! Medicinen är starka

118

grejer sade jag till henne och berättade att en studie i USA har visat på att kvinnor som har ätit den här sorten som E äter nu har fått tumörer.

tisdagen den 6:e augusti 2013

Ännu ett avslag

Jag fick ett samtal ifrån min dotter om att socialnämnden ännu en gång har avslagit vår ansökan om behandlingshem för henne. Jag är inte förvånad men besviken på deras inställning om att det är landstingets ansvar när det handlar om ett självskadebeteende.
Nu har vi tio dagar på oss att överklaga till Förvaltningsrätten men jag tvivlar lika mycket där på att det blir ett positivt beslut av den överklagan.

I morgon ska E träffa sin samtalskontakt och höra med henne vad hon tycker om Lenagården. Jag berättade att jag hade sänt henne ett mail men inte fått något svar. E själv känner att det är en skrämmande tanke att flytta så långt bort från oss alla så klart. Men jag har sagt som så att hon kan ju i alla fall ge det ett försök OM det skulle bli så att hon får fara. Vi får väl se var allting landar i slutändan.

onsdagen den 7:e augusti 2013

Mitt hjärta blöder

Jag fick ett sms om att i dag är min dotter glad och att i dag mår hon bra. Inget glädjer mig så mycket som när hon känner

119

sig så och jag inser att det är de stunderna och dagarna som vi
får leva på. Kunde jag så skulle jag radera bort alla år som E
har mått dåligt och kunde jag så skulle jag bära hennes ångest i
stället för att hon ska behöva må så som hon har gjort. INGEN
ska behöva genomlida den jävlighet som hon har gjort. Men
det går inte att backa bandet hur gärna jag än skulle vilja göra
det.
Jag anser att hon behöver en bättre vård men jag är glad över
att hon fungerar hyfsat på den nya medicinen. Vi var i dag och
hämtade hennes journal utifall att den kommer att behövas i vår
strävan.

torsdagen den 8:e augusti 2013

Inte bra

Hela dagen verkar ha varit en dålig dag för E! Hoppas att
morgon dagen är bättre för henne. Jag mår dåligt när hon mår
dåligt!
Har kommit hem efter en trevlig utekväll och ska strax krypa i
säng. I morgon väntar domen för A! Resa eller inte resa...
Hoppas verkligen på positivt besked!!

Nu är det exakt en vecka kvar till vi åker till Turkiet och i
morgon får vi veta om A kan följa med då ett nytt ultraljud ska
göras för att se om cystan har vuxit ytterligare. Hoppas
verkligen att den inte har ökat i omgång!
E har gjort sin packningslista och jag ska väl börja så smått
med min så att man säkert får med sig allting. Fast viktigast är
ju pass, pengar och ett glatt humör.

E frågade härom dagen om hon kan få låna min rakhyvel när vi är utomlands. Jag svarade så klart att hon får det och att hon kan få en egen sån där tvålgrej att sätta på hyveln. Jag har svårt att tro att hon skulle skära sig där nere och jag vill kunna lita på henne men lite lite rädsla och oro känner jag allt.

Gör jag rätt eller gör jag fel? Ska hon få låna min rakapparat i stället?! Poängtera att hon mot all förmodan skulle få det jättetungt med sin ångest och bara måste skära sig och så gör hon det. Det är nog ingen hit i den värmen! Jag måste rådfråga någon ur personalstyrkan känner jag.

Likaså med de mediciner som E tar! Jag ska ta hand om dem (det är ett gäng) och dela ut när hon ska sina doser. Det pratade enhetschefen och jag om tidigare i veckan.

Jag har förstått att personalen på boende verkligen verkligen har gjort vad de kan för att hjälpa vår dotter. De har frågat efter verktyg, de har rengjort sår, de har ringt skk vid behov, de har försökt att aktivera E och de har nog gjort vad de kan utifrån den kunskap och möjlighet de har.

Men jag kan inte förstå att detta beteende har fått fortgå i tre års tid (så länge som E har bott på boendet), att personalen inte har sagt att det här fixar vi inte (men det kanske de har pratat sinsemellan och med sin chef om, vad vet jag) och att de helt enkelt inte har bara gått in och rensat i hennes lägenhet med jämna mellanrum. Allt för att försvåra för henne att skada sig menar jag. Att hon sedan kan köpa nya verktyg vet jag om men en knarkare kan köpa sitt knark och en alkis kan köpa sin sprit. Ska vi då låta dem ha kvar sin skit bara för att de kan det? Är det så man gör?

Jag kan verkligen inte fatta hur personalen har orkat med allting. Vad skulle de ha gjort då kan man ju undra?! Jag vet inte svaret på det men kanske frågan om behandlingshem borde ha tagits upp för länge sedan av dem eller psykiatrin. Det var ju jag som reagerade och kände efter vårens händelser med överdoserna att nu får det vara nog och då visste jag ändå bara en bråkdel av vad jag nu vet.

Men det har nog inte varit så enkelt med något för någon! E trivs på sitt boende, hon har en fin lägenhet och det är en bra personal (nästan alla) som hon tycker om och känner sig trygg med. Något annat boende är inte på tapeten därför att det finns inget som är bättre tyckte enhetschefen och det har hon rätt i. Behandlingshem är svårt att få till och tydligen så ska man vara mer död än levande innan det blir aktuellt med en sådan placering.

Så det har i ställets skrivits ut mediciner, inläggningarna på psykiatrin har löst av varandra och andra sätt har använts i form av terapi varannan eller varje vecka, något som kallas kedjan har utövats mellan E och personal, belöningssystem har använts osv.

fredagen den 9:e augusti 2013

Sjukhusbesök

Efter ett par timmar på sjukhuset med A, ultraljud, träff med narkosläkare och provtagningar så vet vi i alla fall nu att hon kan följa med oss till Turkiet. Vi vet att operationen blir den 2 september, vi vet att det blir en bukoperation och inte titthål som det var sagt (om det inte ändras vid operationstillfället), vi vet att det kan bli så att de tar båda äggstockarna och

122

livmodern.

En cysta har blivit till tre små med två skiljeväggar och med tanke på hur de ser ut (enligt läkaren så ser tumörer ut på så sätt), så vill de göra operationen hur som haver. Men samtidigt så visade tumörmarkören på liten risk för cancer tack och lov men läkaren törs inte chansa och anser att de absolut ska tas bort. Det känns lite oroväckande för oss alla men vi är glada över att A kan följa med på vår resa och vi tänker ha så kul vi bara kan och glömma allt vad cancer och självskadebeteenden heter. Det är ju så att mina föräldrar har cancer som jag har nämnt förut i min blogg.

Efter läkarbesöket så for vi och hämtade avslaget från socialnämnden hos E som hade varit och jobbat i dag men som såg blek och trött ut och som hade huvudvärk, sedan for vi och växlade pengar och nu blir det en powernap (vaknade före fem som vanligt) innan middagen. Pappa ringde förresten tidigare och undrade hur det var med E. Han oroar sig och är väldigt fäst vid henne. Han berättade att han hade fått åka ambulans till sjukhuset efter att ha haft ont. Inget allvarligt så men han har hostat sönder ett revben visade det sig och eftersom han har cancer i skelettet så börjar det nog på att vara skört och hans mediciner kan också påverka. Som mamma sa: Det här är bara början! Jag vill bara hålla för öronen och inte veta för det är så smärtsamt.

lördagen den 10:e augusti 2013

Yttrande

Nu har jag skrivit klart yttrandet till Förvaltningsrätten och på

123

måndag ska A dra ut det på sitt jobb för att där efter stoppa det i brevlådan. Vi har absolut inga förhoppningar om att det ska vara till hjälp eftersom det är som det är med socialtjänstlagen, men vi måste i alla fall försöka. E behöver hjälp!

Det är bara så sjukt att socialtjänsten inte kan hjälpa någon som vår dotter utan bara dem med missbruk. Alla borde kunna få deras hjälp oavsett problem!

De skrev i sitt avslag att den vård och behandling som åligger socialtjänstens ansvarsområde är framför allt behandling för missbruk av alkohol, narkotika och liknande.

Vidare skriver de att E har en pågående kontakt inom psykiatrin, och de kan erbjuda inläggning på vårdavdelning vid akuta behov. Det boende E har ska trygga hennes behov av omvårdnad i vardagen.

Inläggning på vårdavdelning är en nödlösning och inte det bästa för E. Boendet kan INTE trygga hennes behov eftersom att de INTE kan hindra henne från att skada sig genom skärningar eller överdoseringar. Däremot så är de en trygghet för henne, hon tycker om personalen och hon trivs i sin lägenhet. Men de har ingen befogenhet som jag har förstått det att gå in till E och ta ifrån henne rakbladen och annat att skada sig med. De har inte kunskap och ej heller är det deras uppgift att ta hand om någon med ett så kraftigt självskadebeteende som vår dotter har. De har fått handledning av psykiatrin och de har gått några kurser i KBT / DBT och kan på så sätt stödja vår dotter. Men de har som sagt var inte någon riktigt utbildning eller kunskaperna i hur man gör som de till exempel har på Lenagården.

Vi vet att E har haft det super tungt ända från januari 2013 med sin ångest och skärningarna som har varit jätte mycket hela våren. Där hon även har fifflat med tabletter och lagt undan dem, tagit dubbla doser, petat i sig stora mängder av olika sorter osv. Det behöver hon också hjälp med!

Om nu Förvaltningsrätten också säger nej till att hjälpa E och landstinget likaså. Var ska hon då få hjälp? Ska det fortsätta så här?!

måndagen den 12:e augusti 2013

Postat och klart

Har sänt i väg yttrandet i dag! Blev 13 A4 ark som de får roa sig med att läsa. Men de är väl kallhamrade de med och ger avslag som alla andra. Det förstår jag i så fall eftersom socialtjänsten har lagen på sin sida. Så enkelt är det och är det något som ska förändras så är det lagarna. Det ska inte spela någon roll vilket problem du som människa har. Alla ska kunna få hjälp och vård via socialtjänsten!

Sambon har köpt oss en ny lite lyxigare variant av säng så nu kanske jag äntligen kan sova gott utan ryggont. Hoppas hoppas!
I morgon funderade vi på att åka på spa med E men det blir så tajt om tid så där efter maten och allting. Så jag frågade Es syster om inte hon kan följa med henne. Vi får se hur det blir! E fick ett presentkort av mig och A när hon tog studenten och det går ut den 12 september. Vi kommer hem den 29 augusti och den 2 september opereras A. Det blir tajt även där om tid och ett besök på spa är nog inte så lämpligt så direkt efter en bukoperation.

Nedräkningen har börjat och om några dagar bär det i väg. Det är så skönt att det löste sig med hundarna för oss. Något som alltid är ett enda pussel när man har fyrbenta att tänka på. I morgon kommer E hit för att låna duschen även om jag har erbjudit henne att bada i vårt badkar. Varmvattnet skulle stängas av hos henne i några dagar. Frågade om hon ville äta middag här och det ska hon nog göra även om hon lät lite tveksam. Vi får se hur det blir!

Den stora skillnaden på min dotter från bara ett år sedan till nu är att hon började att dra sig undan väldigt mycket och gjorde sig helt enkelt onåbar. Hon som tidigare har varit mycket för att ringa mig vad det än har handlat om. Då när hon började att dra sig undan så förstod jag att det var dåligt ställt med henne. Men hon berättade inget för mig och det gjorde ingen annan heller. Det har blivit bättre nu igen med att hon hör av sig men hon är ändå rätt så frånvarande. Jag är inte den som hänger i luren och tok ringer och smsar utan har faktiskt lämnat henne ifred i mångt och mycket under årens lopp. Hon har signalerat att hon ville att jag inte skulle fråga och lägga mig och då har jag inte heller gjort det. Åtminstone så har jag försökt det så gott det går med en klump i magen av ständig oro. Men med facit i handen så borde jag ha lagt mig i ännu mer och rotat i det som var.

tisdagen den 13:e augusti 2013

Råd och Stöd

För flera år sedan så kom jag i kontakt med en kvinna som var väldigt hjälpsam och trevlig när vi behövde hjälp för E. Hon ordnade så att E fick flytta till boendet och man kände att hon

126

var engagerad och förstående.

I juni träffades vi igen då på ett möte på Es boende! Kvinnan har börjat att jobba på Råd och Stöd som E är inskriven i sedan en tid tillbaka. Hon var lika trevlig nu som då och jag slängde i väg ett mejl till henne för några veckor sedan om att vi skulle behöva hennes hjälp igen. Hon har varit på semester men återkom i går och i dag fick jag svar på mitt mejl.

Hon skulle försöka att nå E för att få bekräftelse på att det är okey för vår dotter att de snackar med oss. Vad exakt hon kan göra för att vara till hjälp vet jag ej men en ide är att hon pratar med de berörda inom landstinget. Kanske kan det påverka dem i rätt riktning så att E får fara till Lenagården. Som ni hör så har jag inte gett upp! Det kan jag bara inte göra så länge jag vet att vår dotter har tankar på att skada sig och har ångest.

Jag pratade med min pappa nyss! Han ville förklara varför han lät så avvisande igår när jag ringde honom i ett ärende. Han hade mått fruktansvärt dåligt och var väldigt trött, men han hoppas på att få fräscha upp sig med lite nytt blod snart igen.

Mammas cancer i blåsan fick de ju bort med strålningen och det var ett lyft för henne. Hon fick tillbaka sin livsvilja! 27 augusti ska hon undersökas på nytt för att se hur tumören i lungan ser ut. Jag hoppas att den inte har vuxit och att det inte har blivit fler metastaser.

torsdagen den 15:e augusti 2013

Resfeber

I natt har den ena av våra hundar väckt oss ett flertal gånger med att skälla. Till slut fick han komma och ligga i vår säng! Jag tror att han känner av att vi ska resa bort och därför blir orolig.

E har fått hem sin journal ifrån psykiatrin och håller själv på att läsa den. Inte alltför rolig lektyr skulle jag tro för hon vill inte gärna att jag också läser igenom journalen. Nej! Jag har ingen lust att läsa den men jag vet redan det mesta om E. Det finns nog inte så mycket som kan chocka mig längre därför att jag vet ju redan hur dåligt hon har mått och hur mycket hon har skurit sig.

I dag är det full huggning! Slänga skräp, barnvakt åt lillan, lämna hundar här och där och slutligen hämta E.

fredagen den 30:e augusti 2013

Åter hemma

Då var man igen efter två veckor med sol och bad! Vi har haft helt underbara dagar där jag har fått se en E som jag inte har sett på flera år. Hon har skrattat och varit glad, pratsam och trevlig! Hon har verkligen mått bra den större delen av semestern och jag har för första gången på flera år känt en enorm lycka inombords när jag har hört hennes skratt och sett henne må så pass bra.

128

Jag är oerhört glad över detta och jag hoppas att det fortsätter i rätt riktning och att hon inte får ett hemskt bakslag. Rädslan finns där men jag försöker att vara här och nu och inte ta ut något i förskott.

Vi har badat i medelhavet, vi har badat i poolen, vi har skrämt bort små firrar som ville provsmaka på oss i havet, vi har spelat UNO, vi har kort och gott.....haft det helt fantastiskt!!

E sade på flyget på väg hem att hon har haft kul och att hon tycker att det har varit trevligt. Inget snack om det förflutna, inget snack om framtiden och inget snack om hennes skadade underarmar. Hon har alla ärr på baksidan av armarna, som inte syns om hon inte vrider armarna och tre fyra på framsidan men de på framsidan syns inte så mycket heller förutom ett ärr, som lyser brett och rött. Några ärr på låret såg jag också men tack och lov inget mer.

Nu får vi börja på att spara inför nästa sommars resa! Längtar redan!!!

Det var min bror som hämtade oss i går kväll på flyget och han berättade att min pappa hade varit på vårdcentralen i förrgår då han mer eller mindre rasade ihop och det blev ambulansfärd upp till sjukhuset. Han blev inlagd! Jag vet inte mer men ska ringa min mamma i dag som inte heller mår bra. Hon gjorde en undersökning i början på denna vecka och jag måste höra hur det gick med den. De skulle kolla hur tumören i lungan såg ut, om det har blivit fler metastaser och så.
Har pratat mer med mamma som berättade att det var pappas hjärta som krånglade på grund av en medicin men nu är han hemma igen. Skönt det!

Hennes egen undersökning i början på veckan hade hon inte fått något besked om men de hade ringt efteråt och ville att hon skulle komma på tisdag kommande vecka för fler provtagningar och undersökningar. Hon blir förstås rädd när de ringer så fort och vill ha dit henne igen.

Jag har lovat att skjutsa till lasarettet och stanna där eftersom hon ska på olika ställen på sjukhuset och hon inte orkar gå mellan avdelningarna. Får ta bilen och skjutsa henne från entre till entre! A ska opereras på måndag och förmodligen så blir det ju en bukoperation och då blir hon nog kvar i alla fall till på tisdag. Jag får väl tillbringa några timmar hos henne då medan mamma är på sina undersökningar.

söndagen den 1:e september 2013

Cancer

Jag talade med mamma tidigare i kväll och då berättade hon att pappa har fått sluta med sin bromsmedicin. Hon visste inte varför men den hade inte varit bra för honom. Till veckan ska han träffa dem på onkologen så då får han antagligen mer besked. Det är så sorgligt att båda mina föräldrar är cancersjuka och att inte veta hur lång tid de har kvar här i livet. Att mista både mamma och pappa i en sjukdom som är plågsam och förödande i många fall är bland det jävligaste man kan vara med om. Hade det inte varit för cancern så kanske de skulle kunna leva i tio år till.

Nu har jag kommit in igen i alla rutiner och allt som är med hundar, barnbarn, hushåll osv. Det är inte så dumt ändå men jag känner att jag absolut inte kan slappna av lika mycket som jag har gjort under de två veckorna i Turkiet. Jag borde kunna göra det men det går bara inte...

E har landat även hon som det lät som! När jag talade med henne som hastigast i går så tittade hon på let's dance eller vad det nu var. Hon gillar dans - framför allt att få dansa själv och börjar en danskurs i modern i början på september. Då det inte hördes något om Uppsala så valde hon att gå kursen här. Ärligt...det lär inte bli något med Lenagården, tror jag! Mår E så bra som hon gör nu så kanske det inte heller behövs men å andra sidan så skulle hon antagligen ta till sig en behandling mycket bättre när hon mår hyfsat bra och orkar lyssna, tänka och bearbeta och allt vad de gör i en sådan behandling. I morgon kommer i alla fall kvinnan på Råd & Stöd att ringa mig så jag får då höra om hon har någon information att delge mig.

Mitt barnbarn sitter här bredvid mig i soffan och tittar på Pingu. Hon har sovit bra såvitt jag vet (har inget hört men så hör jag ju dåligt) och snart är det dags för frukost och en promenad med hundarna. Dem som hon för övrigt skötte om så bra när jag var utomlands. Hon tog sin roll som lillmatte på största allvar och gav dem mat, ville gå ut med dem på promenader och busade med Troy. Det blir nog en hundägare av tösen vad det lider.... Mina döttrar har aldrig varit speciellt förtjust i hundarna eller den uppfödning jag hade förut. E tyckte väl det var rätt så spännande men hennes syster brydde sig inte så mycket. Kanske hennes dotter engagerar sig mer i framtiden än vad mor hennes gjorde.

I morgon är det operationsdags för A! Jag följer med till lasarettet och stannar till dess hon ska in o sövas. Sedan åker jag hem till hundarna och återvänder när A har vaknat. Hoppas nu att operationen går bra och att det inte är tumörer som hon bär på.

måndagen den 2:e september 2013

Operation

Klev upp före sex i morse och följde med A till sjukhuset där hon skulle vara klockan 07. Klockan 08.00 fick hon åka iväg till operationen. Jag tror hon var lite nervös och vem skulle inte vara det....
Jag traskade ned på stan, handlade lite käk och tog bussen hem till jyckarna, som hade protesterat med att göra en gigantisk pöl inomhus. Skönt att det bara var en i alla fall!

Tar en svängom med snabeldraken i väntan på att A ska vakna upp, piggna på sig och slå mig en signal. Åh jag hoppas att allting har gått bra!!

Vi tittar på ett boende utomlands! Funderar på att köpa oss en lägenhet i endera Side eller på solkusten i framtiden. Där vi kan vistas under sommarmånaderna, påskar m,m och när vi inte är där så tänker vi hyra ut lägenheten till vänner och bekanta.

A ringde och berättade att operationen hade gått bra och att hon hade fått behålla båda äggstockarna samt livmodern och endast en del av äggledaren togs. Nu ska jag och hennes mamma snart åka upp dit igen och förmodligen så får hon komma hem redan i kväll. Skönt!

tisdagen den 3:e september 2013

Telefonsamtal

I går medan jag var på lasarettet hos A så fick jag ett samtal ifrån kvinnan på Råd och Stöd. Inget nytt hade inkommit mer än att ansökan till Lenagården lämnades in av Es samtalskontakt till avdelningschefen, som i sin tur lämnade det vidare till en överläkare. Som fortfarande tycks vara på semester!

För övrigt så är avdelningschefen den snorkiga damen som i sitt svarsmejl till mig skrev kort och koncist att de följer sina rutiner på avdelningen vad det gäller behandling. Hon skrev bara det och inget mer - inte ens ett avslut.... med vänlig hälsning.... och när jag då i mitt mejl som jag sände tillbaka ifrågasatte vilka rutiner, så svarade hon inte på det. Nästa mejl jag sände fick jag inte heller något svar på och då struntade jag i att göra något mer åt det. För vad kunde jag göra?! Det är så fruktansvärt nonchalant att vara så kylig mot en orolig mamma som vill ha hjälp för sin dotter.

Es samtalskontakt ska fortsätta handleda personalen på boendet, en neuropsykologisk utredning av dottern (en ny) ska göras av råd och stöd, men inte i höst då de har hört att E är årstidsstyrd eller något sånt. Att hon blir deppig om hösten! Jag vet inte riktigt hur det är på den fronten. Kan kanske stämma!

Ska ringa E i dag och höra hur läget är! Hon har börjat på att jobba igen halvtid på ICA där hon trivs bra. Jag saknar Turkiet och våra dagar tillsammans.
Nu har jag talat med dottern och allting var bra där förutom att hon var lite trött efter att ha jobbat. Hon hade nog bara haft lite

133

ångest någon dag och tagit en tablett mot det, typ Sobril. Annars var det lugnt!

onsdagen den 4:e september 2013

Finally

I dag fick jag veta av min dotter att det är ett möte på fredag med en doktor inom psykiatrin angående vår ansökan till Lenagården. Jag och Es pappa kommer nog inte att närvara som det ser ut nu men en av dem som jobbar på boendet skulle i alla fall följa med E. E vet vad jag tycker och vad jag önskar för henne men i dagsläget så känns en vistelse i Uppsala på ett behandlingshem inte längre aktuellt för henne själv.

Hon känner det som att hon mår så bra och det är vi jätte jätteglada över men frågan är hur hon skulle må utan alla mediciner hon tar? Med tanke på att E har många år bakom sig med ett självskadebeteende där inget har hjälpt så tycker jag personligen att hon borde fara till Lenagården OM hon får chansen. Det är förstås inget jag kan påverka henne till mer än att berätta vad jag tycker och vad jag tror på.

Om sanningen ska fram så är jag övertygad efter mitt och sambons samtal i dag med henne om att hon INTE kommer att fara iväg. Det är nog även så att det skrämmer henne och känns läskigt vilket hon själv säger. Det har jag full förståelse för men som A sade till E så har ju jag egna erfarenheter av behandlingshem, goda sådana också och att det kan vara bra för henne att fara iväg. Men som sagt....det lär inte bli något!

Jag mejlade till Es samtalskontakt i dag naturligtvis innan jag fick vetskap om det här med mötet på fredag. I mejlet var jag rättfram och uttryckte mina tankar och åsikter vilket ni kan läsa en del av här:

Vi anser dock fortfarande att en vistelse i Uppsala vore det bästa för henne och kanske hon till och med kan ta till sig en behandling ännu bättre när hon inte har ångest hängandes över sig hela tiden.

Jag vet att du har gjort vad du kan för att hjälpa E och jag tror att du är duktig i ditt yrke men du liksom boendepersonalen borde förbaske mig ha gjort mer än vad ni gjorde under de här långa svåra månaderna för E, när ni märkte hur dåligt hon mådde och hur mycket hon skar sig och överdoserade. Hon skrek ju på hjälp medan ni lät allting rulla på som vanligt! Skamligt är vad det är!!

Nu så här i efterhand så kan jag ju förstås tänka att om jag hade vetat om mötet så hade jag aldrig skickat detta mejl till henne. Men å andra sidan så är jag bitter, förbannad och frustrerad över hur dåligt saker och ting har skötts. Tack och lov att E nu mår bättre! Vem vet hur det annars skulle kunna sluta!!

Sitter med en hel lunta journalanteckningar från psykiatrin men det är inget nytt för mig. Som jag sade till E i dag så vet jag redan allt om henne. Känner bara att journalen kan vara bra att ha någon gång!

Jag tänker nu så här att jaha om det inte blir något med Uppsala för vår dotters skull så kanske det inte gör så mycket nu när hon mår så här pass bra. Rädslan för att hon ska fortsätta skära sig eller överdosera finns förstås kvar men nu försöker jag att njuta av att det är bra för tillfälligt.

torsdagen den 5:e september 2013

Svar

Fick svar från Es samtalskontakt där hon kort och koncist skrev att på grund av sekretess så varken kan eller vill hon diskutera behandling via mejl. Det har hon rätt i kan jag tycka men då kan hon ju faktiskt ta och slå mig en signal i stället. Vilket jag också har skrivit till henne!
Vidare så skrev hon att E ska träffa läkaren på fredag för en psykiatrisk bedömning och om jag ska följa med är en sak mellan mig och E och ett beslut som vi får ta. Tänk, det har jag redan räknat ut!

Nu mår hon bra och det glädjer vi oss åt men vi har levt med E i många många år, levt med hennes ångest och självskadebeteende och vi har levt med oro, sorg, frustration och rädsla i lika många år precis som en medberoende.

Det är då inte så konstigt att man som mamma och pappa också påverkas och bär med sig sår som tar tid att läka. Bitterheten är en del i det (över att psykvården nonchalerar oss föräldrar och över att de inte gjorde mer för E) och ilskan likaså. Det måste få ta tid för oss också!

Hur som helst så har jag i dag pratat med E och sagt till henne att vilket beslut hon än tar så stöttar jag henne i det. Till hundra! Väljer E att inte åka (om det mot all förmodan skulle bli ett sådant beslut), så får vi se till att det blir bra på hemma plan. Väljer hon att åka i väg så kommer jag att hälsa på henne så ofta hon behöver och vill. Vad hon säger nu så vill hon inte fatta något beslut utan att veta mer om stället, fara dit på besök och prata med dem som jobbar där. Sådan klok flicka jag har!!

fredagen den 6:e september 2013

Fredag

Då var det fredag igen! Veckorna går rasande fort tycker jag och i går var det en vecka sedan vi kom hem ifrån Turkiet. Vi sneglar redan på nya resor inför nästa sommar.

Vid elva i dag är mötet för Emma med den läkare hon ska träffa men hon kunde inte minnas vad han hette. Jag hoppas att det ska gå bra! Jag tvivlar som sagt var på att det blir något med Uppsala för E men huvudsaken är att hon mår bra. Var det är spelar mindre roll! Jag tänkte väl mer på att få verktyg för att hantera ångesten, tankarna på mat, och för att hantera självskadetankarna när de dyker upp. OM de dyker upp mer!

Det är i och för sig det som Es samtalskontakt lär ut men som sagt var så är en vistelse på ett behandlingshem så mycket mer än bara terapi en till två gånger i veckan. Det blir en gemenskap, en trygghet och en helt annat helhet än att åka till psyket för samtal en gång per vecka eller två gånger per månad.

Hur som helst.....huvudsaken min älskade flicka mår bra! Hon ska gå efter vad hon vill och vad hon känner och jag stöttar henne i vilket beslut hon än tar. Förresten så är jag till 99 % säker på att hon inte behöver fatta något som helst beslut. När läkaren hör hur pass bra hon mår nu så lär han skutta av glädje över att landstinget slipper punga ut med stora summor för en behandlingshem vistelse för E.

Vi ska i dag hämta pappa på en biltvätt där han skulle lämna in bilen för en uppfräschning. En riktig tvätt in och utvändigt för hand! Han var inte så pigg berättade han i går men det som strulade med hjärtat är okey nu i alla fall.

I morgon kväll kommer min bror på middag och vi har tänkt att grilla så här på höstkanten. Det är bäst att passa på innan vintern står för dörren! Förra gången brorsan var här på middag den 18 maj så vet vi ju alla vad som hände....
Det var den kvällen jag fick ett samtal om att E hade blivit inlagd på sjukhuset än en gång efter en överdos. Jag fick lämna bror och A för att ta en taxi upp till lasarettet där jag efter många om och men fick träffa E. Som var i dåligt skick och full som ett ägg!
Nu hoppas jag att denna kväll blir bättre utan några som helst missöden eller något strul.

Jag har nu pratat med dottern för att höra hur hennes möte gick och det blev som jag misstänkte. Inget Lenagården för henne även om de håller det öppet utifall att...
Läkaren tror att E inte skulle klara av att ha DBT i grupp som de har där förutom enskilda DBT behandlingar och sade att det finns olika alternativ här i stan i stället.
Som till exempel Steget och Tegs Behandlingshem! Steget tyckte andra förut i alla fall att det inte var något för henne eftersom det bara var några gånger i veckan på dagtid.
Behandlingshemmet på Teg har en bekant till mig varit på en gång i tiden. Hon blev inte bättre av den behandlingen men å andra sidan så var hon verkligen verkligen under isen och djupt inne i ett tablettmissbruk utöver sin galet jobbiga ångest.
Bara för att det inte fungerade på henne så kan det ju faktiskt vara bra för E.

Jag hade på känn att det skulle bli så här och ligger nu lågt så länge som E mår bra och glädjer mig åt det som är nu. Om hon sedan försämras igen så får vi ta ställning till vad som då ska göras. Eller....jag kan inte göra så mycket därför att jag har gjort allt i min makt under de här månaderna sedan hennes första självmordsförsök och ändå har inget hänt. Som anhörig är man väldigt liten på jorden och otroligt maktlös.

lördagen den 7:e september 2013

Olustkänsla

Jag har efter gårdagens samtal med dottern en olustkänsla inom mig men kan inte riktigt sätta fingret på vad det är. Om det är att landstinget inte skickar i väg henne till Uppsala, att hon inte vill, att de anser henne inte klara av att sitta i en grupp för terapi (vilket jag är säker på att hon faktiskt skulle fixa) eller orden hon sade: Vadå då om jag skär mig en gång till.... Det lät som att hon inte tänker sluta skada sig.... Jag misstolkar möjligen men både jag och sambon tyckte verkligen att det lät illa.

Jag var även in på landstingets sida och läste lite om steget samt tegs behandlingshem och åtminstone i tegs behandlingsplaner så kör de med gruppterapi precis som på Lenagården.

Men som sagt var så får vi se tiden an och hoppas på att allting löser sig till det bästa. Inga fler självmordsförsök och helst inga fler skärningar hade förstås varit kanon. Jag önskar att E kunde ta fram sin jävlar i anamma sidan som hon faktiskt har och bestämma sig för att ge tusan i att skära sig när ångesten är jobbig. Att hon kunde ta till andra metoder när det är tungt så som att ge sig ut att springa, gå en långpromenad eller flera om dagen om så är, köpa sig en box boll och ge den på moppen utav bara den, skriva av sig eller något annat som kan tänkas bryta av de jobbiga tankarna.! Jag själv gav mig ut och sprang!

söndagen den 8:e september 2013

Oväntat besök

Fick i dag oväntat besök av kennelkonsulenterna som ville checka av miljön och hundarna. Det gick bra och de tyckte att hundarna var trevliga och välskötta och att jag var väl insatt i rasen.

Jag tycker att det är bra att konsulenterna finns dels för att hålla koll på kennelägarna runt om i landet och dels för att de kan ha tips att komma med.

Pappa ringde i morse och han sade att han betalar verkstadsräkningen åt mig. Himla gulligt gjort av honom men det är sån han är! Världens snällaste pappa och det gör förbannat ont att både se och höra hur dålig han faktiskt är.

I fredags när vi skjutsade honom från och till biltvätten så berättade han om episoden då han fick åka ambulans in till akuten efter att ha kollapsat på vårdcentralen. Anledningen till att han nu har slutat med sin bromsmedicin för prostatacancern är att den orsakade hjärtproblem hos honom då den krockade med någon annan medicin, som han tar. Inte bra!

I morgon ska han till onkologen för att höra vad som nu händer. Han har blivit så gammal både till utseendet i sättet, händerna har blivit så rynkiga, han till och med låter gammal på rösten eller som att där inte finns någon kraft längre. Han orkar knappt köra bil längre och än mindre gå. Det är smärtsamt att se! Nu kanske det låter på mig som att han är döende och det är han inte ännu men han har tappat mycket av den han har varit tidigare.

I morgon ska E och hennes tvillingsyster på spa under eftermiddagen. Så kul att de ska ses och mysa ihop!

fredagen den 13:e september 2013

Minnesstunden

Jag och A packade in oss i kärran och for upp till lasarettet där vi skulle samlas utanför psykiatrin. Det blev allt några som kom och sedan begav vi oss till ankdammen där vid sjukhuset. En fridfull plats där alla som dök upp tände ett ljus, lade ut rosor och satte upp någon el några bilder på D.

W tackade för att vi kom men jag ser det som en självklarhet även om vi inte kände D. Jag hade kunnat vara en av dem som hade mist sitt barn i en överdos. Som hade stått där fylld av sorg och förtvivlan! Därför att det var ju så ruskigt nära att min älskade E hade lämnat oss för alltid. Hon måste ha haft någon slags änglavakt eller en ren jävla tur och skicklighet av ambulanspersonal / läkare, som fick igång hennes hjärta igen.

Vi var på minnesstunden inte bara för D utan även för M och alla de andra som har dött en alltför tidig död. Tankarna går till

141

de nära anhöriga så som Ms mamma som fortfarande mår fruktansvärt dåligt, till W som kämpar tappert för att en förändring ska ske inom den psykiatriska biten i Umeå, för att de ska erkänna sina fel och brister och för att inte fler ska ta sitt liv, felmedicineras och felbehandlas.

Även om många får en bra hjälp så.... avlider en så är det en för mycket....

Något som har slagit mig under de fem månader som har gått sedan Es första självmordsförsök är hur kyligt vi har blivit bemötta av dem inom psykiatrivården.

Som några exempel så har vi Es samtalskontakt som har varit snorkig både mot mig och pappan, som knappt har svarat på mejlen och som INTE har ringt upp mig som jag bad henne om.

Chefen på psykiatriavdelningen som aldrig gav mig någon förklaring på vilka rutiner de följer, läkaren som jag och Es pappa aldrig fick träffa, läkaren som skulle ringa mig men som en vecka senare (i dag) ännu inte har gjort det, landstingspersonal på akutmottagningen och Mava, som inte ringde till oss föräldrar när vår dotter hade blivit intagen och höll på att dö.

Vilket borde ha varit en självklarhet en sådan gång!

Jag säger bara det: Prova att gå i våra skor (kan aldrig sägas för mycket), upplev samma ångest och rädsla över vad din dotter eller son ska ta sig till under flera års tid, känn in sorgen över att ditt barn faktiskt mår så dåligt att det inte ville leva och ta er en funderare på med vilken rätt ni har att behandla oss så illa.

Vi diskuterade i går över vad det är som gör personalen så kyliga! Är det att de vill skydda sig själva för att klara av sitt jobb? Är det så att de helt enkelt har blivit avtrubbade efter år inom yrket? Vad gör att de inte kan använda hjärtat, känna med de anhöriga och vilja ha en god kontakt med dem?

Jag önskar inte ens min värsta fiende att behöva gå igenom samma helvete som vi har gjort under så många år, där du är ständigt orolig och inte kan sova på grund av tankarna på ditt barn, på grund av rädslan du bär inom dig och där du ibland undrar över hur du ska orka med allting.

lördagen den 14:e september 2013

Avkopplande kväll

Jag blev bjuden på middag på en indisk restaurang av min bästa vän M, ännu en gång! Han har funnits där för mig i med och motvind och vetskapen om att jag alltid kan lita på honom väger tungt.

Först gick vi till Invito och tog ett par cider innan restaurang besöket. När de har infravärme uppsatt så går det utmärkt att sitta ute än så länge. Precis vad vi också gjorde! Mysigt!
Efter det blev det middag på Taj Mahal som är ett av mina favorit ställen med en underbart god mat. Jag tog en rätt som heter jumping chicken som är gudomligt god med grönsaker och kycklingfilé i en smarrig kryddsås av något slag. Det enda jag inte gillar med den är att de har zucchini i rätten och det tycker jag verkligen inte om. Fast det var bara att peta bort den!

Eftersom vi bor på varsitt håll jag och min goda vän så krånglar

143

det alltid med busstiderna. Att få dem synkade är inte alltid så lätt och i kväll var det då hopplöst. Det slutade med att jag ringde Es pappa och frågade om han kunde hämta oss. Efter lite övertalning och löfte om pröjs så ställde han upp.

Jag pratade med E i dag! Hon hade lite problem med en faktura på dansen, som inte hade dragits som den skulle och undrade hur hon skulle gå till väga. Hur som helst så beundrar jag henne som går två danskurser i veckan utan sällskap av någon hon känner.
Den tösen har skinn på näsan ska ni veta!

Det är jättebra att hon tar sig för saker och har något att göra om kvällarna. Jag är en stolt mamma!
Hur hon mår vet jag egentligen inte riktigt men jag tycker att det låter som att hon fortfarande mår rätt så bra. Jag hoppas att jag har rätt i det!

söndagen den 15:e september 2013

Lenagården

Jag har i dag skickat i väg mejlet till chefen för behandlingshemmet i Uppsala där jag berättade om hur min dotter mår i dag, där jag förklarade att det blev avslag i socialnämnden, att landstinget håller det öppet men vill att E får behandling i stan och att vi nu avvaktar och ser tiden an i stället.

Vad jag tycker spelar ingen roll....så länge det blir avslag till höger och vänster och så länge som min dotter inte vill ta mot en behandling på LG, så kan jag inget mer göra. Jag finns fortfarande där för henne när helst hon behöver mig och jag hoppas att hon känner det också.

Framför allt så hoppas jag att det är som hon säger att hon har bestämt sig för att må bra nu, sluta skära sig och inte överdosera mer. Den tanken och det beslutet är absolut ett steg på väg mot ett frisk liv igen.
Jag längtar till den dagen jag får uppleva min dotter som den som hon en gång var och som jag tycker mig se att hon är på väg att bli igen. Det vill säga - en lycklig tjej med ett stort självförtroende!

Jag brukar ibland ta fram ett kort som jag har på E när hon var tolv år gammal. Det är ett underbart kort där hon ler stort (hela hon strålar), där hon har ljust långt vackert hår och där hon ser så frisk ut. Inga svarta bylsiga hängiga mjukisbyxor och svarta koftor eller huvtröjor bar hon på den tiden. Det kom då hon började på att må dåligt!

måndagen den 16:e september 2013

Kontonummer

Jag fick ett sms ifrån E där hon undrade vad som kan hända om man råkar skriva in fel kontonummer. Jag måste säga att jag faktiskt inte riktigt vet vad som då händer, men i värsta fall så går pengarna in på fel konto. I bästa fall så händer inget alls! Jag rådde henne att ringa banken snarast!

Jag har tidigare varit god man till E men tyckte att hon klarade av saker och ting så bra alldeles på egen hand. E själv har nu funderat på att återigen ha en god man och självklart så ställer jag upp om hon vill det. Såvida hon inte vill ha någon annan!

Jag fick i dag svar från chefen på behandlingshemmet där han skrev:
Hej!
Vad roligt att höra att E mår bättre. Jag hoppas att det fortsätter på den vägen. Kan hon få stöd och behandling i öppenvård? Ni får naturligtvis höra av er igen om ni funderar på behandlingshem.
Lycka till och ha det så bra i höstrusket.

Hälsningar
L

tisdagen den 17:e september 2013

Hero

Jag ringde och pratade med min dotter om rent allmänna saker och om det här med god manskap. När det gäller den ekonomiska biten så behöver hon absolut ingen hjälp för hon är både ekonomisk och noggrann. Det enda som hon kan tänkas behöva hjälp med är det här med att ta kontakt med myndigheter så som försäkringskassan, socialtjänsten m,m och även med att få hjälp att fylla i blanketter osv.
Jag berättade för E att jag hade sänt ett mejl till chefen på Lenagården och att jag hade fått svar ifrån honom och så läste jag upp mitt mejl och hans svar.

Hur som helst så frågade jag min dotter om det är som jag skrev till honom på behandlingshemmet. Det vill säga att hon inte har skurit sig sedan juni månad. Det har hon inte gjort och jag är så lycklig rent ut sagt, vilket jag också sade till henne. Hon är värd minst tio guldstjärnor i himlen för sin strävan efter att vända på det destruktiva beteendet och försöka att må bra. Hon är en hero!

Har haft besök sedan tidiga morgonen av mitt barnbarn som är förkyld och inte skulle till dagis. Vi har haft det jättemysigt och ett gott betyg är väl när hon ska hem igen och blir sur och ledsen för att hon måste det. Då måste ju mormor vara rätt så bra ändå!

onsdagen den 18:e september 2013

Gripande blogg

Jag såg denna morgon på nyheterna om en ung kille som har avlidit endast 29 år gammal i cancer, en sjukdom som han hade kämpat mot länge. Hans blogg är en gripande läsning där han beskrev hela förloppet. Här gnäller man själv om dubbelhaka och två magar medan andra kämpar och har kämpat för en överlevnad där de säkert hellre hade burit på två magar i stället för att magra av och känna livet rinna ur kroppen.

Jag hoppas att inte mina föräldrar kommer att påverkas så illa av sin sjukdom. Jag önskar hellre att de dör hastigt utan att behöva lida och känna smärta och magra av och allting som hör till denna sjukdom. Jag hoppas framför allt att de har många år kvar i livet....

Jag kände ett lugn inom mig i går efter mitt samtal med E! Den där glädjen över att hon inte har gjort sig illa sedan juni månad är en härlig feeling. Den har jag saknat! Tre månader utan att skära sig är tre bra månader. Fortsätt så E och ge aldrig upp igen! Inte ens när höstmörkret är som jobbigast och vintern står vid dörren.

Tänd ljus, mys in dig i en gosig filt och försök blicka framåt till våren och låt dig minnas resan till Turkiet under de kalla vinterdagarna. Låt dig minnas de härliga baden i havet, dagarna vid poolen och solen som värmde dig.

fredagen den 20:e september 2013

Tankar

Jag vaknade långt före fem i morse av att jag hade drömt en mardröm. Hade sedan svårt att somna om och i stället började tankarna på att snurra.

Jag insåg att jag är galet arg på min dotter, arg för att hon faktiskt försökte att ta sitt liv inte bara en gång utan flera gånger. Arg på att hon var så sjukt nära på att dö ifrån oss, arg på att hon faktiskt var beredd på att dö (men ändå inte) och lämna oss i familjen som älskar henne i en stor sorg. Samtidigt som jag förstår hur hon kände det eftersom det ÄR olidligt att gå omkring med en ångest som förgör en.
Men att laborera med tabletter och andra medel så där är inte bra!

Jag undrar ofta hur hennes kropp mår efter dessa

148

överdoseringar och hoppas att lever och andra organ inte har tagit för mycket stryk. Man ska ju också tänka det att hon utöver sina överdoser äter flera sorters mediciner och så har gjort under många år.

Ja som ni hör så har jag en del att bearbeta! Jag har en bitterhet inom mig som jag måste bli av med.
Jag älskar min dotter av hela mitt hjärta och jag är så glad över att hon mår bättre. Trots det så känner jag en oro inom mig som endast för stunden kan stillas (som till exempel härom dagen), så som då jag har pratat med henne och hört att hon mår bra.
Alla år av oro har satt sina spår och det tar tid även för en anhörig att läka.

lördagen den 21:e september 2013

Tandläkaren

Före vår utlandsresa så tappade jag bit efter bit av en gammal lagning (tror jag) på en framtands baksida. Jag tänkte gå till en tandläkare innan vi reste i väg men det blev aldrig av. Till saken hör att jag är rädd för att laga tänderna och därför skjuter jag upp det hela tiden.
Eftersom det ha börjat på att kännas lite irriterat med en kliande känsla i tandköttet, så sitter jag nu här och kollar på nätet efter en bra tandläkare i stan. Gärna en med bra erfarenhet av tandvårdsrädsla och allra helst med en laser borr.

Det finns en tandläkare som jag har gått hos tidigare några gånger som har laserborr, men den kunde bara användas vid plastlagningar och jag har rätt så många gamla amalgamfyllningar i munnen.

149

Några lagningar har jag dock gjort med laser och det känns det med men det gör betydligt mindre ont än med en vanlig traditionell borr.

Kruxet var bara att jag hade så svårt för den här tandläkaren. Han borrade, borrade och borrade utan att ta någon paus, jag fick ligga helt på rygg i stolen fast jag allra helst hade velat halvligga ned (jag tror till och med att jag nämnde det) och han sade inte ett ord under behandlingarna.
Han frågade aldrig om hur det kändes och var definitivt inte bra för någon som är rädd.
Så jag slutade att gå hos honom för ett antal år sedan vilket börjar märkas på mina tänder.

Jag spanade in priserna hos en tandläkare och blir chockad över hur dyrt det är. Tänk om jag skulle behöva rotfylla! Vem har råd med det....

Tack och lov så tycks mina flickor inte ha ärvt anlaget för dåliga tänder och det är jag glad för. Dessutom så har E gratis tandvård utifall hon skulle behöva laga något. Men hon och hennes tvillingsyster får som sagt var aldrig några hål.

Det är lustigt det där med arv - när tjejerna gick hos en specialtandläkare när de var yngre på grund av att de hade räls så visade det sig att de båda två saknade två tänder i underkäken.
Det var likadant är det för mig! Jag saknar två tänder i nedre käke som aldrig kom upp men de andra tänderna har skjutits fram med åren så det syns inte.

Höst

I dag är det verkligen höst i luften! Det var inte mer än sju - åtta plus ute denna morgon och det regnade så smått. Löven har gulnat och det enda som jag tycker om med hösten är de fina färgerna så som bladen som skiftar i grönt, gult, rött samt orange. Det är vackert innan de faller ned på marken och träd samt buskar blir kala.

Ibland får jag flashbacks av när E var liten! Hon har sett väldigt dåligt under sin uppväxt då hon har en hjärnsynskada och har bara ett öga som hon ser på. Det andra är obrukbart! Det öga hon har syn på har också varit skruttigt men med åren så har synen på ögat förbättrats avsevärt. Hon har dock svårigheter med att bedöma avstånd och snubblar lätt i trappor och i skog och terräng.

Jag minns som sagt då hon var en liten tös! För att undersöka saker och ting använde E sin näsa till precis allting. Ett av mina första minnen av henne användandes luktsinnet är när hon var i köket och i kryp åldern. Hon hade precis börjat på att resa sig upp och ta tag i saker. Denna gång reste hon sig upp, tog tag i spisluckans handtag och luktade på spisen.
En annan gång när vi var ute och gick med E och hennes tvillingsysters mormor och morfar då flickorna var i två - tre års åldern så stannade vi upp vid en parkerad traktor. Flickorna älskade det där med grävskopor, traktorer och lastbilar. E gick fram till traktorn och luktade på det stora stora däcket.

När vi en gång bodde i Vimmerby så hade vägen utanför oss asfalterats och E böjde sig ned och luktade på asfalten. När löven hade fallit ned på marken om hösten så var hon tvungen att ta upp dem och lukta på bladen. Smart tycker jag - att använda luktsinnet när andra sinnen inte alltid fungerar.

Det här med balansen var ju som sagt var ett problem och hon avskydde till exempel att åka längdåkningsskidor. En gång ute i stugan så slängde hon av sig skidorna efter att ha ramlat omkull gång på gång och skrek att när jag blir stor så ska jag ALDRIG åka skidor.
En annan gång så skulle hon och hennes syster ge sig ut och cykla i bostadsområdet vi bodde i. Det slutade med att hon cyklade in i grannens Saab som stod parkerad utanför porten. Det gick dock bra för både E och bilen!

E har inte alltid haft det så lätt under sin uppväxt med sina funktionshinder men hon är en kämpe och därför måste jag tro på att hon även fixar detta med sitt självskadebeteende. Hon är längst där inne en fighter!

måndagen den 23:e september 2013

Trevlig samvaro

Jag gjorde en indisk fläskfilé gryta till middag och E kom med bussen som planerat. Det är så trevligt varje gång vi ses även om det inte blir lika ofta som jag hade velat.
Hon hade inte varit på sitt jobb i dag och jag tror att det berodde på att hon kanske inte var i topp men hur som helst så kom hon till oss och det var glädjande.
Minst en gång i månaden skulle jag vilja att vi sågs om jag fick

152

bestämma.
En fullspäckad dag och en trevlig kväll där vi sedan skjutsade
hem E till sig.

Lugnt

Chattade och snackade med E som var på stan för att inhandla
en mössa. Det börjar vara dags för det nu för vi hade bara + 3 i
morse och nu är det inte mer än + 7. Jag drog på mig mössan
när jag var ute nyligen med hundarna.

Allt var lugnt med dottern och hon berättade att hon
tillsammans med sin ledsagare funderar på att åka utomlands
till våren.
Det tycker jag låter som en rolig ide och jag hoppas att den är
genomförbar.
E hade ingen lust att hänga med morsan nästa år också och ja
det kan jag ju förstå. Det måste vara sju gånger roligare att göra
en resa med någon som är jämnårig.
Dottern var på gott humör och i dag var det en bra dag verkade
det som. Härligt!

Den andra dottern däremot är dyngförkyld och hade till råga på
allt en släng av magsjuka så jag fick ringa och avboka hennes
tid på öron, näsa och halsmottagningen som hon hade i dag.
Typiskt när hon har väntat i tre månader på den tiden! Hon fick
i alla fall en ny tid i mitten på oktober.

Jag sov gräsligt dåligt natten mot i dag då jag vaknade i ottan
och tankarna började på att snurra. Lite oro och sånt! Men nu
känns det bra efter mitt snack med E.

tisdagen den 24:e september 2013

Bättre sömn

Jag hoppas på att få sova bättre i natt och slippa tankarna som brukar smyga sig på i vargtimmen. Nog är det väl själva sjutton att det ska vara så!
Jag glömde förresten fråga E i dag om läkarens namn så att jag kan slå honom en signal nu när han aldrig ringde mig. Skulle vilja veta hur de planerar det hela framöver.

Es samtalskontakt på psyket sade till E innan vi for utomlands att när vi var tillbaka från Turkiet så skulle hon bjuda henne på fika.
I går berättade min dotter att så hade skett! De hade varit på ett fik här i stan och E fick välja vad hon ville. Det hör nog inte till vanligheten kan jag ju säga att en personal ifrån psykiatrin bjuder på fika. Hon kanske inte är så tokig ändå och E gillar henne i alla fall, vilket är det viktigaste!

På torsdag ska jag träffa en person från råd och stöd och prata lite om E, det som har varit och vad som ska ske sedan. De tänker göra nya neurologiska utredningar på vår dotter - inte i höst med tanke på att E brukar bli låg vid den årstiden. Men i vår kör de nog igång med utredningarna!

onsdagen den 25:e september 2013

Läkarnamn

Att få reda på vad läkaren heter som E besökte för ett par veckor sedan var inte det lättaste. Själv kommer hon inte ihåg

154

det! Jag bad henne att kolla med den som följde med henne dit
så kanske det ordnar sig. Annars vet jag inte hur jag ska gå
vidare!
Det är hur som helst dåligt av läkaren att inte ringa mig som
han hade lovat E. Nog för att jag förstår att han kanske har
mycket omkring sig som läkare oftast har men nog ska han ha
hunnit med ett samtal tycker man ju. Jag vill bara veta vad de
planerar för henne. OM de ens gör det vill säga! De kanske
låter allting rulla på som vanligt.

I morgon skulle vi till råd och stöd för att träffa kuratorn som
jobbar med E. Men mötet blir inställt då hon är hemma med
sjukt barn. Vi får ta det längre fram på i stället!

I morse var det endast +2,9 och det var lite kyliga vindar men
nu skiner solen på en klarblå himmel. En fin höstdag med
andra ord! Jag har dock letat fram vinterskorna inför det som
komma skall och gick igenom förrådet samt bilen i jakten på
den försvunna motorvärmar kabeln. Som är spårlöst borta!

torsdagen den 26:e september 2013

Möte

Talade med dottern som inte tror att det blir något med tegs
behandlingshem eller vågen för hennes del. Hon har i och för
sig inget hört men de ska ha ett möte om några veckor. Kanske
kan jag vara med då, vi får se!
Läkarens namn hade hon inte fått tag i men skulle fråga nästa
gång hon träffar sin samtalskontakt eller den som var med
henne på mötet.

Jag berättade för E att jag tycker att det är bra om jag får vara

155

involverad i vad som händer och i hur hon mår eftersom det är
jobbigare att inte veta än att veta. På något sätt så är det så!
Sanningen och vetskapen är alltid tung men ovissheten är
tyngre och när vi inget vet så kan vi inte heller hjälpa henne.
OM hon vill ha hjälp..... då får hon den. Av oss föräldrar i alla
fall!
Bara alla håller sig till sanningen!

Jobbigt

Jag har i flera dagar varit spänd som en fiolsträng och känner
riktigt hur musklerna i halsen och axlarna är mörbultade av
spänningarna. Jag vet att det hänger ihop med oro och allting
som har varit med E och jag är bara förvånad över att det inte
har dykt upp problem tidigare. Det är ju många år som jag har
gått med en ständig oro och ledsamhet inom mig. Konstigt nog
så har jag inte fått tillbaka min ångest som jag hade för många
år sedan men detta är minst lika jobbigt. Lite känning av ågren
har jag dock haft men den överlever jag och jag vet ju orsaken.

Jag önskar bara att jag kunde fortsätta känna det lugn jag kände
när vi var utomlands. Men det kan jag inte....jag får gå i
ovisshet när det gäller min dotter och den känslan den
ovissheten skapar är fruktansvärd.

Jag har inte fått fram namnet ännu på läkaren men hoppas på
att det snart dyker upp. När det gäller Es samtalskontakt så har
jag givit upp och förväntar mig inte längre ett telefonsamtal
ifrån henne.
E får fortsätta kämpa nu eftersom det inte tycks hända mer på
vårdfronten. Hon måste fixa jobbet själv!

Här kom den första snön i dag! Helt crazy men den låg i alla fall inte kvar på marken.

fredagen den 27:e september 2013

Brist på energi

I dag är jag helt tom på energi och känner mig galet trött fastän jag tog mig en tupplur. Som jag har nämnt i tidigare inlägg så har jag dagar då jag blir så här fruktansvärt slut. Då det känns som att jag håller på att bli sjuk men aldrig blir det. Då tröttheten är så jobbig att det till och med känns tungt att prata. Varför det blir så här vet jag inte men jag får väl skylla på allting som har varit. Att man kanske reagerar så här mellan varven! Tack och lov så är det inte så konstant även om de nära och kära alltid har tyckt att jag ofta är så trött. Jo det är jag men vissa dagar är jag tröttare än andra och de dagarna är inga vanliga trötthetsdagar. Det är något helt helt annat som då sker i min kropp.
Jag oroar mig inte ett dyft men tycker att det är jobbigt när det blir så här.
Det är inte bara lägga sig och sova för det hjälper inte!

I kväll ska vi på bio! Jag går högst en gång per år och ser en film så det är väl på tiden nu då. Ska bli kul! Lite popcorn och cola i trevlig sällskap så är kvällen räddad.

I morgon kommer mitt barnbarn då hennes mamma ska till IKEA och shoppa loss. Det är ett tag sedan flickan var här så det ska bli mysigt. I går när jag talade med henne i telefonen och avslutade samtalet med puss och kram och mormor älskar

157

dig så svarade hon att hon älskar mig också. Sådana fina ord värmer ens hjärta!

Ta hand om varandra

I dag är det tre veckor sedan E var på träffen med läkaren som gjorde den psykiatriska bedömningen på henne. Han har fortfarande inte ringt mig...
E har förresten bytt arbetstider och det är väl bra att börja en timme senare om dagarna när man kanske har haft en jobbig natt med svårigheter att sova. Hon jobbar halvtid på en affär och trivs jättebra med arbetssysslorna och personalen på affären. Efter att ha praktiserat i flera omgångar fick hon sedan fortsätta och det är väl ett gott betyg att kunder frågar efter E när hon inte är där.

Jag förstår att hon blir omtyckt därför att E har ett stort varmt hjärta och är den finaste person jag vet. Det säger jag inte bara för att jag är mamma till henne utan det är ett helt enkelt ett faktum. Hon har empati och känsla för andra människor och som ett exempel så stör det henne inte att bo bland dem som är så mycket mycket sämre än henne själv och som är på en helt annan nivå.

E flyttade dit bara för att situationen hemma var hopplös bland annat på grund av hennes självskadebeteende och ett erbjudande om flytt till ett nybyggt boende erbjöds.
Hon trivs med både personal och boendet så tillsvidare blir hon kvar där. Den dagen E mår bra så blir det nog aktuellt med en egen lägenhet för henne. Något hon garanterat skulle fixa med stöd och hjälp av oss föräldrar.

Det är viktigt att bry sig om varandra, att ställa upp och visa omtanke för inte bara de nära och kära utan även för andra som kanske behöver tröst och medmänsklighet. Det kan vara en utstött, en missbrukare, en hemlös...

lördagen den 28:e september 2013

Lugn lördag

I dag tar vi det bara lugnt och har besök av barnbarnet. Det är något slags jippo på Strömpilen men vi skippade det. Däremot så tipsade jag E, så hon kanske for med dem på boendet. Det skulle vara hunduppvisning, hundparad, invigning av Arken Zoo mm. Säkert kul att se! E lät då taggad!

När jag ringde till henne så låg hon fortfarande och sov och hade tydligen sovit riktigt gott i natt. Må hända med hjälp av insomningstabletter men ändå. Sömnen är viktig! Hon har sovit dåligt i alltför många nätter genom årens lopp och behövs det piller till att somna - ja då får det vara så!
Jag var inte pigg på det förut men till slut insåg jag att E faktiskt behövde den hjälpen. Man vet ju själv hur man mår av att inte få sova de timmar man så väl behöver.

För flera år sedan så köpte jag Valerina natt och lät henne prova det. Men det hjälpte inte utan det behövdes starkare grejer.
Först fick hon prova en variant som inte var bra, så testade hon en andra sort och nu tror jag att hon är inne på sin tredje tablettsort, som E tar vid behov. Den somnar hon oftast på och blir inte så groggy dagen efter av dem.

måndagen den 30:e september 2013

Always there for you

Jag har fortfarande inte kommit mig för att gå till en tandläkare feg som jag är. Men i eftermiddag är det dags! Gruvsamt värre och nervöst så in i norden. Tippar på att jag har fyra fem hål - MINST!
Dessutom så har jag en sjukt tunn emalj och tänderna ser grå blåa ut men det går att fixa med en ny fasad berättade min mamma. Hon har en ny fasad och hennes tänder blev jättefina.

Det här med tandläkare och sånt påminner mig om en händelse för flera år sedan. Jag följde med E till tandläkaren för en kontroll. Hon tycker inte om att vara i centrum och det var hon ju där hon satt i tandläkarstolen. Lite irriterat vänder hon sig mot mig och säger att jag ska komma nära. När jag då står där intill henne och har böjt mig ned för att knyta skosnöret så säger hon högt och tydligt: Mamma du har vita prickar i håret! Herregud så jag skämdes!

Vinter och mössa hade gjort så att jag hade fått mjäll - jag som aldrig brukade ha det i vanliga fall.
I dag kan jag bara skratta åt det men då var det rätt så pinsamt fastän jag visste att det var så E fungerade.

E har en typ av epilepsi sedan hon var en liten bebis! Den sorten hon har är inte en sådan där de faller omkull och dreglar. Men från att det hon var en liten baby så fick hon de mest underliga utbrotten som har skådats. Ingen hade sett något liknande!
De kunde dyka upp dag som natt och värst var det nog på nätterna då jag kunde vakna av att hon skrek. När jag tog upp

160

henne så gastade hon i höga skyn, ögonen rullade runt i huvudet på henne och hon var stel som en pinne med en rygg som var böjd som i en båge. De där anfallen kunde hålla på i en evighet! När hon började på att kunna vistas på golvet så hände det att hon fick utbrott och dunkade pannan i golvet. När hon blev lite äldre så for huvudet in i fönsterkarmar eller vad hon kom åt för att skada sig. Hon bet och klöste sig själv om hon fick tillfälle både hemma, på dagis och i skolan.

På dagiset och sedan i skolan var de två personal som turades om att hålla henne. Hemma var jag själv! Det var tufft och oerhört slitsamt. Jag försökte få sjukvården att förstå att det inte var som det skulle och vädjade till dem om att utreda flickan.

Först när hon var i fyra års åldern gjorde det ett EEG som visade på störningar i det epileptiska centra och de satte in medicin till henne.

Medicinera hjälpte inte som vi önskade och jag hade vid en period en kvinna som kom hem och hjälpte mig med flickorna. Hon var en duktig och välutbildad socialpedagog som tyckte att Es sätt och anfall var autistiskt.

I skolan fick E en assistent som när Es utbrott eller anfall eller vad man nu ska kalla dem satte igång fick ta in E i ett eget rum som de hade lagt ut en madrass i. Där fick assistenten försöka lugna henne!

Vid ett tillfälle så ringde skolan mig och berättade att E hade haft ett anfall under en lång tid - 45 - 60 minuter och att de ville ha min tillåtelse att låta sköterskan ge henne en Stesolid. Jag var lika mycket mot mediciner då som nu och svarade att jag skulle skynda mig till skolan för att ta över. Jag var den

161

enda som kunde lugna tösen någorlunda eller som i vart fall
visste hur jag skulle hålla henne.

Då jag var på jobbet så tog det en stund så Es mormor fick fara
dit i stället och hämta flickan.
Den syn som mötte henne kan hon än i dag inte glömma! De
hade varit flera personer som höll fast E medan någon drog ned
byxorna på henne och gav henne en Stesolid i suppvarianten.
När den inte hade fungerat så gav de henne en till och jo visst
hade hon lugnat ned sig men hon blev ju i stället helt apatisk
och lealös, enligt min mamma. Hon hade då de kom hem till
mina föräldrar letat upp en napp (som hon inte hade använt
sedan fyra fem års ålder) och satt sig framför teven helt väck.
Jag blev rasande då jag fick vetskap om detta! Jag hade INTE
givit tillåtelse att E skulle få Stesolid och att göra på det sätt de
gjorde ansåg vi alla i Es närhet vara ett övergrepp.
E var vid tillfället sju år gammal och gick i årskurs ett!

Hon fick Stesolid utskrivet efter det där men jag ville inte ge
henne dem. Jag ville inte heller att hon skulle ha de där
utbrotten så det var ett svårt val. Men någonstans så trodde jag
hellre på närhet och " holding " när det blev jobbigt för E. Inte
medicinering!
Det var många gånger under hennes uppväxt som jag fick mig
några smällar vid dessa tillfällen och hon var oerhört stark men
jag tog hellre det än att låta henne skada sig själv. För det
gjorde hon annars! Riktigt ordentligt! Så egentligen så kan man
ju säga att hennes självskadebeteende började redan där då hon
var en liten flicka.

Det hände flera gånger att mornarna var ett enda kaos! Hon
kunde springa ut mitt i smällkalla vintern där det var både

snöstorm och tjugo minusgrader utan skor och jacka just för att hon var så frustrerad, arg och okontaktbar. Ögonen brukade rulla runt och det sprutade ilska ur henne. Oftast så fick hennes tvillingsyster ge sig iväg före eller vänta ut oss. Inte alltid så roligt för henne heller så klart!

I dag äter E fortfarande epilepsimediciner! Två sorter som håller anfallen i schack. De är inte som de var förut under uppväxten men det sanna E humöret finns dock kvar. På både gott och ont! Utöver epilepsimedicinerna så tar E Sobril vid behov, hon tar insomningstabletter, hon tar två sorters mediciner mot ångest och oro och hon äter Ritalin för sin adhd. Hela hennes liv har kantats av läkarbesök, kontroller, undersökningar, provtagningar och mediciner. Det är inte annat än tragiskt! Vad man också kan fundera över är om de där anfallen eller utbrotten som man kanske kan kalla dem verkligen var epilepsi eller vad det egentligen handlade om.

Tvillingar

Min flickor är tvillingar som jag ju har nämnt tidigare. När de var små var de som ler och långhalm och fyllde ofta i varandras meningar och hade sitt eget språk mellan varandra. När de blev lite äldre så gled de ifrån varandra av olika orsaker och jag vet att E saknade gemenskapen med sin tvillingsyster väldigt väldigt mycket. Hon såg alltid upp till sin syrra och ville vara med henne och kompisarna men så blev det inte.

E bytte skola vilket vi föräldrar än i dag ångrar - med facit i handen! Vi är övertygade om att hon faktiskt hade kunnat gå kvar i sin klass med sin syster och dem hon kände så väl. Med

163

fortsatt stöd så hade det fungerat men kunniga människor runt om oss ansåg att det bästa för E var att börja i den andra klassen i den andra skolan.

Det var faktiskt så att i och med skolbytet så började E att må dåligt och fick sin första ångest. I årskurs sex! Det är inte konstigt om man tänker efter då det är en stor omställning att lämna sin trygghet i syrrans sällskap och allting det invanda i klassen och skolan med lärare och annan personal.

Hur som helst passade aldrig E in i den där nya klassen och det tycker vi fortfarande. Hon är för clever! Ett stort misstag var det och jag tror att i dag hade jag stått på mig mot rektorer och habiliteringens åsikter.

Systrarna har det sista året börjat att hitta tillbaka till varandra även om det oftast är E som tar kontakten med sin syster och föreslår att de ska ses.

I dag när jag talade med henne innan hon skulle till sitt jobb så berättade E att hon hade ringt sin syster och att det blev bestämt att hon skulle dit på middag i eftermiddag.
Efter middagen skulle de baka och hon lät så glad över att de skulle ses.
Mitt hjärta smälter sådana gånger! Jag hoppas också att systern börjar på att ta initiativen att ringa upp E, höra om de ska ses och sånt där eftersom E uppskattar det så mycket och mår bra av att umgås med sin tvillingsyster och systerdotter.

onsdagen den 2:e oktober 2013

Bamse

Mitt barnbarn är på besök och ska sova här då hennes mamma jobbar kväll på sjukhuset. Just nu lyssnar hon på bamse på Spotify och favoriten är sången om bamse. Hon kan den utantill och den ska spelas om och om igen. Jag önskar att det fanns en " repeat " knapp där jag bara behövde trycka en gång och sedan kördes sången oavbrutet.

En dag när hon och hennes mamma var på ica maxi så var en kompis till mig där samtidigt. Hon hade hört ett barn sjunga högt och ljudligt sången och fick syn på mitt barnbarn och hennes mamma. Givetvis så var det tösen som sjöng bamse för fulla muggar!

I går fick A veta att det som opererades bort för en månad sedan var ofarligt. Skönt!
Mina föräldrars cancer hålls i schack! Mamma ska på återkontroll om tre månader och pappa har nu en medicin som gör att han känner sig lite piggare. Jag hoppas att det håller i sig så att vi får fira julen tillsammans detta år.

Om det inte skulle bli det så kommer jag att resa bort över julaftonen. Då får det nog bli en färjetripp! Jag har egentligen svårt för julfirande överhuvudtaget och tycker att det blir en sådan hysteri över det hela. Även om det är mysigt med julsånger och pyntet samt den goda maten.

Julen som var firade vi här med mina barn, barnbarn och min bror samt dotterns dåvarande pojkvän. Det var väl i sig trevligt

165

och det är alltid mysigt att fira med sina nära och kära. Men det kändes onekligen tomt att inte fira med mamma och pappa, som hade tackat nej på grund av deras sjukdomar. De orkade helt enkelt inte med att fira någon jul.

torsdagen den 3:e oktober 2013

Psykvården

När ens dotter eller son drabbas av psykisk sjukdom på ett eller ett annat sätt så drabbar det oss föräldrar och andra anhöriga också. Som mamma kanske man är extra känslig och lider med sitt barn som mår dåligt. Vi har ju burit på dem i nio månader, vi har ammat dem (inte alla mödrar men många av oss), vi har fostrat och banat vägen för våra döttrar och söner ensam eller tillsammans med pappan.

När min flicka började på att må dåligt och jag fick vetskap om hennes skärningar som då inte var så farliga, så reagerade jag som vilken mamma som helst. Jag sökte hjälp för henne! Det tog dock några månader innan den barn och ungdomspsykiatriska avdelningen i Umeå hade tid att ta mot oss. Det var köer och brist på platser!

Dessvärre så hjälpte inte det vår dotter att gå där och det självskadebeteendet hon hade blev värre med åren. När jag hittade blodiga rakblad som hon hade gömt undan för allra första gången, så kved jag inombords. Det jag hade bävat för hade skett! Rakbladen gjorde ganska stora skador på hennes armar genom att det var så lätt att skära för djupt och besöken

166

på vårdcentralen och akuten duggade under en period tätt. Hon fick sy och limma de sår som rakbladen åsamkat henne och ärren finns där som ett minne av hur hon har mått och ännu mår. Det är bättre med E men hon har lång väg kvar att gå innan det självdestruktiva tänket försvinner.

Att få ett samtal om att ens dotter har försökt att ta sitt liv är något jag inte vill behöva uppleva igen. Där och då beslutade jag mig för att göra allt för att E skulle få en rätt hjälp efter alla åren med ett självskadebeteende. Något som jag har misslyckats med eftersom varken socialtjänsten eller landstinget nappade på vår vädjan om en behandlingshem vistelse för E. När det andra samtalet kom om ett ytterligare självmordsförsök så blev jag fullständigt skogstokig. Arg på psykiatrivården, arg på boendepersonalen, arg på enhetschefen och arg på min dotter. Lika så arg på mig själv för att jag inte hade gjort mer än vad jag gjorde. Även fast jag vet att jag ju inte kunde ha gjort något, eftersom ingen talade om för mig hur illa det var fatt. Men jag kan ändå känna att jag borde ha lagt mig i, jag borde ha varit på min dotter mer och inte ha låtit henne vara ifred när jag inom mig kände att det inte var bra.

Jag vet att det är vanligt att känna skuld i sådana här sammanhang och det har jag känt, men jag vet också att det inte är mitt fel att E har mått så dåligt. Jag gjorde vad jag kunde för att hon skulle må bra under sin uppväxt, under de förutsättningar som var.

Jag är fortfarande arg på dem som struntar i oss föräldrar, arg på de läkare som har struntat i att höra av sig till oss och arg på alla dem som visste vad som pågick utan att göra något mer för E.

Men jag tänker också som så att jag måste släppa den här ilskan jag bär på och försöka att blicka framåt. Jag kan ändå inte förändra samspelet mellan landsting, kommun och anhöriga. Jag kan inte rucka på den hårda sekretesslag som råder.

lördagen den 5:e oktober 2013

Tillit

Pratade lite med dottern i går kväll om det här med att våga lita på, att inte undanhålla och ljuga och att det tar tid att bygga upp tilliten igen. Att våga tro på att det ska bli en förbättring efter åratal med självskadebeteendet, att kunna tro på att inget skadande har skett på flera månader.

Jag är inte där ännu - jag kan inte lita på E! Jag vill det men det går bara inte. Bara den som har varit i vår situation kan nog förstå min känsla och min oro. Jag avskyr att känna inom mig att hon nog har gjort sig illa, men att jag inte får veta hur det ligger till. Men vill du veta då undrade A. Ja! Det vill jag! Det vill jag absolut därför att utestängas på det sätt som det blev för mig och Es pappa är etter värre.

Därför att gå omkring med känslan av att det inte är bra trots att dottern vidhåller att det är lugnt tär mer än själva vetskapen. När då sedan sanningen uppdagas och den där magkänslan visade sig vara rätt, så blir man både ledsen och förbannad. Ledsen för att det har skett och arg för att det har fått fortgå under en sådan lång tid med så pass många skärningar. Trots ledsenhet och ilska så vill man ändå veta....

168

Jag vill inte lägga skulden på någon men när allting rullar på dag ut och dag in med en flicka som får åka in och sy och limma sina sår ibland flera gånger i veckan, då behövs en förändring. När hon inte själv klarar av att bryta mönstret trots terapin, så måste det till något mer eftersom det uppenbarligen har misslyckats med den " vård " hon har fått. Det var därför jag så gärna ville att hon skulle få fara till Lenagården. Jag kände att det vore ett lyft för henne och en chans till något bättre efter alla dessa år i ångest och destruktivt beteende.

Visst vore det fantastiskt om hon inte har gjort illa sig på ca fyra månader men det är svårt att tro på det då min magkänsla återigen säger mig något annat. Dessutom så finns ju vetskapen om att det tar tid för dem med ett självskadebeteende att bryta det invanda mönstret med att skära sig när de har ångest eftersom det blir ett slags beroende hos dem.
Men som jag nämnde till E i går - för varje dag som är bra för henne, är en bra dag för mig också. Jag glädjer mig med henne för de dagarna! De bra dagarna när hon vaknar och faktiskt mår fint!

söndagen den 6:e oktober 2013

Synfel

I går var vi bjudna på middag hos vår goda vän M som bjussade på en god kycklinggryta och lika goda drycker. Det är alltid lika trevligt med dessa middagar och då får jag en chans att återse byn där jag har bott i närmare tjugo år.
Dessutom så flyttade den ena dottern och mitt barnbarn tillbaka dit för några månader sedan efter att ha bott i stan i ett par år.
Flickornas pappa bor också i byn!

169

Vi avrundade sedan kvällen vid 21 tiden men stötte på en granne och stod och pratade med henne och hennes assistent i någon timme. Denna fina kvinna har varit med om många händelser i sitt liv med bland annat påkörning av ett rattfyllo. Hon har det enormt tufft och är dessutom elöverkänslig och vistas mest utomhus om dagarna. Hennes promenader börjar tidigt på mornarna då vi ser dem vandra runt. Man kan inte annat än tycka synd om henne för att hon har det så jobbigt. Hur som helst så gick jag in efter en tid men A stannade kvar och fortsatte prata med dem och i slutändan så blev klockan närmare midnatt innan vi kom i säng. Jag är ingen kvällsmänniska och vaknar alltid tidigt oavsett när jag kommer i säng, så i dag var inget undantag. Vaknade halv sju i morse lagom mör av gårdagskvällens sena timme och de goda dryckerna.

E försökte i går att få mig att låna ut en av mina teve apparater till henne eftersom hennes är så pass liten. Hon skulle verkligen behöva en stor teve på grund av sin synnedsättning men har inte råd att köpa sig en ny. Hon hade frågat sin pappa om han kunde betala för en till henne men han hade i dagsläget inte råd. Så då bearbetade E mig i stället! Kruxet är att jag ser också dåligt och behöver en stor teve även jag. Så E får vackert klara sig med den hon har! Tillsvidare!!Hon for hur som helst till sin pappa i går och hade en trevlig kväll. Han har en " biograf " hemma så där fick E verkligen se på en stor bild.

E har som jag skrev dålig syn! Hon fick en hjärnsynskada i samband med sina hjärnblödningar och har haft rätt så svårt med att orientera sig, att gå i eländig terräng (sker ju inte så ofta) och hon har kunnat snubbla på trösklar, trottoarkanter

170

mm. Som jag har nämnt i tidigare inlägg så ser hon bara på det ena ögat och det har hon också haft det svårt att se med. Tack och lov så har synen förbättrats på det ögat. Det andra går inte att göra något åt!

E har burit på glasögon sedan hon var några år gammal och eftersom hon ser så dåligt så har hon tillgång till syncentralens glasögon. Hon har i alla år fått dem gratis och det har varit jättebra för som alla vet så är ju glasögon inte billiga. E avverkade dem på löpande band dels för att de gick sönder och dels för att de fick ändra glasstyrkan allt eftersom.

I början gav de henne glasögon som hade super tjockt glas, typ flaskbottenglas men de ändrade tjockleken på dem efter en tillsägelse. E har försökt att använda sig av linser men det går inte med den typen av synfel som E har och hon skulle i så fall behöva en speciallins som är väldigt dyr. Så hon får hålla sig till glasögonen men hade för en tid sedan skaffat sig nya som är jättefina. De passar henne så bra!
Hon har även haft tillgång till olika slags hjälpmedel genom åren. Bland annat en lampa som var superstark, ett förstoringsglas, en slags platta som gick att ändra läge på så att hon kunde läsa böcker och dylikt utan att behöva böja på nacken alltför mycket. Hon har också haft en Daisy spelare men E har aldrig varit intresserad av dessa hjälpmedel. Det har nog handlat om att hon inte ville sticka ut!

måndagen den 7:e oktober 2013

Ett lugn

Under morgon promenaden med hundarna i de tidiga timmen kände jag med ens ett stort lugn och tänkte att det är enormt skönt att E mår bättre, att mina föräldrar som är cancersjuka är inne i en bättre period, att jag har A vid min sida, mina lurviga fyrbenta, ett högt älskat barnbarn och ett fint hus i ett lugnt område med bra grannar.

Eftersom de stunderna när jag har kunnat slappna av till fullo har varit få under många år så blir jag så glad när jag kan känna det. Jag vill hålla kvar den känslan av att allting är bra och njuta av de dagarna. Släppa oron och funderingarna och bara vara här och nu! Ett bra koncept om jag får säga så...

I övermorgon ska jag till tandläkaren och påbörja jobbet med nya framtänder. Gruvar mig redan nu men kommer att vara helsikes glad när det hela är över. På fredag ska vi med en av tikarna till veterinären för en kontroll när vi ändå ska ta hjälp för kloklippningen på den äldsta tiken. Jag har svårt att se klorna och det gör att det blir problem med klippningen och hon har dessutom svarta klor. Tiken som ska kollas har lite ont tror vi i bakbenet och haltar ibland. Hon är ovillig att följa med ut på promenader och är med sina tio år " pensionär ". Vi får hoppas att allting går bra!

tisdagen den 8:e oktober 2013

Förkylningstider

Har precis pratat med mina båda döttrar och mitt barnbarn som alla tre var förkylda och hemma i dag från jobb och dagis. Det

är ju förkylningstider men min ena dotter har varit risig länge nu. Hoppas att det vänder snart!
Själv så har jag nu för andra dagen på raken ont bak i ryggen men det är inte den vanliga värken. Känns mer som en muskelvärk eller något. Låg hela dagen i går med värmedynan!

I dag blir det att ta det lugnt! Ska pyssla om hundarna lite, ansa tovor och klippa klor. Ingen uppgift jag är så väldigt förtjust i då jag har svårt att se klorna men någon måste ju göra det. Funderade på att bjuda över döttrarna men avvaktar till dess de är friska igen. Då får det nog bli en familjemiddag! Ibland saknar jag deras närvaro fastän det har gått flera år sedan de flyttade hemifrån. Värst var det då i början när det blev så tyst och tomt här hemma. Ingen musik från rummen, ingen tvätt på golven, inga tio glas på diskbänken.....konstigt nog så saknade jag till och med det där!

I går var jag en snabbis och hjälpte min mamma att damma av en stor hallmatta och lovade att snart åka dit och städa deras hus. Dammtorka, dammsuga och tvätta deras fönster. Själva orkar de ju inte det längre. Men hon ringde för en stund sedan och sade att jag inte behöver ta fönstren utan att de kanske lejer bort det jobbet. Det påminner mig om att våra fönster också borde rengöras.

tisdagen den 8:e oktober 2013

Foto

Jag tittade igenom mina kort som jag har tagit genom åren och

173

såg ett kort taget den 19 april 2013 där E ligger i sjukhussängen väldigt väldigt trött efter sin första riktiga överdos av tabletter. Det är ett oerhört smärtsamt att se och påminnas om hur dålig hon var men att sedan titta på korten ifrån vår Turkietresa i augusti lättar definitivt upp. Fyra månader senare....hennes skratt som lyste upp blicken och det fina leendet som hon har min älskade flicka.

Vad jag hoppas att det fortsätter att gå åt rätt håll för henne nu för det är hon värd. Det har milt sagt varit ett tufft halvår. Jag har gått igenom en hel del under årens lopp men dessa händelser har satt sina spår och det är absolut det värsta jag har varit med om. Oron, ångesten, sorgen, ovissheten, ilskan och frustrationen har tärt galet mycket på mig. Detta vill jag aldrig mer behöva uppleva!

torsdagen den 10:e oktober 2013

Pälsängrar

E skickade mig en bild härom dagen på en larv som hon hade hittat i sin lägenhet. Det är inte första gången det händer! Personalen trodde att det är pälsängrar hon har som gäster. Det blev till att städa och röja i garderober för hennes del. Fortsätter det så får vi kontakta Anticimex som får sanera lägenheten.
Vi hade för flera år sedan problem med fläskängrar i vårt hus och behövde få det besprutat i flera omgångar. Till slut efter en evighet så försvann de. Nu är jag väldigt noga med att försluta matvaror, förpackningar och aldrig låta hundmat stå framme.

Tidigt tidigt i morse väcktes vi av den ena hunden som kräktes i sängen. Sedan var det stört omöjligt att somna om så jag låg och funderade på allt möjligt. På dotterns ex som tycks ha gått vidare och på hur hon tar det, på att jag ännu inte har hört något från förvaltningsrätten, IVO eller från landstinget. Har inte heller fått fram namnet på läkaren! Ej heller hörde hon någonsin av sig kvinnan på psyket som E pratar med.

I går var jag och gjorde avtryck på de sex framtänderna som ska åtgärdas med nya kronor. Det är läskigt äckligt att få den där ställningen med geggan i munnen. Det gjordes både avtryck uppe och nere. Sedan blev jag skickad till en tandtekniker som plåtade tänderna och tog ut kronor som ska passa i färg och form. De blir lite ljusare än de jag har nu (dem jag har nu är gråblåa och gula och saknar alltså helt emalj. De kommer också att göras lite längre eftersom jag har nött ned tänderna genom åren.

Det kommer nog att bli jättefint när det är klart men jag gruvar mig för nästa träff med tandläkaren. Om två veckor ska jag dit igen och då läggs en bedövning för varje tand som sedan slipas och där efter sätts provisoriska kronor dit. Tandläkaren rådde mig att inte boka in några möten under de kommande veckorna efter att de har satt dit dessa provisoriska gaddarna. Det ser inte alltid så bra ut! Ytterligare två veckor senare är det dags att sätta dit de riktiga kronorna.

Helg

I dag har vi varit till Vännäs och Vännäsby i ärenden och på lunch. Jag försöker att hålla igen men när man blir bjuden på god mat så är det stört omöjligt att äta bara lite. Biffarna hon gör är oslagbara!

På morgonen for vi först och handlade åt mina föräldrar medan mamma var på terapibadet. Pappa var den som handlade förut men han orkar inte det längre. I går hade han varit på onkologen och jag frågade honom i dag hur det hade gått.

Cancern hade spridit sig ännu mer i skelettet så det var inga roliga nyheter. Han är också i dålig kondition hela han tycker jag. När vi kom dit i morse så satt han och inhalerade i en c - papp som han har om natten. Men tydligen så använder han den annars också eftersom han har det tungt med andningen vilket kan höras ganska så väl. Jag blir så ledsen att se honom så risig och alldeles gråtfärdig.

För en tid sedan så försvann en sjuttonårig flicka från en by här utanför. I dag fick jag höra att hon hade hittats död i skogen där hon hade hängt sig. Det gör ont inom mig att ännu en ung flicka tar sitt liv och återigen påminns jag om hur nära det var för E att hon inte hade överlevt. Ännu en gång blir jag rädd att hon ska hamna i en depression och göra ett nytt självmordsförsök. Sådana här händelser som med den unga flickan som nu tog sitt liv väcker upp en massa inom en. Jag lider med hennes föräldrar, småsyskon, kompisar och släktingar.

Vi har i eftermiddag varit och handlat en trådlös telefon till mina föräldrar då deras gamla har gått sönder. Själv tog jag bort hemtelefon för många år sedan och har aldrig ångrat mig.

E ville ha skjuts till sina kusiner i eftermiddag men vi var ju inte hemma, hennes pappa och syster jobbade så det blev att hon skulle ta bussen dit. Hoppas att hon får det trevligt! Hon var fortfarande förkyld men mådde i övrigt bra.

fredagen den 11:e oktober 2013

Prostatacancer

Jag ringde och pratade med min mamma tidigare i kväll som berättade att det är sämre med pappa än jag trodde. Hans lever har tagit stryk av den bromsmedicin han har ätit och nu måste han gå på kontroll varje vecka.

Naturligtvis så deppar han ihop av de dåliga beskeden men mamma finns där för honom och pratade med pappa om den sista tiden han har kvar. Hur länge eller hur fort det går vet varken hon eller jag för han vill inte prata om det. Jag hoppas att det tar sin tid men jag vill inte att han ska plågas i smärtor. Mamma som var så dålig där läkarna hade gett upp hoppet om henne mer eller mindre vände det för. Hennes tumör i blåsan försvann efter strålningen som hon fick tjata sig till men hon har kvar ett par skuggor på den ena lungan och ska gå på kontroll var tredje månad

Prostatacancer är en förrädisk sjukdom som pappa har haft länge nu. Han har genomgått operationer, strålningar, hormonbehandlingar och gud vet vad. Nu går det inte att göra så mycket mer!

E var ju till sina kusiners mamma i eftermiddag och sedan for hon till sin tvillingsyster och ska sova över där. Det är helmysigt att de umgås.

lördagen den 12:e oktober 2013

VI VANN!!!

Jag är så glad just nu! E ringde nyligen och berättade att hon hade fått ett brev ifrån Förvaltningsrätten om att E har rätt till en vistelse på ett behandlingshem. Det visar på att det är lönt att överklaga ett beslut och jag hade ju skickat in femton A4 ark med storyn om E.

Nu återstår bara att få dottern att vilja fara - hon är inte speciellt taggad till det så slutresultatet vågar jag inte sia om. Men jag hoppas att hon har ett sådant sunt förnuft att hon inser att det är en bra chans till ett tillfrisknande med ett liv utan ångest, självskadebeteende och en massa piller.

Just nu är jag hur som helst sjukt glad och här kommer en del av den skrivelse jag skickade in:

Vi vill överklaga socialnämnden beslut om att vår dotter E inte blev beviljad behandling på Lenagården i Uppsala. En behandling som vi anser är livsnödvändig då hon har ett självskadebeteende sedan många år tillbaka där hon har skurit sig väldigt illa och på sistone även överdoserat.
De insatser som har gjorts för E har hittills inte fungerat bra och hon har allvarliga problem med sitt mående, det vill säga sin ångest och sina självskador.

Den 18 april tog E en överdos med tabletter som hon hade sparat och den 18 maj drack hon Theralen och tog tabletter. Dessa överdoser höll så när på att kosta henne livet och hon hade hjärtstillestånd. Före dessa incidenter har hon fått tag i Theralen vid flera tillfällen för att lugna sig själv och har ett

178

flertal gånger gömt undan medicin för att kunna ta dubbla doser.

Es och vår önskan om en vistelse på Lenagården bör tas på allvar då hjälpinsatserna på hemmaplan inte har givit ett bra resultat. E behöver mer än det som har erbjudits hittills.

Boendet som E vistas på har inte resurser och kunskap att ta hand om någon med ett självskadebeteende, vilket inte heller är deras uppgift och det räcker inte med samtal hos en kontakt inom psykiatrin. Landstinget själva är negativa till att låta E fara till Lenagården, men har ännu inte uppgivit något svar mer än att de anser att hon inte är sjuk nog för vård och därför vädjar vi till er om att hjälpa vår dotter.

E är bara tjugotvå år gammal! Hon har hela livet framför sig och är värd att kämpa för. Hon är värd att få en chans till ett tillfrisknande på ett behandlingshem där de är specialiserade på just självskadebeteenden.

Vi föräldrar och E har så många jobbiga år bakom oss och allt det här är på gränsen till vad vi klarar av. Att som mamma och pappa ständigt oroa sig för hur vår dotter mår, att inte veta om hon kommer att skära sig igen eller ta en överdos och kanske dö, att som ung tjej som E ha ångesten hängandes över sig dag som natt, vilja ha hjälp men inte få det är det värsta man som människa kan gå igenom. E har en tvillingsyster som är lika orolig som oss och hon har varit ett stöd för E, haft ett möte med en läkare på psykiatriska avdelning när E låg intagen, ifrågasatt och tyckt till, dock utan framgång!

Det här handlar om en familj som är splittrad och fylld av oro och sorg, en familj som vill se en frisk E utan självskador och

179

överdoser där ångesten dominerar.
Vi ber er att ändra ert beslut, att låta E åka i väg till Lenagården
i Uppsala

söndagen den 13:e oktober 2013

Funderingar i natten

Jag vaknade vid fyra snåret i natt och hade sedan svårt att
somna om. Tänkte mycket på att förvaltningsrätten faktiskt
förstod Es problematik och allvaret i det hela. Jag har inte
riktigt kunna fatta ännu att det verkligen blev ett positivt beslut.

Det som dock bekymrar mig är att jag känner så starkt att E
inte kommer att vilja fara till Lenagården nu när hon mår
bättre. På ett sätt så förstår jag henne i det här med att bryta
upp från allt det trygga och invanda men samtidigt så borde E
absolut ta den här chansen att få åka iväg och få en riktig och
konkret hjälp. OM nu inte socialnämnden överklagar till
kammarrätten och OM nu inte LG säger att de inte kan hjälpa
henne.

Det vi nu får göra vi som känner E är att försöka få henne att
förstå vilket erbjudande det här är till ett tillfrisknande och ett
liv utan mediciner och ångest. Jag hoppas på att hennes
tvillingsyster kan övertala henne till att åtminstone åka och titta
på behandlingshemmet. Det E säger är att det är väl ingen
skillnad mellan den behandling hon har nu på psyket och den
behandling som är på behandlingshemmet. Hon säger att det är
ju samma behandlingsformer, så varför ska hon då åka i väg.

180

Jag vet inte riktigt vad jag ska svara på det om jag ska vara ärlig men hoppas på att de på Lenagården kan förklara för henne skillnaden. Det är ju inte bara behandling utan så mycket mer att vara på ett sådant ställe som LG.

Det kommer att bli problem med att motivera E men vi får göra vårt bästa. Jag hoppas att personalen på hennes boende också går på vår linje och talar med E om det här och försöker att motivera henne de också.

I dag när vi ska lämna av barnbarnet hos hennes mamma så ska vi åka förbi E och hämta beslutet från Förvaltningsrätten och ta en kopia. E vill ha kvar sitt och jag vill ha kopian! Jag har en pärm där jag sätter in alla papper om E och det har blivit ett antal kan jag ju säga.

söndagen den 13:e oktober 2013

Banne mig

Banne mig så bra de är på förvaltningsrätten och hur rätt jag hade. Jag har nämligen läst igenom deras dom och kan inte annat än hålla med dem i deras skäl för avgörandet och det är ju precis det som jag har sagt hela tiden.

Följande gick att läsa:
Förvaltningsrätten konstaterar att det av handlingar framgår att E är i stort behov av vård eller andra insatser för sitt självskadebeteende. Nuvarande insatser räcker inte och det får enligt förvaltningsrätten anses uppenbart att E genom egna

181

insatser inte klarar av sin situation.

Förvaltningsrätten finner således att E behöver hjälp och att erforderliga insatser kan ske om E kan vistas på behandlingshemmet Lenagården i Uppsala.

Frågan i målet är om ansvaret för dessa insatser faller på socialnämnden eller på landstinget. Den gränsdragning som gjorts i den ovan nämnda propositionen synes innebära att man skiljer på missbruksvård å ena sidan och mer sjukvårdande insatser å andra sidan.

Hur den gränsen ska dras när det t.ex. å andra sidan gäller en alkoholist å andra sidan ett brutet ben eller andra kroppsliga besvär är uppenbart. Men när det är fråga om en ung flicka med självskadebeteende är bilden inte fullt så entydig. Förvaltningsrätten gör emellertid den bedömningen att ett självskadebeteende kan orsakas av samma slags personliga svårigheter som hos en annan individ kan leda till alkoholism eller annat missbruk.

Hennes beteende har mer drag av missbruk och kan inte jämföras med sådana kroppsliga åkommor som behandlas inom ramen för landstingets verksamhet. Detta innebär att Es överklagande bifalls på så vis att rätten förklarar att hon har rätt till bistånd för att vistas på ett behandlingshem för sitt självskadebeteende.

Precis så är det!! Det jag hela tiden har sagt är att skära sig och överdosera är ett slags missbruk det med. Hon kan inte sluta så där bara....

E hade visat domen till en ur personalstyrkan på boendet och

han hade tyckt att det var bra. E själv var inte så munter i dag!
Vi hämtade ju beslutet och skjutsade henne till affären en sväng
och det märktes tydligt att detta påverkar henne enormt
mycket.

måndagen den 14:e oktober 2013

Måndag

I natt har jag sovit gräsligt dåligt och vaknade redan vid 02
snåret. Sov där efter väldigt ytligt och tankarna snurrade! Jag
vet att det är det här med E och hennes reaktion på
förvaltningsrättens dom som gör att jag har sovit dåligt. Det var
inte roligt att se henne igår! Hon såg verkligen ut att må dåligt
och som jag sade till A så vill jag inte att hon ska rasa nu. Inte
på grund av rättens beslut!

Jag önskar att hon kunde känna att kanske få fara i väg kan
vara till hjälp och att det inte handlar om att stjälpa henne. Att
hon överlever, att hon inte blir lämnad i sticket på något sätt
och att vi i familjen finns kvar för henne. Jag är beredd att
komma till E när helst hon behöver mig! Om jag så måste köra
själv (då ska ni veta att jag avskyr att köra bil) så gör jag det.

Jag avskyr att se E må dåligt och det gjorde hon som sagt var
definitivt i går. Eller så var hon sur....eller en kombination....
Det är ju absolut inte ens säkert att det blir något av med
Uppsala därför att socialnämnden kommer garanterat att
överklaga. De som anser att det är landstingets ansvar att vårda
E och de som ska spara in en himla massa pengar. Inte lägger

183

de ut något på E för det vårdbehov hon faktiskt har. Inte ens för att förvaltningsrätten anser det!

måndagen den 14:e oktober 2013

Samtal

Jag kunde inte släppa mina olustkänslor från i går angående dottern och ringde henne i morse innan hon skulle i väg på sitt jobb. Jag talade lite allvar med henne och försökte få henne att förstå att det är för hennes skull allting. Inte för vår egen skull även om vi i familjen naturligtvis skulle kunna slappna av på ett helt annat sätt om vi visste att E fick rätt hjälp där hon kan bli starkare. Jag hoppas att det gick in det jag sade till henne och att hon kan slappna av.

Tv 4 nyheterna vill göra ett inslag om vår kamp för E! Ska jag ställa upp så blir det anonymt för dotterns skull. Inte tal om annat! De tycker bara precis som oss att det har tagit sjukt lång tid att försöka få hjälp till E. Det var ju redan i april som jag satte igång hela processen allra först men i juni som landstinget fick förfrågan om behandlingshem och där efter socialtjänsten. Allting har gått jättedåligt till där folk inte har hört av sig, där folk har struntat i att ens försöka vara till hjälp och där folk har bollat en ung människas liv fram och tillbaka. Som hon inte vore något värd!
Mina vänner tycker att jag ska ställa upp i nyheterna. Här kommer några rader på vad de anser:

184

Härligt! Gör det som känns bäst men visa alla att det går att lyckas.

Ta chansen! Det finns säkert flera som kämpar för sina barn, och är förtvivlade.

Kommun och landsting förtjänar verkligen att sanningen kommer fram om vad de gör med vårdbehövande. Som att bolla mellan varandra. E tillhör en svag grupp som oftast går negligera. Något är fel då bara den som har anhöriga som orkar och kan kämpa får hjälp/vård...

Tror att din kamp får E att känna sig värdefull och det är väl en läkande känsla bara det...

Jag har lite att fundera på nu!

måndagen den 14:e oktober 2013

Snack med dottern

Snackade med dottern som ville försäkra sig om att det blir ett anonymt inslag om jag ställer upp i nyheterna. Jag tror att jag lyckades övertyga henne om den saken.

Jag har även varit i kontakt med enhetschefen för det boende min dotter bor på och hon tyckte att förvaltningsrättens dom lät jättebra. Hon sade att det finns ett annat behandlingshem också det i södern som ska vara bra men hon kunde i dagsläget inte minnas vad det hette. Jag vet också om ett annat som en bekant har tipsat mig om men kan inte heller komma ihåg vad det var för ett behandlingshem. Bara att även det ligger söderut!

tisdagen den 15:e oktober 2013

Reaktionen och de fina kommentarerna från mina vänner på förvaltningsrättens domslut:
Härligt... allt jobb gav resultat..
Härligt!! Starkt jobbat!
Tur att E har en familj som aldrig ger upp på henne.
Grattis, vad skönt.
Jag blir så rörd när jag läser detta.
Att vinna mot myndigheter är stort, men att våga slåss mot dom är större. Det är så vi förändrar det i vårt samhälle som är fel och som behöver åtgärdas. Du är så jäkla stark.... och jag beundrar dig för din kamp. Jag hoppas nu att E inser sitt bästa och att ni en dag allihopa får lugn och ro och att E blir bättre.
Stor kram till dig och din familj!
Heja !!!
Vad glad jag blir för er skull, jag kan tänka mig hur det känns
Härligt att få rätt mot socialtjänsten. Det är inte lätt alla gånger.

Styrkekramar!!
Grattis
Önskar att jag hade kraft att ringa dig! Skulle så gärna vilja stödja din kamp, ditt arbete....

En motivering till behandlingshemmet kan vara att hon kommer att ha lite mera frihet, aktiviteter med personalen istället för att vara inlåst på en avdelning med trista vita väggar

186

och stressad personal. Även att hon där kan hitta likasinnade som faktiskt förstår henne och inte bara säger att de förstår henne.

Jag är så glad att jag inte gav upp, att jag trots allt kämpade vidare för min dotters skull och med tankarna på att aldrig ge upp henne. Vilket man ju inte kan göra när ens älskade barn inte mår bra.
E ringde förresten nyligen och var hemma från jobbet. Hon hade fått stopp i toaletten och bad mig komma med en sån där grej. Jag vet precis vilken sort grej hon menar så nu styr jag bilen mot dottern.

tisdagen den 15:e oktober 2013

Kedjan

Har nu varit en snabbis till dottern och överlämnat sugproppen och hoppas att hon får till stoppet. Hon hade inte tid med mamma i dag för personalen var där och hade kedjan med henne. En slags terapi kan man säga när något har hänt så som att man till exempel har ångest, vilket E hade i morse och det var därför hon ej for till jobbet. Fast det hade jag redan räknat ut!

Det är så härligt med E att hon berättade detta för mig i sms. Hon brukar inte vara så öppen men har börjat på att släppa in mig mer och mer i sitt liv och det glädjer mig enormt mycket. Jag vet ju dessutom hur det är att ha ångest! Senast i går hade jag en släng av det men fick en behandling av A så att det sedan kändes bättre. Jag får inte en sån där jobbig ågren längre, men den kan numera sätta sig som spänningar i musklerna och då

187

speciellt i halsmusklerna och axlarna. Jag blir till slut hes och slemmig! Konstigt! Men så är det i alla fall!

Efter besöket hos E for jag en sväng till mina föräldrar och städade klart det sista inför deras flytt hem ifrån stugan. Nu luktar det så gott och ser så rent ut i deras hus.

För övrigt så är det stiltje på mejl och kontakt fronten men socialtjänsten lär väl höra av sig till E snart skulle jag tro. De har väl fått domen från förvaltningsrätten de också.

onsdagen den 16:e oktober 2013

Domen

Dottern som är hemma i dag också ifrån jobbet kontaktade mig och ville ha tillbaka domslutet från förvaltningsrätten, som jag lånade för att kopiera. Hon ville ta med sig det till sin samtalskontakt! Eftersom jag inte ska ut med bilen något mer förrän i kväll så erbjöd jag mig skicka vad som stod i det via mejl. Så kunde hon sedan visa upp det till samtalskontakten till dess hon har fått originalet men det var inget alternativ.

Jag förstår att E vill prata om beslutet med kontakten eftersom det rörde om en hel del i flickan. Jag kan bara hoppas på att damen på rehab går på vår linje och intalar vår dotter att det är en bra dom och det bästa för E.
Men hon kommer kanske att föreslå något behandlingshem här i stan.... jag har haft vänner som har varit på dels tegs behandlingscenter och dels på ett annat för sina psykiska

188

problem. De blev inte bättre av de ställena så min erfarenhet är inte den bästa av dem. Därför tror jag mer på tex Lenagården!

onsdagen den 16:e oktober 2013

Minnen

Mina föräldrar flyttar i morgon bitti hem igen från stugan men då sticker vi ut i stället en sväng. Jag måste byta däck på bilen och fylla upp vedförrådet där ute.
Sist jag var där så möblerade vi om på vinden där det är två sovrum och där jag och min bror sov förr om tiden. Sedan var det mina döttrar som fick slagga där uppe när de var yngre och jag ofta var ute i stugan med dem. Jag fann förresten en pyjamas som E hade under kudden i en av sängarna för ett par veckor sedan. Det är inte lite vemodigt! Jag ska tro att hon var någonstans mellan tio och tolv år gammal när hon hade den pyjamasen.

Vidare så hittade jag igen dockor och docksängar som flickorna brukade leka med. Det kan bli något för mitt barnbarn att leka med när hon någon gång ska hänga med dit ut.

Jag talade med E för en stund sedan och hon skulle gå på bio i kväll och det lät som att hon såg fram mot det. Hon hade däremot inte varit och pratat med sin samtalskontakt berättade hon. Hade visst inte orkat! Jag frågade E hur hon känner nu inför det här domslutet, en eventuellt behandlingshem vistelse och om hon har någon att prata med om det här. Det var både och lät det som men E snackar med personalen där hon bor och det är ju kanon. De verkar i alla fall tycka att det är bra med en plats på ett behandlingshem. Bra det!

torsdagen den 17:e oktober 2013

Känslor

I går kväll när jag hade lagt mig så vällde känslorna över mig att det faktiskt är sant att förvaltningsrätten tycker att E ska på behandlingshem precis som vi föräldrar också tycker. Med ens så blev det så verkligt och jag kände en stor sorg och tänkte att jag skulle sakna henne jätte mycket men samtidigt så är det absolut det bästa för henne. Hon ska inte behöva gå och må dåligt år ut och år in på det här sättet. Det är alltför många år redan och mediciner är inte lösningen - inte i längden!

Målet måste vara att kunna få vara fri från ångest, jobbiga tankar och självskador och efter alla dessa år så har hon inte nått dit. Tvärtom så har det sista året var oerhört tungt för E som jag har förstått det och nu är det bara att hoppas att det händer något mer för henne. Något bra och en förändring i hennes liv som ger oss tillbaka den glada och friska flickan. Hon kändes som att hon var på väg i sommar men nu tror jag att E inte mår så bra längre.

Jag pratade med henne i morse men hon mådde lite illa av någon anledning och visste inte om hon skulle på jobbet i dag. Jag tror inte att hon for dit! I kväll ska jag dit och lämna igen domslutet så då lär vi ju ses en stund.

I dag hade jag en sådan längtan efter mitt barnbarn så hennes mamma ska komma hit med tösen så att vi kan mysa tillsammans. Ska bli härligt! Här hänger snön i luften och på flera håll snöar det. Jag har inte bytt till vinterdäck ännu men tänkte göra det i helgen ute i stugan. Det är hög tid nu! Jag längtar verkligen ut till stugan nu. Ser fram mot att basta, sitta vid kaminen och mysa, äta och dricka gott och bara vara. Ingenstans blir jag så lugn och harmonisk som där vid havet. Hundarna älskar stället - att få springa fritt som de vill är livet för en hund och precis vad de får göra där.

torsdagen den 17:e oktober 2013

Full rulle

I dag har det varit full rulle känns det som men som alltid är det helmysigt att umgås med barnbarnet. Vi for en sväng till mina föräldrar och hjälpte dem att bära in packningen från stugan och sedan hade vi det bara trevligt på hemma plan.

Efter middagen återlämnade vi tösen till hennes mamma och for sedan till E för att lämna igen originalet på domslutet som hon ville ha igen. Hon hade farit till jobbet i dag ändå men såg blek och lite trött ut. Huvudvärken har varit tuff i dag berättade E men hennes pappa hade kommit förbi med några värktabletter som hennes syster hade fått utskrivet av en läkare för huvudvärk. Två tabletter fick hon att ta i kväll och förhoppningsvis så lättar hennes värk.

E hade som liten cystor på hjärnan men de skulle inte ställa till med något elände utan skulle bara få vara. Jag vet inte hur det ser ut nu - om de ens finns kvar. En gång efter det att hon var liten liten knatte så har de röntgat hennes huvud för det där. Men inte sedan dess och det är många herrans år nu. Jag sade till E härom dagen att hon kanske borde begära att få en ny röntgen igen på huvudet för att se om cystorna är kvar eller inte. Tanken slog mig att tänk om det är så att de är kvar och att det är de som orsakar hennes huvudvärk. Eller så inte...det är en typ av spänningshuvudvärk E har.

Det är helt stilla för tillfälligt runt E! Ingen från socialtjänsten har hört av sig efter domen, ingen från Lenagården har kontaktat mig och från TV 4 nyheterna blev det tyst. Kanske det rör lite på sig till veckan!

I morgon gör vi helg och sticker ut till stugan och har det trevligt. Både fyrbenta och tvåbenta älskar det stället! Lite bastubad, mys framför kaminen, god mat och dryck så snackar vi avkoppling på hög nivå.

fredagen den 18:e oktober 2013

Huvudvärk

E har det verkligen jobbigt med sin spänningshuvudvärk. Den släppte inte riktigt under gårdagskvällen trots värktabletterna. Hon berättade för mig i dag att ibland kan hon få så ont att hon blir yr och illamående. Det låter nästan som någon typ av migrän men då får man visst ont på ena sidan av huvudet hade

någon förklarat för henne. E får ont i hela huvudet och i nacken!
Hon ringde mig tidigare i dag och undrade lite över vad hon ska göra med huvudvärken men det är inte så mycket att göra än att vänta till på måndag och försöka få tag i läkaren.

Jag har i alla fall lovat bort en behandling av A för hennes huvudvärk och nackbesvär i eftermiddag. Eftersom E nu har sådana problem! Jag önskar själv att jag kunde vara till hjälp på något sätt eftersom jag tycker så synd om dottern. Hon har haft huvudvärk i alla år och till en viss del beror det förmodligen på hennes synskada eftersom hon får anstränga sig mer än de som ser bra och det ger så klart spänningar. Dessutom så hör hon också lite dåligt på det ena örat så även där får E anstränga sig lite extra.

Jag har varit och handlat åt mina föräldrar denna morgon och ska nu packa lite så smått inför stugvistelsen. Min gamla tik fick förresten hänga med till päronen och hon blir alltid lika ivrig när vi har klivit ur bilen. Det vankas alltid god mat så som skinka eller kyckling hos dem och det är Cindy väldigt medveten om.
I dag var inget undantag och att hon är tretton år gammal kan man inte alltid tro. Det var en rasande fart på tiken när hon sprang från bilen till dörren.
Hon blev så ivrig att hon började att hosta och sedan när vi skulle hem igen så hostade hon till igen och kräktes upp en stor sträng av vitaktigt skummigt slem. Det brukar hon aldrig göra! Denna tik har vanligtvis en mage av stål men kanske blev hon för ivrig och drog i kopplet så att halsbandet tryckte mot halsen. Men med tanke på att hon är lite äldre så får man numera alltid vara lite observant.

Vi har också märkt att hon börjar bli lite virrig på något sätt. Hon kan gå till altandörren eller ytterdörren men när man ska släppa ut henne så går hon därifrån, hon kan morra lite åt mig ibland och det har hon aldrig någonsin gjort under alla år, hon skäller mycket mer än förr när man kommer hem och slutar nästan inte. Lite sådana grejer märker vi av på gamla Cindy.

Flickorna var nio år då jag köpte henne - tänk vad åren går! Jag minns då jag tog med mig Cindy på en promenad när jag följde barnen till skolan. Deras fröken ville att jag skulle ta med Cindy in i klassrummet (hon var ju bara valp då) så att de andra barnen fick hälsa på henne. Så klart att jag gjorde det men jag hann bara in i klassrummet så satte sig Cindy och bajsade på golvet. Barnen skrattade gott åt det där och matte själv skämdes.

måndagen den 21:e oktober 2013

Ny vecka

Efter en trevlig och avkopplande helg där endast tankarna på min älskade dotter har legat och malt i mig, så bestämde jag mig för att ringa E. Hennes pappa tyckte nämligen också att hon såg ut att må dåligt berättade han för mig i går kväll. Jag bad honom att ringa till boendet och prata lite med personalen och höra med dem hur det egentligen står till med vår dotter. Men han svarade mig att det inte är någon ide därför att de kommer ändå inte att säga något till honom om Es tillstånd.

Det har han tyvärr så rätt i eftersom de har tystnadsplikt och säger E till dem att de inte får berätta något för oss föräldrar, så är det det som gäller. Där kan jag känna en helvetes frustration

194

och jag tror nog att personalen känner likadant. Det är säkert många gånger som de hade velat kontakta oss föräldrar men så hindrar lagen och E dem ifrån att göra det.

Jag tänkte tala med henne om det här med domen, behandlingshem och fråga vad som egentliga är så hemskt med att kanske kanske åka i väg någonstans. Jag ville säga henne att det borde inte finnas en uns till tvekan hos henne eftersom hon här har världens chans (kanske) till att få hjälp att bli frisk. Riktig hjälp där tidigare insatser precis som det står i domen inte har fungerat.

Jag ville säga henne att den tid hon lägger ned på att eventuellt fara i väg till ett behandlingshem borde hon ta tillvara och framför allt så borde hon vara mer peppad. Hon kan väl ändå inte vilja fortsätta må dåligt, ha ångest och jobbiga tankar....

Men i dag lät E piggare och mycket gladare så då fick samtalet om just det vara.
Det glädjer mig att det verkar vara en bra dag för henne och jag kan nu slappna av lite och ta det lugnt. I alla fall i dag!

Mitt barnbarn var här i torsdags och hon har varit förkyld en tid. I dag är jag också förkyld. Hon nös kraftigt så det stod härliga till i torsdags då vi satt och hade det mysigt i soffan och jag hann tänka att jaha nu blir jag så klart smittad. Mycket riktigt! Har i dag både lite ont i kroppen, är snuvig och har ont i halsen. Blir att softa hela dagen och kurera sig!

Har för övrigt suttit och surfat runt på internet efter olika behandlingshem för unga tjejer med ett självskadebeteende. Det får gärna vara ett där de även är kunniga i neuropsykiatriska diagnoser. Jag tänker inte längre vara så inriktad på bara ett behandlingshem utan håller ögonen öppna för fler alternativ. Det viktiga är att det är ett som lämpar sig för vår dotter där hon kan få en riktigt riktigt bra hjälp. Nu är det inte ens säkert att socialtjänsten går oss till mötes och det är inte ens säkert att de låter oss komma med förslag på olika behandlingshem OM det visar sig bli något av detta. Men jag kollar hur som helst runt till dess vi vet något mer om hur det blir.

Es syster vet om att E inte är så taggad till att fara någonstans men hon skrev i dag på facebook att hon tror att det inte ska vara några som helst problem att övertala E till att åka i väg. Jag hoppas att hon har rätt!

måndagen den 21:e oktober 2013

Kramfors

Jag fick ett tips om att det ska finnas ett behandlingshem i Kramfors för dem med självskadebeteenden. Har sedan suttit och kollat på internet men får bara upp missbrukshem och det är ju inte riktigt det vi är ute efter. Kramfors är i alla fall närmare hem!

Det fanns ett ställe men det var för dem upp till 20 och min dotter blir 23 år i januari, så det går ju inte. Såvida de inte kan rucka på regler!

Helst skulle det vara ett ställe där de har djur! Det tror jag skulle passa E som handen i handsken. Hon har alltid tyckt om djur och hon och hennes syster har haft kanin och marsvin

196

under sin uppväxt. Hundar också så klart!

Har även sänt i väg ett mejl till socialsekreteraren som hade hand om vår ansökan om en behandlingshem vistelse för att jag ville höra hur det blir med allting. Har ännu inte fått något svar! Men det kan lika gärna komma till dottern och inte gör det mig något. Bara jag får veta hur, var och när....

måndagen den 21:e oktober 2013

Lycka

E har som jag nämnt i tidigare inlägg en hjärnsynskada som ställer till de för henne i mångt och mycket i vardagen. Hon har länge önskat sig en stor teve så att hon utan problem kan titta på program.

I dag fick jag ett sms om att hennes pappa hade köpt henne en 47 tum. Gissa vem som var lycklig! Flickorna har världens bästa pappa! Han ställer alltid upp när helst de, jag eller någon annan behöver hans hjälp. Dessutom så tror jag att tv köpet är en uppmuntran till E speciellt nu när hon mår sämre igen.

tisdagen den 22:e oktober 2013

Vad ska man tro

Vad ska man tro när det blev helt tyst efter domen?! Ingen från socialtjänsten som hör av sig eller har svarat på mitt mail och inte heller har hört av sig till E.
Det förvånar mig inte om de har överklagat domen! Det skulle göras inom tre veckor och det är tolv dagar sedan förvaltningsrätten skickade ut domslutet till oss. Så man kan ju undra hur det blir med allting...

Enhetschefen för boendet skulle även hon ta kontakt med den socialsekreterare som hade hand om ärendet och som var den som skickade ut avslaget när vi hade sökt hjälp till E.
Boendepersonal tycker som oss att det skulle vara bra med en behandling på ett hem för E och det känns gott att de står vid vår sida i det här. Även om vi inte delar samma mening i allting som rör E så vill vi alla ändå att hon ska få må bra. Att hon får den hjälp hon så väl behöver, att hon slutligen kan bli frisk och fri från sitt självskadebeteende, som hon har haft i så många år nu.

Jag talade lite med E i morse och hon skulle till jobbet! Jag ville berätta att jag hade sökt socialsekreteraren och att det är möjligt att denna kvinna vänder sig till E i stället. Eftersom hon är myndig! Det är så det går till har jag märkt och konstigt är väl inte det men det är lite krångligt ibland. Att vi hela tiden måste skicka in godkännande från vår dotter om att det är okey att den och den osv...talar med oss om E. Hon är ju oftast med på noterna eftersom hon allra längst där inombords vill ha hjälp. Det är vad jag tror och känner i mitt hjärta och det är det som har drivit mig att fortsätta kämpa för hennes skull. Man ger aldrig upp sina barn!

tisdagen den 22:e oktober 2013

Skyddat nummer

Min dotter skickade mig ett sms om att någon med ett skyddat nummer hade försökt att få tag i henne. Men eftersom hon var på jobbet så kunde hon inte svara. E trodde att det kunde vara kvinnan ifrån socialtjänsten och det är inte omöjligt att det var så. Hon lär väl ringa upp igen under dagen!
E verkar inte lika emot till att fara i väg någonstans som jag tolkar det på henne själv. Jag kan ha fel men hon verkar vara lite mer positiv till tanken på att vistas på ett behandlingshem. Det vore helt underbart i så fall! Detta som jag har strävat efter i ett halvår!

Överklagar socialnämnden förvaltningsrättens dom så kommer jag att blir väldigt besviken men jag tror inte att jag ger mig med det. Vi kommer att fortsätta kämpa till dess vi får rätt!!
Det ska de ha väldigt klart för sig! De som känner mig vet att jag är tjurig och när det handlar om mina barn och då speciellt när någon av dem inte mår bra, så blir jag än mer taggad.

onsdagen den 23:e oktober 2013

Torsdag

Fick mejl ifrån tv 4 och på torsdag ska vi pratas vid per telefon till att börja med. Ett exempel på hur det kan gå till är hur ser beredskapen ut för vård av självskadebeteenden i länet överhuvudtaget och finns det liknande historier som vår att berätta. Självklart är det anonymitet som gäller för min dotters skull och för övrig familjs skull likväl.

Den som hade sökt E i går då hon var på jobbet var förmodligen hennes läkare och inte socialtjänsten. E har ju problem med huvudvärk, vilket hon i och för sig har haft under hela sin uppväxt. Men som jag har nämnt i tidigare blogginlägg så hade hon cystor i huvudet som liten. De skulle inte ställa till med några problem enligt läkarna men E nämnde hur som helst det för den doktor hon pratade med i går.

Han hade pratat med neurologen och har beställt tid för en röntgen på hennes skalle framöver. Men först så ville han träffa E!
Det verkar vara en bra läkare som tar henne på allvar och det är inte alltid så inom sjukvården, har vi fått erfara genom årens lopp.
Det är jättebra att huvudet röntgas och är det inget med det så får vi se vad som kan göras för hennes huvudvärk.

onsdagen den 23:e oktober 2013

Socialtjänsten

Jag har nu fått ett svar från en socialsekreterare som i korthet löd så här:
Det som sker nu är att Socialnämndens IFO utskott ska ta beslut om hur man går vidare. I stort sett finns det två val de

200

kan göra.

1. Följa Förvaltningsrättens domslut och lämna det till mig att ordna med lämplig behandling.
2. Överklaga till Kammarrätten och då måste vi förmodligen vänta på deras beslut.

Det är nog som jag tror nämligen att socialnämnden kommer att överklaga. Jag känner det på mig, tyvärr!
Vilken jävla tid det ska ta med allting! Ska det sedan tas upp i kammarrätten så måste vi föräldrar själva bekosta vad som nu ska betalas. Det är inga pengar som jag har undan stoppade i någon ficka direkt.

torsdagen den 24:e oktober 2013

Överklagan
Fick precis veta att socialnämnden överklagar förvaltningsrättens beslut. Precis vad jag var rädd för! Just nu känns det som att de slår undan benen på den som redan ligger och jag blev så väldigt väldigt ledsen. Allt vi vill är ju att få hjälp för vår dotter!

Så ledsen
Luften gick verkligen ur mig när jag läste socialsekreterarens mail i morse och även om jag anade att socialnämnden skulle överklaga förvaltningsrättens dom, så blev jag ändå fruktansvärt ledsen.
Jag har kämpat så länge för att min dotter ska få hjälp, jag har skickat otaliga mejl, sms m,m att detta har varit nästan som ett heltidsjobb. Att sedan bli nekad hjälpen till E svider galet mycket!

Men jag ger inte upp - som E sade i morse när jag talade med henne i telefonen: Du får ju inte ge upp nu! NEJ!! E jag ger aldrig upp!!!
Jag sade till henne att hon känner ju mig och jag ger mig aldrig.
Fast just nu är jag tom inombords och tårarna rinner hela tiden.....

Den socialsekreterare som har tagit över verkar i alla fall väldigt bra. Hon skrev att hon vill gärna hjälpa mig och E att bestrida socialnämndens beslut och att hon förstår om det kan tyckas konstigt att först så nekar socialtjänsten E hjälp och sedan vill de hjälpa oss att överklaga. Jag har svarat henne att vi tar tacksamt mot hennes hjälp. Bara det inte kostar en massa pengar för med mina 7300 kr i månaden så kommer man inte långt. Advokat och sånt kostar ju!
En bekant till mig föreslog att jag skulle skippa utlandsresan nästa sommar och lägga de pengarna på eventuella rättskostnader. Men 8000 kr är inget när det gäller sådana utgifter, så det gör jag nog inte. Dessutom så kommer jag förmodligen att behöva den resan mer än någonsin efter allting.

Att kämpa

Det här är en del av vad socialsekreteraren skrev till mig och min uppfattning är att hon verkar bra. Men jag har inte träffat henne ännu!
Så här skrev hon då:

Vi får fundera över hur vi ska hantera detta. Vill E och du som förälder ha hjälp att bestrida överklagan så kan jag kanske vara till hjälp att författa en skrivelse. Om ni vill? Det knepiga för er är att kunna ha förtroende för mig, då jag/socialtjänsten ena minuten ger avslag och nästa erbjuder hjälp att strida mot socialtjänsten. Förstår om det kan kännas konstigt.

I vart fall hoppas jag vi hörs igen.

Det blev en stark reaktion även hos mina vänner när jag berättade för dem att socialnämnden kommer att överklaga. Här är några kommentarer:

De kommer nog köra hela vägen ut. Spotta i näven o gör det.... Möt upp deras överklaganden... Nu har ni förvaltningsrättens dom i ryggen i alla fall.

Typiskt. Det får aldrig gå raka vägen. Hoppas det löser sej. Kram

Varför ska man alltid sparka på den som ligger? Styrkekramar! Var stark!

Beklagar verkligen! Man är verkligen liten mot myndigheterna!

Fy fan, riktigt äcklig stil av dom. Hoppas det löser sig!!

Får du veta av vilken anledning dom överklagar ? Bara för att dom kan eller vad fan har dom för fel ??

Myndigheterna verkar tro att det avskräcker andra från att överklaga. Det skapar verkligen ett politikerförakt hos landets medborgare. Tyvärr, är det ju inte bara E du kämpar för, utan hela denna sårbara grupp!

Kämpa på! Har ni kommit så här långt kan ni inte ge upp, det är vad de hoppas på.

Även om det just nu känns väldigt motigt så självklart ger vi
inte upp som jag har skrivit förut. Men det är så trist att man
ska behöva bråka om hjälpen. Att byråkratin ska få bestämma!
Jag undrar lite för mig själv hur dessa politiker som sitter i
nämnden tänker.....hur de skulle reagera om det handlade om
deras eget barn?

Det jag känner nu är en uppgivenhet! Att det här går aldrig
vägen! Och medan överklagan ska gås igenom i kammarrätten
så går tiden. Den tid som kunde ha givits E i stället i form av en
bra vård....

TV 4
Jag blev under eftermiddagen uppringd av en reporter på TV 4
som vill göra ett inslag om vår kamp för E. Eventuellt så
kommer vi att ses i slutet på nästa vecka för intervjun. Men det
blir som jag har nämnt tidigare i så fall anonymt där bara min
rygg visas. Allt för Es skull! Jag vill inte hänga ut tösen på
något sätt!
Vi får se hur det blir i slutändan - om det ens blir något!
Reportern avslutade samtalet med att hon tycker att det är
beundransvärt hur jag har kämpat för vår dotter och att det är
för djävligt hur det har gått till.

Hon undrade också hur jag tror att det skulle gå i kammarrätten
och tyvärr så tror jag att vi är chanslösa. Jag hoppas dock att
jag har fel men så har vi min magkänsla som säger mig att det
omöjligt kan gå bra även i kammarrätten.

På tisdag ska socialsekreteraren komma hem till E för en träff.
E berättade det för mig idag. Det ska bli spännande att höra vad

som sägs!

fredagen den 25:e oktober 2013

Behandlingshem

Dottern har ett möte med socialsekreteraren på tisdag som jag har nämnt i gårdagens inlägg. Jag kommer inte att vara med men en ur personalstyrkan på boendet är med som ett stöd åt henne. Nu verkar damen i fråga sjysst så det kommer säkert att gå bra.

E skulle säga till henne att hon vill fara på ett behandlingshem men allra helst i Kramfors eftersom det blir närmare hem i så fall. OM det nu blir något av det vill säga!

Det enda vi nu kan göra är ju att vänta ut vad kammarrätten beslutar sig för. Ger de avslag på att E ska få åka i väg och få hjälp då vet jag inte längre vad vi tar oss till. Då känns det som att vi är i en återvändsgränd.

Möjligen så finns det i så fall en liten chans att landstinget kan gå in och betala för det men det ska nog mycket till i så fall. De ser ju inte E som tillräckligt sjuk trots allt hon har gått igenom i alla de här åren som har varit. Speciellt det sista året där hon har mått fruktansvärt dåligt och det vet de ju om.
Men landstinget det vill säga psykiatrin tycks göra bedömningen att när de är döda......ja då var de nog tillräckligt sjuka! Eller hur tusan ska man tolka det?!

Es syster har tjatat på henne i dag om det här med behandlingshem berättade E. Att hon ska absolut fara om hon

205

får chansen och att hon ska säga på tisdag att hon vill åka. Bra syster E har!! Vi alla bryr oss ju om E och vill att hon ska bli frisk.

lördagen den 26:e oktober 2013

Pepp

Eventuellt så blir det ju en träff med TV 4 på torsdag om det inte ändras. Reportern frågade om jag trodde att E ville vara med och i dag hörde jag mig för med dottern.
Hon fick lite att fundera på som hon sade! Jag vet att det är fler som är i samma eller en liknande situation som vår familj och vår dotter. Reportern frågade om jag kände till några rent konkret men jag vet inga på rak arm.
Det känns lite synd eftersom vi alla behöver nå ut och få fram budskapet om hur dåligt saker och ting sköts när det gäller vården till dem med ett självskadebeteende.

Däremot så vet jag ju om mamman som förlorade sin dotter och jag vet om killen som förlorade sin vän i en överdosering av tabletter. Men jag vet inte om det är detsamma som vår kamp! Kanske på sätt och vis då allting handlar om att våra unga i samhället ska få hjälp och rätt vård och framför allt få må bra. Inte bara mediciner utskrivna av olika läkare och där de i vissa fall är rena rävgiftet och där de dödar.
Det hade varit bra om deras storys också fick berättas!

E berättade att hon i går fick höra talas om behandlingshemmet i Kramfors som skulle passa henne. Där de även har kunskap i det här med att ha adhd och andra neuropsykiatriska diagnoser och hon vill hellre åka till det än Lenagården.

206

Kramfors ligger ju närmare vår hemstad så det kan jag hålla med om. Bara de kan den här biten med självskadebeteende! Det är så himla positivt att dottern själv säger att hon vill fara dit och det gör det hela så mycket enklare. Vi kan kämpa tillsammans!

söndagen den 27:e oktober 2013

Bara en dröm

Jag vaknade tidigt i morse av en dröm! Drömmen handlade om E och att jag skrev till henne att nu orkar jag inte bråka mer med myndigheterna. Var av hon då svarade mig: Vadå bråka mer kära mor? Socialnämnden och landstinget har bestämt sig för att gå ihop om betalningen och låta mig fara till ett behandlingshem i Kramfors.
Sedan vaknade jag upp och insåg att det var just en dröm och inget annat....

Jag berättade ju för E att TV 4 nyheterna i Umeå vill att även hon är med i reportaget men det var hon inte så pigg på.
Inte ens fast det blir i ett anonymt inslag för av hänsyn till E och andra anhöriga.
Men det är inte torsdag ännu och det är inte ens säkert att det blir något inslag. Så vi får helt enkelt se tiden an!

måndagen den 28:e oktober 2013

Ny vecka

Då var det måndag igen och en ny vecka där det händer lite saker. I morgon har ju dottern träffen med socialtjänsten. På

207

onsdag ska jag byta ut mina sex framtänder till provisoriska kronor, som förmodligen kommer att se hemska ut eftersom tandläkaren rådde mig att inte stämma möte med någon under de två veckorna jag ska ha dessa provisoriska. Tror ni att jag har tänkt på det då.... Nej! För på torsdag är det ju eventuellt ett möte med TV 4 men om det blir något av så är jag ju i alla fall anonym. Får kanske förklara för reportern att det är då verkligen inte mina riktiga tänder.

På fredag är det en manifestation för narkotikans offer på rådhus torget som jag förmodligen kommer att gå på. Om vi inte åker ut till stugan! Men eftersom jag har sett vad knarket gör med människor så känns det väl ganska angeläget att vara med.
Blir det stugan i stället så får vi tända ett ljus där ute för dem alla som har avlidit. Tänker på dem gör jag ändå ibland!

Jag skiftade däck i fredags till sprillans nya på verkstaden men såg senare att det högra däcket inte hade någon luft. Åkte iväg och pumpade upp det i tron att de hade glömt bort det.
Morgonen där på var det åter slut på luft i däcket.
Denna morgon var det även tomt på luft på vänster däck så nu har jag ringt till verkstaden och killen som jag pratade med sade att fälgarna var sönderrostade och då blir det så här. Så nu blir det nya fälgar också. Hoppas att det inte blir så dyrt!

UPPDATERING:

Fick ett mejl ifrån Es socialsekreterare som skrev att hon på grund av sjukdom måste stryka träffen i morgon. Hon återkommer till E när hon har tillfrisknat och kan ses.

När och Om

Jag fick ett mejl ifrån tjejen på TV 4 som undrade om jag hade förvaltningsrättens dom utlåtande att skicka till dem. Då min kopiator är trasig så fick jag vackert skriva ned det på datorn och sedan skicka det till henne. Ett antal mejl vidarebefordrades också och jag insåg för det första att det är sex månader och sex dagar sedan jag allra först var i kontakt med folk för att få till en behandlingshem vistelse för E. Sex hemska månader som har varit fruktansvärt jobbiga i perioder där min egen ångest och oro har varit enorm.

Jag insåg för det andra att vi fortfarande står och stampar på samma plats, att folk som har haft med E att göra på olika sätt har skött saker och ting väldigt väldigt dåligt, att de har betett sig mycket nonchalant och bemött oss föräldrar och vår oro samt sorg otroligt dåligt.

För det tredje så insåg jag att man är så liten i denna värld, att all min kamp är förgäves och att utan makt att förändra psykiatrin och dess personal som har inte har skött det här bra (inte vårdavdelningens personal dock), utan makt att förändra socialnämndens åsikter, regler och lagar så kommer man ingen vart.

Jag blev så vansinnigt glad när förvaltningsrättens dom kom att E skulle få fara till ett behandlingshem. Lika ledsen och förkrossad blev jag när jag fick vetskap om att socialnämnden skulle överklaga förvaltningsrättens dom. Det beskedet var som att en rullgardin drogs ned och jag kände för första gången riktigt ordentligt att nu ger jag upp.

Men stunden efter den galna tanken så tänkte jag att det kan jag ju inte göra. Aldrig någonsin kan jag ge upp min kamp och min strid för min älskade dotters skull.

När och OM det blir något i nyheterna av det här så är det bra men blir det inget av det så bryr jag mig inte så nämnvärt. Det är som sagt var inte alls säkert att det blir ett reportage då det behövs mycket kött på benen för att det ska bli något att sända.

tisdagen den 29:e oktober 2013

Ilska

Jag gick igår kväll igenom all min mejl korrespondens med olika personer under det sista halvåret. Här är ett mejl daterat fem dagar efter Es självmordsförsök i april och där i låg det enormt mycket rädsla, ilska och ledsenhet:

Nej och åter nej här ska inte avvaktas mer!!! Det är nog nu. Boendet har inte lyckats med att hindra E från att ta överdoser, psykiatrin har inte lyckats med att få E att må bättre och nu måste det till en förändring. De jag har talat med som är kunniga inom den här biten anser att när E är en fara för sig själv vilket hon faktiskt är, så är det vår skyldighet att se till att hon inte kan göra sig illa mer. Då menar jag inte tvångsvård inom psykiatrin i Umeå utan behandling på ett hem.
Om E skulle lyckas med sina försök att ta sitt liv så kommer vi att göra er ansvariga eftersom ni på boendet har brustit i er tillsyn. Så är det!
När E har tagit för många tabletter så har personalen tagit ifrån henne dem och hon har fått medicinen utportionerad en tid. När hon sedan har skött sig och verkar må bättre så har hon fått ta ansvar själv över den. På så sätt har hon kunnat överdosa och lagt undan sömntabletter och insomningstabletter osv. E har dessutom tillgång till skärverktyg. I badrumsskåpet ligger det en hel hög med engångshyvlar fick jag veta av hennes kille, i

badrummet finns fler verktyg. Och ni kan inte gå in och rensa ut skiten! Då är det dags att bryta det här!!

Råd och stöd i all ära men de kan inte hjälpa E! Vi har gått igenom en hel jävla process från det E var tonåring, som jag nämnde igår. Vi har gått igenom hela raddan! Det vill säga bup, barnhabiliteringen och psykiatrin utan att flickan har börjat på att må bättre.
Tvärtom....hon mår sämre än någonsin och då är det vår skyldighet att hjälpa henne! Hon skriker ju efter hjälp!!

Angående tystnadsplikten så är det ju tyvärr så att om E nekar personalen att berätta något för mig och hennes pappa så har ni inte ett dyft att säga till om. Det är synd att jag som mamma ska behöva leva i ovisshet när min dotter samtidigt ligger på sjukhuset efter en överdos.

Vi tolererar INTE att det här fortgår och vi kan inte stå och se på när vår dotter skär sig sönder och samman och försöker ta sitt liv. Nej!!

Tänk om!!
Ni måste hjälpa oss med att trycka på om plats på ett behandlingshem för att annars kommer E att dö. Det måste ni inse!

Försök att förstå vår förtvivlan!

Så kom avslaget!

Behandlingshemmet som Es kontaktperson har kollat upp heter tydligen Prästmogården och ligger i närheten av Kramfors. Det skulle visst kunna passa E jättebra.

211

Jag var in och kollade lite på deras hemsida men blev egentligen inte så mycket klokare och kan inte bilda mig en uppfattning. Det viktiga är att de kan behandla dem med ett självskadebeteende för annars är det ju ingen vits med ett behandlingshem. Men det förutsätter jag att de kan!

E berättade att beslutet ifrån socialnämnden angående deras avslag hade kommit, så jag åker dit i kväll efter middagen och hämtar det. Så får A ta en kopia på sitt jobb!

Jag blir galen på att inte ha en fungerande kopiator och inser att jag måste införskaffa mig en snarast. En som har både kopiator och scanner i ett vore toppen.

På torsdag så kommer tjejen ifrån TV 4 hit och hämtar beslutet från förvaltningsrätten och kanske även beslutet ifrån socialnämnden. Eftersom jag inte har någon kopiator så hämtar de dem bara och tar kopior på sitt jobb.

Jag känner mig dödligt trött i kropp och själ och inte blev det bättre med en förkylning på det, men jag har i alla fall tagit mig ut på en långpromenad. Den första på länge! Känner att jag behöver avkoppling och har bestämt att ta helgen i stugan som är den enda plats, som jag kan känna en harmoni på. Lugnet där är helt oslagbart! Bastubad och mys framför kaminen är som balsam för själen, luften och tystnaden är underbar och ibland kan vi ha turen att se någon ekorre på gården och kanske svan familjen som simmar i viken...
Utsikten är makalös med havet just utanför stugan!

Behandlingshemmet

212

Jag mejlade till det behandlingshem som skulle passa E så jättebra och fick detta svar:

Vi kan inte säga att självskadebeteende är något vi är speciellt kunniga på och vi har ej heller terapi mot det.

Nej! Vi får vackert leta vidare! I väntan på att hon någon gång ska få komma sig i väg... Såvida det inte är fel behandlingshem jag fick kontakt med vill säga.

Överklagandet

Jag har nu varit hos dottern och hämtat den överklagan som socialnämnden har gjort till kammarrätten och det var bara kvinnor som satt och tog beslutet.
Flera av dem känner jag igen vid namn och åtminstone en av dem är en vän till en vän till mig. I alla fall ute på Facebook! Den kvinnan bor för övrigt i den by som jag har själv bott i över tjugo år och där flickorna är uppvuxna.

Jag läste upp mejlet som jag hade fått från behandlingshemmet och hon såg lika förvånad ut som mig och sade men C pratade ju med dem.
Har kollat upp ett annat också med samma namn och det kan eventuellt vara det. Men det är mer inriktat mot neuropsykiatriska diagnoser, psykosociala funktionshinder samt lindriga begåvningshandikapp. Enligt E så är de även inriktade på självskadebeteenden. Om det är det behandlingshemmet som det talas om alltså. Det vill visa sig! Det vi föräldrar kan känna är att det är viktigt att det i första hand är ett behandlingshem för dem med ett självskadebeteende. Sedan kan vi ta resten och även om allting

hänger ihop så är hennes skärningar och överdoseringar jätteviktiga att få bukt med.

Nu vet vi ju inte om det ens blir något med ett behandlingshem i slutändan. Men ifall att så är det väl bra att ha lite koll! Jag tycker att det är kanon att de på boendet hjälper till med det med behandlingshem men bäst vore om vi kunde informera varandra. Då skulle missförstånd kunna undvikas!

onsdagen den 30:e oktober 2013

Utredningar

E fick diagnosen adhd för flera år sedan och äter Ritalin dagligen. Då det var länge sedan nu som utredningen gjordes så vill vi att nya utredningar görs på E. Både vad det gäller den neuropsykiatriska biten men även på IQ biten. Hon är inte osmart på något sätt och jag som mamma som känner henne så bra tycker att diagnoserna inte riktigt stämmer. Det tycker även hennes pappa samt min sambo!
Enhetschefen på hennes boende bad mig fråga E om hon kan tänka sig att prata med hennes kontakt om det.

Nu ska jag ta bussen in till stan för att gå till tandläkaren och där slipa ned mina sex framtänder till stumpar för att sedan få ditsatt provisoriska kronor. Jag är sjukt nervös och undrar om de gör alla sex i dag, eller?! Hoppas det så det blir bortgjort!

Klart!

Tio bedövningssprutor senare (tre ampuller) och 1,5 timme senare traskade jag ut från tandläkaren lagom mör med

214

huvudvärk, yrsel och ett lätt illamående. Nu sitter de provisoriska kronorna där de ska och om två veckor ska jag tillbaka för att få de riktiga på plats.

Jag satt i tandläkarstolen med en hjärtklappning från helvetet och tandläkaren kunde till och med känna min puls i läppen och påpekade att den var snabb. Men nu är det gjort och jag är så glad att jag övervann min rädsla, tog mot erbjudandet från mina föräldrar att hjälpa mig att betala jobbet och lät mamma ringa och boka tiden. Jag är rädd för att gå till tandläkaren och skulle aldrig ha ringt själv.

Jag bad att inte få se stubbarna som blev efter att hon slipade ned mina tänder men jag kunde ändå känna dem med tungan när jag sköljde munnen. Lite otäck känsla! De är inte så jättesnygga de som sitter där nu och det ser nästan ut som att jag har löständer men det ger en vink om hur fin form de andra kommer att få.

För övrigt så har jag slängt iväg ett mejl till kuratorn på råd och stöd angående utredningarna och när de har tänkt att köra igång med dem. Det vore bra om det blev gjort så fort som möjligt!

torsdagen den 31:e oktober 2013

Reportage

Nu har reportern på TV 4 varit här och ställt några frågor samt hämtat förvaltningsrättens domslut och socialnämndens avslag och deras överklagan till Kammarrätten.
Vi satt nog och pratade i närmare 40 minuter och det fanns saker som hon tyckte var lika fel som oss föräldrar. Hon skulle

215

i dag ringa runt till olika personer och forska lite. OM det blir något av det här så kör vi måndag el tisdag i utomhus miljö. Beroende på vädret! Endera filmar de då bakifrån eller så skuggar de bilden så att det ska bli ett anonymt inslag som vi önskar.

Hade det bara handlat om mig själv så hade jag inte brytt mig om att vara anonym men för Es skull och för andra anhörigas skull också så väljer jag anonymitet.

Vaknade i natt vid tresnåret av hjärtklappning och värk i munnen. Gick till slut och tog en Alvedon och lyckades efter många om och men somna om på morgon sidan. Har vaknat flera nätter på sistone med hjärtklappning och undrar lite varför. Måste drömma något otäckt som jag inte kan komma ihåg.

En kompis till mig tipsade om olika steg att gå ifall kammarrätten går på socialnämndens sida och avslår en behandlingshem vistelse för E. Han pratade om EU domstolen mm! Jag vet inte ett dyft om sådant och tar tacksamt mot alla tips och råd som kan fås av er läsare också. Vi snackade till och med om att starta ett uppror eller en insamling som en hjälp för oss och alla andra i samma situation som oss. Vi kan omöjligt vara ensam om att kriga! Tyvärr!!

Reportern berättade för mig om en förening som heter SHEDO som jag tänker kolla in lite. De arbetar i alla fall med att sprida information, skapa opinion och ge stöd kring psykisk ohälsa, ätstörningar och självskadebeteende.

Jag tänkte på det i går kväll att det går inte en dag utan att jag är spänd och påverkad av allting som har varit och jag mår inte alls bra om jag ska vara ärlig. Det har tärt enormt mycket på mig att behöva bråka, behöva vara rädd och aldrig kunna koppla av helt och hållet. Jag har lätt till tårar lika lätt som jag har för att bli irriterad och mina muskler är spända som fiolsträngar.

Den dagen E ses som frisk (det förutsätter jag att hon ska bli) den dagen kan jag kanske äntligen börja slappna av och njuta till fullo av livet. Jag strävar dit liksom jag strävar efter att E ska få hjälp!

Min sjuka pappa

Har pratat med killen som förlorade sin vän i en tablettöverdos och som jag har nämnt tidigare i min blogg. Det är beundransvärt hur han har kämpat och krigat i över ett år nu men IVO och psykiatrin slår bara ifrån sig.
Jag rekommenderade honom att ta kontakt med reportern och han har försökt att nå henne därför att den storyn han sitter inne med är en berättelse som måste komma ut till allmänheten. Vi är många som har olika erfarenheter av vården för de med psykiatriska problem. Oftast dålig erfarenhet tyvärr!

På måndag förmiddag kommer teamet hit och gör en intervju ute i omgivningarna och det kommer inte att läggas så mycket fokus på just vår berättelse utan mer om hur det ser ut i vården för dem med självskadebeteenden. Som jag förstod det! Det hade varit skönt om W hade varit med och kunnat berätta för teamet om hans kamp.

Jag har varit och hjälpt mina föräldrar att handla! Pappa orkar inte med sådant längre så det var jag och mamma som for till affären. Han är så dålig och ligger mest om dagarna. Mamma

217

berättade att varje vecka ringer de från onkologen och frågar honom hur han mår och utöver det så får han varje vecka ta prover och sånt. Hon sade att han blir sämre för varje vecka och att det går bara utför.

Det ser jag ju själv också så klart och jag nämnde för mamma att även hans röst som tidigare alltid har varit så stark och haft en sådan pondus i nu låter så klen i jämförelse med förut. Min stora starka pappa som kunde lyfta ett stort ankare och som var häckhoppare i ungdomens dar i svenska mästerskapen, min fina pappa som man alltid var så trygg med och som orkade vad som helst är en skugga av sitt forna jag. Fortfarande stor men ack så orkeslös!

För flera månader sedan så köpte jag mig ett hopprep med tanken på att försöka komma igång med träning och viktnedgång. Men jag kunde inte hoppa just för att jag var överviktig då det gjorde ont i alla leder och jag kändes för tung helt enkelt. Lade hoppandet åt sidan och har sedan försökt att gå ned i vikt. Fem kilon har jag tappat hittills och i dag tog jag fram hopprepet igen. Det gick suveränt bra att hoppa så tänk vad fem kilon kan göra mycket.

fredagen den 1:e november 2013

Teamet

Vecka 46 ska E få träffa teamet på råd och stöd så att hon får köra igång med sina utredningar. Lika så bra att det blir gjort! Det tar nog några månader eller så. En tid brukar det i alla fall ta!

Jag kan inte riktigt komma ihåg när E gjorde sina förra utredningar men det var för flera år sedan. Tror att det var för ca sju år sedan eller lite mer.

218

I dag är det jättehalkigt ute och tjugo i fem i morse väcktes vi av att traktorn körde förbi. Svor i tysthet för mig själv men fick förklaringen sedan när vi skulle ut och gå med hundarna. De hade varit ute och sandat i området. Senare i dag ska bilen besiktigas och det är i grevens tid eftersom jag får körförbud på den i dag. De verkar ha slutat upp med att skicka ut besiktningstider så jag missade det totalt. Hoppas nu att bilen går igenom utan krusiduller!

Däcken läker fortfarande lite luft efter en massa krångel så på måndag får jag åka förbi verkstaden igen och låta dem ta en titt. Troligen så är det bara ventilerna som behöver bytas. Men för att inte åka på ombesiktning så måste jag pumpa upp däcken ytterligare en gång innan vi far till besiktningen. Jag har hört att man kan åka på en tvåa om det är lite luft i däcken.

Efter lunch sticker vi ut till stugan och kopplar av i helgen. Det ska bli himmelskt skönt. Blir nog att ta en bastu i eftermiddag / kväll! Det känns som en bra start på helgen!

Jag har inte talat med E på ett par dagar mer än via sms angående de neuropsykiatriska utredningarna. Jag hoppas att hon är okey!

Jag fick i kväll veta att min älskade dotter har lagts in på psyket eftersom hon mådde så dåligt och hade skurit sig. Mitt hjärta blöder för henne och jag önskar så att jag kunde bära hennes ångest i stället. Jag blir så trött på socialnämnden i Umeå som förhalar hennes behov av vård på ett behandlingshem. Det var E själv som berättade detta för mig i ett sms.

lördagen den 2:e november 2013

Kan inte vänta!

Jag låg och funderade på det här med E och att hon mår dåligt igen. Hon hade uttryckt sig på ett sådant sätt att inläggning var det enda rätta. Jag är så rädd att förlora henne! Jag tänkte att vi som står E nära måste stämma träff med den läkare som hon mötte för ca 1, 5 månad sedan. Vi måste få landstinget att ta sitt ansvar och förmå dem att skicka iväg E till ett behandlingshem. Vi kan inte vänta ut kammarrättens dom för även om de dömer till vår fördel så kommer socialnämnden i Umeå garanterat att dra det här så långt de kan. Under tiden ärendet behandlas så får vi ordna denna träff med läkaren.

E har nämnt till boende personalen att de får tala med mig så jag ska ringa dit senare i dag. Jag vill höra vad de har att säga! Vidare så har jag varit i kontakt med Es pappa som eventuellt ska närvara på måndag när tv 4 kommer. Har även nämnt detta till reportern. Es syster ringde till E igår kväll och skällde lite lagom på henne. Hon sade åt sin syster att i stället för att skära sig och bli inlagd så kan E ju ringa till henne. Något som E lovade att göra.
Hon sade också några sanningens ord om behandlingshem osv. J säger minsann vad hon tycker till Es förtret som blir sur.

Själv blir jag så påverkad när E inte mår bra och jag tänkte för mig själv att detta med E äter upp en inifrån. Den ständiga oron och den ständiga sorgen är enorm. Jag sade till A att jag får då aldrig känna mig riktigt glad. Nej! Svarade hon mig. Det är många år sedan du var det!

Lita på proffsen

220

Jag har nu pratat med personalen på boendet och fått förklarat för mig lite om gårdagens händelser. E har mått dåligt en tid och i går morse var det extra tungt för henne. Hon hade sagt att hon hade tankar på att inte vilja leva och så skar hon sig också. Personalen ringde till sköterskan som fick komma dit och göra en bedömning samt tejpa såret. Där efter beslutade de sig för att skjutsa E till psyket. Dels för att de följer en handlingsplan och dels för deras egen skull men framför allt för hennes egen skull.

På psyket gör de nog inte så mycket mer än kanske pratar med henne och ev medicinerar samt förhoppningsvis håller lite koll på henne. Den jag pratade med på boendet visste inte vad de gör och om de till exempel höjer Es dos av Risperdal när den dos hon har inte längre hjälper. Det är ju så det brukar bli i slutändan vet jag av egna erfarenheter.
Det var en som sa att man ska lita på att proffsen = doktorerna vet vad de gör.

Dottern blir kvar på psyket till åtminstone i morgon men hade varit lite motsträvig till att åka dit. Hoppas nu att hon får må bättre igen här framöver, att det inte eskalerar igen och att hon gör verklighet av sina tankar angående att dö.

Utskrivning

E ville inte vara kvar på psyket och valde att skriva ut sig och ta en taxi hem. Jag har full förståelse för att hon inte ville stanna på sjukhuset och hoppas att hon får en bra kväll. De skulle ha en halloween fest med ett annat boende och då kanske hon får annat att tänka på.
Litet grann oroar jag mig förstås över att hon ska göra något dumt men jag hoppas verkligen inte det.

221

E har varit så duktig så länge som har klarat att inte skära sig men igår höll det alltså inte längre. Hoppas att det inte händer igen på en lång tid.

söndagen den 3:e november 2013

I morgon händer det

I morgon förmiddag kommer de hit ifrån tv och gör ett inslag om självskadebeteenden och den dåliga vården som ges till dem som har det. Reportern har fått information av andra att det är vanligt förekommande att när man har ett självskadebeteende så hamnar man lätt mellan stolarna. Har man däremot både ett ätstörningsproblem plus ett självskadebeteende eller missbrukar alkohol el narkotika så ser det helt eljest ut. Vilket vi ju har blivit smärtsamt medvetna om!

Det känns lite pirrigt nu kan jag säga men det känns samtidigt oerhört viktigt att det kommer ut till allmänheten att det ser ut så här i samhället. Es pappa ska komma hit men om han också medverkar återstår att se.

E är hemma igen som jag skrev i går! Hon mår så där och är inte speciellt talför. Det blir alltid så när hon inte mår bra! Då drar hon sig undan och svarar knappt på telefonsamtal.

Har haft en skön helg ute i stugan! Trots vetskapen att dottern var på psyket och hade skurit sig och sedan skrivit ut sig fast det inte var riktigt bra.
Jag kopplade ändå av ovanligt bra och har bastat och njutit i

222

massor framför kaminen sittandes med en bok. Längtar redan
till nästa gång vi åker ut dit. Till lugnet och den klara luft som
råder där!

SHEDO

Jag har haft chattkontakt med en tjej som jobbar på SHEDO
som arbetar med att sprida information, skapa opinion och ge
stöd kring psykisk ohälsa, ätstörningar och självskadebeteende.
Jag frågade om de har tips på hur vi kan gå vidare utifall det
blir ett dåligt besked ifrån Kammarrätten.
Det visade sig när jag fick svar att TV 4 har kontaktat dem
också och ska intervjua denna tjej i morgon om
självskadebeteenden.

Vidare så har Kalla Fakta fått ett tips! Vi får se hur det blir med
allting men det är bra att göra något och inte bra att göra inget.
Jag har försökt att få tag i E men när hon inte svarar i telefonen
så blir jag så orolig eftersom jag vet om att hon mår dåligt. Jag
hatar att känna denna oro! Men jag försöker lugna mig själv
med att hon kanske är i duschen eller på toaletten eller ute i tv
rummet hos de andra. Det här är följden av att ha levt med en
dotter som i flera år har haft ett självskadebeteende. Man lever
med den ständiga oron!
Jag längtar till dess vi är trygga med att E mår bra och har rätt
vård och framför allt kan leva som en vanlig ung tjej med
kompisar, uteliv, partner och ångestfri utan självskadebeteende.

Jag önskar att de som sitter och beslutar om vård eller icke vård
kunde sätta sig in i vår familjs situation. Att de kunde gå i våra
skor för en tid där de fick känna in vår oro, vår rädsla för att
vår dotter ska dö och vår ångest över att ständigt leva i
ovissheten. Jag tror inte att de då skulle ta sådana ödesdigra

beslut som det kan bli av ett avslag eller en överklagan men å andra sidan så följer de strikt socialtjänstlagen.

Jag fick ett sms ifrån en vän och en faster till E som önskade mig lycka till för i morgon. Gulligt av henne att höra av sig! Jag hoppas att det ska gå bra i morgon och att Es pappa kan närvara. Han har varit sjuk i några dagar och inte alltför pigg men med en Alvedon i kroppen, så kanske han tar sig hit.

måndagen den 4:e november 2013

Nu kör vi

I dag öser regnet ned så någon inspelning utomhus blir det knappast. Vi kommer att hålla till här! Jag känner förstås lite nervositet men samtidigt inte för jag har gjort det förut i andra ärenden där ett inslag handlade om ett behandlingshem som skulle läggas ned, som jag var inskriven på och det andra handlade om när skolan drog in assistenthjälpen till E och använde öronmärkta pengar till att betala ut lönen för en assistent som en pojke i klassen hade. Pengar som egentligen skulle ha använts till en pedagog till E!
En mamma till en flicka i klassen tipsade TV 4 och ett inslag gjordes. Dagen efter ringde skolchefen upp mig och var väldigt inställsam och jag minns så väl att han sade att självklart ska jäntan ha en assistent och bestäm du vem och hur många timmar hon ska ha.
Jag gör det här för E och alla andra som är i vår situation därför att det är en ren skandal från början till nu. Det är en ren skandal att de med självskadebeteende inte ska ha rätt till vård av socialtjänsten.

E hade sovit bra i natt men annars var det nog inte i topp och hon visste inte om hon skulle fara till jobbet i dag. Jag tror inte att hon gör det men däremot så ska hon få sig en behandling av A i eftermiddag. En välbehövlig sådan! Ibland kan man rent av slumra till under behandlingarna men ibland kan det också vara lite obekvämt. Beroende på vilken typ av behandling som görs! Jag brukar få behandling för ryggen, huvudet och bäckenet och har blivit hjälp enormt mycket. Det enda som behövs är en rundsmörjning mellan varven. Flickorna har blivit hjälpta med att bli av med huvudvärk och nackont men även där behövs det regelbundna behandlingar.

Filminspelning pågår

Japp! Så är det! Sitter just nu och knappar på datorn medan kameran rullar på. Ljusen är tända och det är rätt så stämningsfullt. E for aldrig till jobbet i dag fick jag veta när jag var i kontakt med henne. Men det hade jag redan räknat ut! Tråkigt för henne att ha det så där.
Es pappa är här men medverkar inte! Han var dunderförkyld och inte på hugget. Hoppas att jag inte blir smittad! Det går många förkylningar nu här och var och mitt barnbarn och hennes mamma har varit dåliga.
På torsdag ska T förresten komma hit och sova över eftersom hon ha sjukt långa dagar på dagiset hela veckan och under mammans praktiktid.

Uppdaterat:

Nu är inspelningen klar och jag känner mig nöjd. Närmare två timmars inspelning men i slutändan så blir det bara ett par minuters inslag i tv. Jag förstår att det här inte kommer att förändra något för oss och för E men det är ändå viktigt att det

225

blir mer upplyst om självskadebeteenden och psykisk ohälsa - än vad det är...

Effektiv reporter

Tänk vad effektiva journalister är med att få fram information från olika instanser. Hon som jag träffade i dag är inget undantag och har pratat med både en lagman, med en chef inom psykiatrin, en informatör på SHEDO, kammarrätten i Sundsvall samt att hon har försökt att nå socialsekreteraren som håller i kontakten med E. Lagmannen ville inte medverka i tv men gav reportern tillåtelse att berätta vad han hade sagt. Kammarrätten hade hon inte fått tag i men skulle fortsätta ringa dit och social sekreteraren var inte anträffbar.

Som jag sade till A så krävs det lite mod och go i en för att ringa runt, pusha på folk och rota i saker. Det krävs en journalist för det! Jag hoppas att hon framför allt får tag i någon på kammarrätten så att vi kanske kan få veta hur lång tid det kommer att ta innan de har fattat ett beslut och dömt en dom. Väntan är olidlig och vi har väntat länge nu. Faktiskt i ett hela sex månader! Om man räknar totalt från det jag fick samtalet om att E låg på sjukhuset efter sin överdos. Jag sökte direkt kontakt med Anna K och bad om hennes tips på ett bra behandlingshem.

Problemet som jag förstår det är att över hela landet är det svårt för dem med ett självskadebeteende att få vård. Speciellt kanske på ett behandlingshem. Det har talats om att om man har ett självskadebeteende så borde det kunna bli en diagnos för sig av det hela. Då skulle det tydligen kunna bli enklare att få vård! Jag är absolut inte oäven till det OM det var till hjälp

226

för vår dotter vilket jag också sade till reportern i dag. Är det det som krävs för att E skulle få en bra hjälp så finns det ingen tvekan.

Jag fick också frågan vad som är det värsta som skulle kunna hända. Svaret var enkelt: Det är att min älskade dotter tog sitt liv! Den rädslan går jag runt med dagligen och lär säkert göra till dess jag vet att hon har fått hjälp, mår bra och lever ett gott liv utan en massa tunga mediciner och utan ångest. Det är min dröm att hon ska komma dit. Att hon kanske finner sig en kille, flyttar till ett eget boende när hon väl mår bra, kanske får äran att bli mamma, kan läsa in grundskolan och skaffa sig ett bra jobb.

Jag funderar mycket över vad som ska hända sedan om kammarrätten avslår och dömer till socialnämndens fördel. Vad gör vi då? Hur går vi då vidare? Det är många funderingar och frågor jag har men till dess så kan jag bara se tiden an. Tror jag!
Men målet är att vi ska vinna detta i längden!

tisdagen den 5:e november 2013

Inte så bra

Var i kontakt med dottern här på morgonen och frågade hur hon mådde och om hon skulle till jobbet i dag. Det var så där svarade hon mig och hon skulle nog inte till jobbet verkade det som. Jag frågade om hon visste vad som har triggat igång hennes ångest igen då det var ändå rätt så bra hela sommaren och början på hösten. Men det visste hon inte! Det är förstås inte alltid man vet varför - det visste inte jag heller när jag hade

227

det jobbigt med ångest för flera år sedan så jag förstår att hon inte har en susning om varför. I dag vet jag däremot varför om jag får känningar av den och i och med det så kan jag känna mig rätt så lugn ändå. Det är för min del inte konstigt att jag mår dåligt mellan varven i och med att E har det så jobbigt. Det speglar av sig!

Jag tyckte att vi kunde ju ses och ta en fika eller något om hon har lust och att hon vet ju var jag finns. Tror inte att det var ett så lockande förslag för hon svarade inte ens på det. E orkar väl inte det heller när hon mår som hon gör. Även det kan jag förstå!

Jag frågade E om hon var hemma nu eller på lasarettet och hon svarade mig att än så länge är hon hemma.... Jag tycker så synd om henne att hon ska behöva må så här och jag blir så fruktansvärt bedrövad och arg över att tiden går utan att hon får den hjälp hon behöver. Vad i helvete håller myndigheterna på med?!!! Tänk om E en dag känner att nu orkar hon inte mer och tar sitt liv?? Då är det försent - tänker de ens på det??!! Jag blir så vansinnigt ledsen när jag märker att tösen mår så dåligt och det är jättejobbigt att pendla mellan hopp och förtvivlan. Det har vi gjort i många år nu!

Verksamhets chefen inom psykiatrin kände till mig fick jag höra och det förvånar mig inte eftersom jag dels för flera månader sedan försökte få ett vettigt svar ur de andra cheferna om hur de har tänkt hjälpa vår dotter och dels så överlämnades ju ärendet till cheferna från den samtalskontakt E har i juni månad. Som vanligt så bemöttes vi föräldrar urdåligt av dem alla. Snorkiga, arroganta och kyliga....är de ord som beskriver dem ända ut i fingerspetsarna.

Hate

Jag hatar att sitta overksam medan min dotter mår uruselt och jag hatar att känna en växande oro inom mig för vad hon ska ta sig till. Jag är ärligt talat jätte bekymrad över hennes mående nu och är rädd att hennes ångest, självskadebeteende och hennes tankar på att inte vilja leva ska ökas på allt eftersom. Jag är livrädd att hon ska hamna i en dålig period nu igen där det bara går utför och där inget tycks kunna vara till hjälp. Där allting rullar på som vanligt med att personalen på hennes boende ringer sköterskan när hon har skadat sig, som plåstrar om, eller som bedömer att E måste till en doktor för att sy eller limma, att hon skickas hem, skadar sig igen, syr, limmar, blir inlagd på psyket ett par dagar, skrivs ut, skadar sig och så fortsätter det.

Jag önskar så att denna mardröm någon gång kunde ta slut för E och för oss. Hon måste få leva ett vanligt liv någon gång utan ångest där hon kan få vara glad och harmonisk där hon får en chans att leva som en ung frisk tjej. Så många år har gått till spillo för E! Så många år som hon har mått dåligt har satt sina spår i henne - ja i oss alla som står henne nära.

Det jag inte kan förstå är varför landstinget är så ovillig på att hjälpa vår dotter, varför de kan påstå att hon inte är sjuk nog och hur de kan skicka hem en självmordsbenägen flicka till ett boende där de omöjligt kan ha full koll på henne.

Vad jag kanske kan förstå är socialnämndens beslut att avslå vår ansökan om en behandlingshem vistelse för vår dotter eftersom de bara följer socialtjänstlagen. Vad jag däremot inte kan förstå är hur de kan låta bli att kringgå lagen en sådan här gång när det faktiskt handlar om en ung flickas liv. De laborerar med vår dotter som att hon inget är värd.

Jag fick svar ifrån Shedo på det mejl jag hade sänt och de beklagar vår situation men de har ingen möjlighet att hjälpa till med ett juridiskt ombud. Nu var det ju inte det jag ville och inget som jag heller nämnde i mitt mejl. Vi behöver inget ombud i dagsläget och ville bara ha lite tips och råd.

Jag har bett E att ordna med ett möte med den läkare hon träffade för ca två månader sedan som aldrig ringde mig fastän han hade lovat henne det. Vi vill ha en träff med honom för att försöka gå den vägen angående behandlingshem vistelse. Ifall kammarrätten dömer till socialnämndens fördel vill säga. Vilket jag är rädd att de gör! De kanske går på nämndens linje att ett självskadebeteende inte kan klassas som ett slags missbruk utan hör till landstingets ansvar.

E var upptagen när jag ringde till henne för en liten stund sedan och vad hon gör vet jag inte men hon skulle berätta det för mig lite senare. Jag undrar om hon har kedjan med personalen eller....

Mejl

Har gått med en oro i dag som inte är nådig och har känt på mig att något är galet. Fick sedan besked om att dottern återigen är på väg till psyket.

Hur som helst så här kommer ett mejl som jag har skickat till verksamhetschefen på psykiatrin:

230

Jag är mamma till E och jag vet att TV 4 har varit i kontakt med dig och att du hade hälsat att jag kunde höra av mig. Eftersom jag har en hörselskada så föredrar jag att ta det via mejlen.

Du vet nog vem jag är sedan tidigare då min dotter brukar vara intagen ibland på avdelning X och går i samtal hos er.
Hur som helst så vet du att vi oroar oss för vår dotter och efter så många år med ett självskadebeteende där tidigare insatser inte har fungerat så vill vi att hon ska få komma på ett behandlingshem. Inte något i stan utan ett utanför så att hon får bryta av och börja om på nytt.

E själv har varit lite vacklande i det hela men nu har hon själv sagt att hon vill fara i väg till ett behandlingshem. Hon har en dålig period nu igen och mår inte alls bra så det känns väldigt angeläget.
Förvaltningsrätten dömde till vår fördel när vi överklagade socialnämndens avslag (vi sökte till dem då ni aldrig gav något svar till oss föräldrar) och ser ett stort behov av vård för E. Socialnämnden har dessvärre överklagat deras domslut till Kammarrätten så vi väntar nu på deras dom. Månaderna går och att se E rasa igen känns verkligen inte roligt. Vi är så rädda att hon ska försöka med att ta sitt liv igen!

Jag vet egentligen inte vad du kan göra för att hjälpa oss när bemötandet hittills hos dem som jobbar inom psykiatrin och med vår dotter inte har varit det bästa. Läkaren som lovade E att ringa mig efter deras träff för ca två månader sedan men som aldrig gjorde det, H som är kort och koncist och inte speciellt trevlig, läkaren som först tog mot Es pappas samtal men som sade att han satt i möte och bad T ringa upp femton minuter senare. Då det visade sig att växeln inte kopplade pappan vidare eftersom läkaren hade sagt ifrån om samtal från honom utan hänvisade vidare till H.

Vår dotter har ska det poängteras givit sitt tillstånd att dem alla pratar med oss och trots det så har det blivit så här.

Så kan du hjälpa E till tex Lenagården?

Med Vänlig Hälsning

tisdagen den 5:e november 2013

Hemma igen

Jag är så förbannad att jag flyger i taket snart! Es pappa pratade med en ur personalstyrkan på boendet som berättade att E återigen hade sagt att hon inte vill leva och att de enligt handlingsplanen därför skjutsade upp henne till psykiatrin.

232

Väl på psykiatrin där en läkare tog mot E så sade han att hon har det bra på boendet och att personalen får hålla koll på henne i stället för att han skulle skriva in henne på en avdelning.

Visst - hon har det bra på sitt boende men de kan omöjligt hålla hundra procent koll på E eftersom de har fem sex andra brukare att ta hand om också. Det är för övrigt inte deras uppgift!

Det är det här racet som psykiatrin hela tiden har kört med - att boendet kan ta hand om E! De har till och med sagt som så att OM inte E bodde på ett gruppboende utan i en helt egen lägenhet så skulle chanserna att hon fick hjälp på till exempel ett behandlingshem vara större. Men då hon bor där hon bor så lastar de alltså hellre över ansvaret på boendet och personalen. Hur sjukt är inte det?!

Jag är så orolig och jag vet att om E vill ta sitt liv så kan hon lyckas. Jag vet också att hon kan lyckas även inne på en sluten avdelning men det känns ändå som att de kunde ha lite mer koll där än just på hennes boende. Tror jag i alla fall! Det här att lasta över ansvaret på personalen är inte sjysst mot vare sig dem, E eller vi som står E nära.

E är på ett pisshumör rent ut sagt och vill inte att jag ringer och vill helst inte att vi existerar just nu. Vare sig jag, hennes pappa eller henne syster verkar det som. Men vi vet ju att det bara är för att hon mår så dåligt!

Jag bad henne att i stället för att tänka att hon inte vill leva för att det är ingen lösning på problemen så borde hon i stället kaxa upp sig, slå näven i bordet och säga till både

233

socialsekreteraren och psykiatrin att hon vill fara på ett behandlingshem. Att det tar bäst om hon själv säger det! Jag är som sagt var orolig att hon ska göra allvar av sina tankar om att hon inte vill leva. Hon har försökt förut och varit nära att lyckas så vad är det som säger att hon inte försöker igen.

Jag kan i alla fall berätta att på torsdag samt fredag morgon kommer det att vara inslag på TV 4, de lokala nyheterna om självskadebeteende och en liten snutt om vår kamp.

onsdagen den 6:e november 2013

Mejl

Enhetschefen skriver att personalen på boendet har märkt att E mår sämre sedan det här med behandlingshem kom på tal efter förvaltningsrättens dom. Hon bad oss att inte prata med E om det!
Till saken hör att jag har inte sagt ett ord till min dotter om det den senaste tiden eftersom att hon fick mer ångest efter domen. Däremot så har hennes syster varit på henne lite om det men hon är ju Es tvillingsyster och de brukar säga vad de tycker till varandra. Det kanske är klokt att låta E vara nu!

Jag skrev till henne att vi föräldrar undrar om inte kontraktet som E skrev under där i maj juni månad fortfarande gäller. Angående att personalen på boendet ska få prata med oss föräldrar när E blir intagen på psyket, har skadat sig själv eller har försökt att ta sitt liv. Hon svarade då att hon utgår från att kontraktet gäller ännu men att allting är på Es villkor. Personalen tycker att vår dotter ändå mår bättre än tidigare (att

234

det är en annan E) och att hon inte mår lika dåligt. Så kanske det är men som jag skrev till henne så ringer varningsklockorna hos oss föräldrar därför att vi blir ju rädda.

Jag skrev också att efter nitton år under samma tak så känner vi E väldigt väl och märker när det är på väg utför igen. Att vi hoppas att personalen har rätt och att det inte blir en lika djup svacka som i våras. Att vi också hoppas på att bli informerade på något sätt ifall Es mående blir akut sämre. Det är ändå vår dotter som det handlar om och även om vi känner henne så missade vi att hon mådde så fruktansvärt dåligt hela våren. Att det var så illa kunde vi inte ens föreställa oss och när ingen berättade hur det var så gick vi helt ovetandes om alla skärningar och överdoseringar. Vi vill INTE behöva uppleva det igen!

Domen från kammarrätten

Jag fick precis veta att vi förlorade målet i kammarrätten. Nu vet jag inte vad mer vi kan göra för att E ska få hjälp. Där gick luften ur igen och att jag känner mig ledsen är lindrigt sagt. Hur långt kan man kämpa och hur långt kan man gå är frågan. Jag vet inte och jag vet inte heller om jag orkar bråka mer. Jag är så liten på jorden bland dessa myndigheter och har ingen som helst talan.

Svar från verksamhetschefen

Fick nästan omgående efter Es besked om att Kammarrätten går på Socialnämndens linje en helvetes magvärk. Till slut låg jag på golvet i plågor och vred mig. Försökte få i mig middag men efter 3/4 av hamburgaren gick det inte mer.

Tog en magmedicin och lade mig med hinken bredvid sängen men kräktes tack och lov inte. Efter ett par timmar släppte det onda och nu känns det som vanligt. Vete tusan vad det var som hände men nu är det i alla fall över.

Det går att överklaga Kammarrättens beslut och det ska göras inom två veckor. Jag kommer så klart att göra det om det inte blir en massa tunga utgifter för det har jag inte råd med. I ärlighetens namn så känns det enormt missträstande. Jag tror inte att vi har en chans om jag ska vara sanningsenlig. Socialnämnden följer bara socialtjänstlagen och den går tydligen Kammarrätten efter. Men jag överklagar och gör det jag kan ändå. Det är till att hämta nya krafter och ta tjuren i hornen.

Jag fick svar ifrån verksamhetschefen på psykiatriska kliniken i eftermiddag och hon skrev att hon vanligtvis inte är involverad i enskilda patientärenden såvida det inte finns särskilda frågor som behöver diskuteras och lösas. Hon skulle försöka att under morgon dagen prata med den läkare som E träffade för ca två månader sedan och som aldrig ringde mig som han hade lovat henne. Sedan skulle hon höra av sig igen under veckan till mig.

Jag har meddelat reportern Kammarrättens beslut och hon tyckte att det var konstigt att det gick så fort eftersom hon i går pratade med dem och då hade de inte beslutat när de skulle ta upp frågan och de skulle invänta uppgifter från Es håll.
De måste ha blandat ihop ärenden eller tagit ett snabbeslut och sedan skickat det med express eller något sådant. För domslutet har vi i alla fall.

I morgon är det då tänkt att inslagen ska visas på morgonsidan men jag vet inte när och har inte fått besked om tidpunkt eller om det är hundra klart att det blir i morgon. Men det lät så! Jag ska hjälpa mina föräldrar att handla och städa så jag kommer att missa inslaget i morgon. Får kanske se det på tv 4 play i stället eftersom vi ändå inte har de lokala nyheterna. Vi har bara Stockholms nyheter ironiskt nog. Canal Digital har tydligen inte hunnit längre i utvecklingen!

Jag har haft mitt barnbarn här hela dagen! Hon är en riktig goding och förgyller verkligen vardagen. Lite trotsig är hon nu tre år som hon är och ska gärna testa gränserna. Säger man åt henne att drick lite vatten så gör hon absolut inte det men säger man att du får inte dricka vattnet - då gör hon det!
Säger man åt henne att nej du får inte göra si eller så - då slänger hon sig på golvet och tjurar. Tio minuter senare är allting bra igen! Hur gulligt som helst är det!

torsdagen den 7:e november 2013

Självskadebeteende

Somnade sent som attan i går kväll och vaknade tjugo i fem i morse av att vår ena hund skällde. Sedan var det stört omöjligt att somna om så här sitter jag och skriver lite med en kopp the bredvid mig. Jag är öm i magen i dag som att jag skulle ha gått en rond i går och det har jag ju i och för sig gjort.
Jag låg och tänkte på det här med avslaget från Kammarrätten och en eventuell överklagan. Det känns just nu så fruktansvärt tröstlöst att få till någon hjälp för E. Verkligen botten!

Jag skulle vilja säga till min dotter att nu tar du förbanne mig och skärper till dig, sluta tänk att du inte vill leva och sluta upp med att skada dig. Men jag vet ju längst innerst inne att så enkelt är det inte för henne att bara sluta så där. Man kan tycka

237

att det bara är att bestämma sig men det är visst inte bara det. Det är så här det kan kännas när allting annat liksom står stilla runt omkring en och E någonstans måste ta tag i sitt liv själv. Eftersom ingen annan tycks göra det!

Det ska bli intressant att se vad kvinnan på psykiatrin har att komma med. Jag tippar på att det blir något i stil med: Jag har pratat med läkaren som E träffade och han bedömer att E inte är i behov av vård på ett behandlingshem.

Hoppas att jag har fel och att de i stället säger att eftersom nu kommunen inte vill hjälpa er dotter att bli frisk så ska vi göra allt i vår makt för att hon ska få hjälp att bli ångestfri och självskadefri. Men när man som jag har kämpat i flera månaders tid utan att något händer annat än att det blir avslag och nekande till höger och vänster så tappar man till slut hoppet. Jag har nog gjort det nu slutligen! Helt tömd på energi!

Snart ska jag i väg och hjälpa mina föräldrar med handlingen och eventuellt städ men sedan blir det att ta en tupplur. Måste försöka ta igen lite sömn innan jag blir en zombie.

Lev ut dina känslor

Intressant inslag i efter tio med Malou där en tjej berättade om sitt självskadebeteende som hon har lyckats bli fri ifrån. Bra jobbat!
Kommentarerna efteråt är lite olika men en del tänker att de med ett självskadebeteende inte har fått leva ut sina känslor som barn, att det har med uppfostran att göra, att de inte har fått nog med kärlek m,m. Jag vet inte hur det ser ut i andra familjer men i vår familj har vi alltid visa känslorna. Det är

viktigt att få vara arg, ledsen, glad och orolig! Likaså har jag alltid funnits där för mina döttrar som hemma mamma, de har fått kärlek i överflöd, jag har givit 100 % av mig själv och lite till....

Varför gick snett för just vår dotter? Dåligt självförtroende tror jag till en viss del, splittringen från tvillingsystern och tryggheten i en klass till en ny skola, en ny klass utan syrran och vetskapen om att inte vara som alla andra och där man vill vara som sin syster men inte klarar av det. Där man är väldigt medveten om sina funktionshinder men inte vill veta av dem, där frustrationen över olikheter och svårigheter blir till besvikelse, ilska och sorg. Där rakbladen blir räddningen när ångesten biter tag i en....

E hade sett inslaget i morse! Hon tyckte att det var lite jobbigt att se. Det kommer mer i morgon berättade jag för henne och då svarade hon: Oj herregud!

Enhetschefen för boendet skulle i dag ringa till socialsekreteraren (hon har försökt att nå henne flera gånger) och prata med henne om det här med E. Jag har inte förhoppningar om något längre men jag avvaktar och ser om det händer något positivt snart.

Det är bra att tv tar upp självskadebeteenden eftersom det är så vanligt numera. Jag trodde aldrig för mitt liv att någon av mina döttrar skulle börja på att må så fruktansvärt dåligt som E. Jag visste knappt vad ett självskadebeteende var innan jag blev smärtsamt medveten om vad det verkligen är. Visserligen så hade jag en kompis som skar sig när hon mådde dåligt men vi pratade aldrig om det och jag varken läste eller hörde något om självskadebeteenden under min uppväxt.

Jag önskar så innerligt att det såg annorlunda ut för oss. Att E var frisk och hade glädjen inom sig och slapp den där förbenade ångesten som hon dras med. Jag står inte ut med att se henne må så här mer, jag står inte ut med att oroa mig dygnet runt och jag mäktar knappt med sorgen. Men jag vet att jag ändå trots att det känns som att jag inte ska orka mer efter Kammarrättens beslut, har krafter att fortsätta kriga. Jag hämtar bara nya krafter någonstans ifrån!
Jag är väldigt stark inom mig och jag kommer att kämpa, kämpa och återigen kämpa för vår dotters skull. Till dess jag vet att hon har fått hjälp och mår bra! Hon fyller 23 år i januari och har haft ett självskadebeteende under de sista sju - åtta åren. Det är en lång tid att må dåligt och ha ångest. Eftersom jag själv har haft ångest så kan jag väldigt väl leva mig in i hur hon mår och jag skulle inte vilja uppleva den känslan igen, än mindre vill jag att min älskade flicka ska lida av det.
Jag försöker få E att förstå att hon kan bli ångestfri, självskadefri och utan en massa tabletter och att hon får inte ge upp livet. Det skrev jag till henne senast i går! Jag hoppas att hon tar till sig något av det jag säger henne.

När jag såg på inslaget som jag var med i denna morgon så ska jag erkänna att när jag såg en ur nämnden intervjuas så kände jag en ren avsky mot dem alla som satt i socialnämnden och tog beslutet.
Samtidigt så förstår jag hur de resonerar eftersom de följer socialtjänstlagen och vill som jag har nämnt i tidigare inlägg driva det så långt som möjligt för att se hur lagen kan efterföljas.

Men det hjälper inte E, det hjälper henne verkligen inte att strunta i att hon behöver få åka till ett behandlingshem för sitt självskadebeteende. Eftersom inga andra insatser har fungerat så är tankarna på ett behandlingshem det som känns mest aktuellt. Vi kan inte fortsätta se vår dotter skada sig och riskera att förlora henne men vi kommer att göra det om inget snart händer. Dör min dotter ifrån mig så dör jag också....inombords!

Hoppet står till....

Jag tänkte i går kväll att nu låter jag boendet och enhetschefen ordna det här. De får ta över rodret och trycka på var de nu kan trycka på. Jag hoppas att de kan hjälpa oss så att E får fara till ett behandlingshem passande för henne där hon kan få hjälp med alla bitarna. Finns det verkligen sådana behandlingshem där de kan ta mot dem med intellektuella svårigheter som vår dotter har i en liten skala? Vissa anser att hon inte klarar av en kbt eller dbt behandling på grund av det. De måste också kunna det här med adhd och framför allt självskadebeteenden.

Enhetschefen skulle ringa i dag som jag skrev tidigare. Till soc! Det vore toppen om det gick att påverka där men som alltid så ska ju ärenden gås igenom i nämnden och då står vi där igen. Blir nobbad eftersom de hänvisar till landstinget. Ett landsting som tycker att det är utmärkt att E bor där hon bor så att personalen får göra grovjobbet. Då slipper ju de betala för en vistelse på ett hem! Jävla snåljåpar!

Jag har fått en hel del kommentarer angående Kammarrättens beslut:

Ogilla

241

Tänker på er.....!

Jävla snea samhälle vi lever i.................

Det är så jävla typiskt. Dom klarar sig alltid

Nej!! Kram

Tragiskt!

För djävligt..

Men nog är det väl för djävligt. Vad händer nu? Överklagas det igen?

Fy va tråkigt! Kram

Ledsamt

Nej! Jättetråkigt!!

Det är skrämmande att det är omöjligt att få rätt mot en myndighet

Just sett tv4 inslaget....hoppas det hjälper att det tas upp i tv och granskas

Det som borde vara självklart är inte alltid så självklart och det är smärtsamt! Man måste leva i det/med det för att förstå hur det verkligen känns! Därför borde människor som arbetar med just sådana här frågor/ställningstaganden ha den livserfarenheten på något sätt! Sänder styrkekramar

Om rätt man/kvinna skulle sitta på rätt plats så skulle det aldrig behövas krigas över det som är en självklarhet och det varje människa behöver för att få må bra i samhället! Det är verkligen tragiskt!

Mejl ifrån verksamhetschefen

Jag har fått ännu ett mejl ifrån kvinnan på psykiatrin om att hon försöker få tag i läkaren som E träffade tidigare men att han var sjuk i dag. Hon ville gärna träffa mig och E tillsammans med doktorn någon gång under nästa vecka.

Jag har svarat att vi gärna kommer på en träff i nästa vecka och att Es pappa följer med. Det måste i så fall bli endera tisdag, onsdag eller torsdag eftersom vi ska till veterinären med vår ena hund på måndagen för tandskrapning. På fredag är det dags för mig att få mina riktiga kronor så då blir det inte heller.

Jag brann av lite för en stund sedan gentemot dottern! Mitt tålamod prövas till bristningsgränser just nu och kombinationen sömnbrist och oro kan nog få vem som helst att reagera. Nu skulle jag verkligen behöva personalens hjälp med att snacka med dottern om livets allvar och de val man gör för att må bra.
Grejen är att det här handlar inte bara om E utan om hela vår familj som har fått oroa oss under många år. Vi alla skulle må bra av att hon fick hjälp och blev frisk.

fredagen den 8:e november 2013

Dagens inslag

Jag har tittat på dagens inslag i TV 4 och känner mig nöjd med det. Mycket mer blev sagt men det är omöjligt att ta med allting i ett sådant kort inslag som i nyheterna.
Personalen på boendet är bra och de har inte den rätta utbildningen precis som jag sade i inslaget. Däremot så har de några kurser, handledning och böcker bakom sig men det räcker på långa vägar inte. Det är inte deras job och det är så fel att lämpa över ansvaret på boendepersonalen. Ett ansvar som borde ligga hos landstinget och kommunen. Det är så himla bra att regeringen nu tittar över detta med självskadebeteende och jag hoppas verkligen att det blir en lagförändring i socialtjänstlagen.

Det har varit många långa och tunga månader sedan Es självmordsförsök i våras. En lång lång kamp för hjälp! Jag vet inte om jag direkt ser någon ljusning på eländet men försöker att tänka positivt även i de mörka stunderna då avslag drar ned en. Jag är mer slut än jag trodde framför allt mentalt. Som jag nämnde i tidigare inlägg så är jag en stark tjej men det finns gränser även för mig. Jag är så trött!

Jag hoppas att min dotter tar mot hjälp om hon får den, att personalen på boendet kan prata med henne, att vi får en lugn vinter där E kan få må rätt så bra och att någon tar sitt ansvar och hjälper henne nu. Kanske kanske det blir landstinget i slutändan! Jag måste hoppas på en förbättring trots allt...

Jag kommer att lägga ut inslaget från dagens nyheter lite senare i dag när jag har fått hjälp att hämta videon. Den vill jag även spara till den externa hårddisken.

Tack till reportern på TV 4 Umeå som gjorde två bra inslag där det framkom hur bristande vården är angående dem med ett självskadebeteende. Tack från djupet ur mitt hjärta! Kan lagen förändras så finns det inget som glädjer mig mer.

I dag fick mitt barnbarn komma hit då hon har haft en tuff vecka eller snarare flera tuffa veckor med tidiga mornar och långa dagar på sitt dagis. Mamman praktiserar på röntgen men gör sin sista dag i dag. Så till veckan blir det nog lite lugnare för dem på mornarna. Mitt barnbarn är inte alls förtjust i att kliva upp i ottan och morgonen är en enda konflikt med en grinig jänta och en förmodligen stressad mamma.

Jag minns när barnen var små - jag var ensam med dem från de

244

var fyra månader gamla. Tack och lov så behövde vi inte stressa i väg på morgonen till dagiset utan tog det lite i vår egen takt eftersom jag redan då var sjukskriven på grund av ångest och utbrändhet. Men man var ganska slut efter att ha klätt på två små flickor och sedan traskade i väg till dagiset.

Värst var nog när det var dags att hämta dem från dagiset på eftermiddagen. E ville nästan aldrig följa med hem utan protesterade hej vilt. Hon skrek och var rasande över att inte få stanna kvar på dagiset. Det brukade sluta med att personalen fick ta hennes ytterkläder och jag bära E till bilen alltjämt som hon vrålade av ilska. Stackars hennes tvillingsyster hamnade lite i skymundan där allt som oftast.
Jag svettas bara jag tänker på det!

Trots att jag blev ensam med dem så tidigt så har de haft en fin kontakt med sin pappa, som alltid har bott i vår närhet. En pappa är viktig för sina barn och han har alltid varit en del av oss. Jag tycker väldigt mycket om honom än i dag som en kär vän och de kunde inte ha fått en bättre pappa.

E var inte alltid så pigg på att fara till sin pappa om helgerna men hennes syster ville mer än gärna det. Så det hände lite nu och då att han for hem igen utan E men med J.

Jag berättade ju i går att jag tände till på dottern men jag fick sedan så dåligt samvete att jag återigen kontaktade henne och det blev nog bra sedan. Det som har varit jobbigt under de här åren när hon har skurit sig är att jag varit och är fortfarande rädd att när hon blir arg, sårad eller ledsen, så ska hon skära sig.

Det har nämligen varit så till en viss del i alla fall att om något går henne mot, att något eller någon gör henne ledsen (vad som helst) så triggar det igång hennes ångest och då har hon skurit sig. Vilket har lett till att jag nästan inte har vågat säga åt henne om det har varit något, i rädsla över att hon ska skära sig eller hitta på något annat dumt. Det är en jätte jobbig känsla att gå omkring och vara rädd att göra så att ens dotter mår sämre.

Massage

Jag har ju mitt barnbarn här i dag och eftersom hon klev upp så tidigt i morse så fick hon ta en sovstund mitt på dagen och har nyligen vaknat.
När hon hade precis vaknat så lade jag mig bredvid henne och masserade henne rygg lite. Det påminde mig om när mina flickor var små.

Första tre fyra åren av deras liv så satt jag varje kväll vid deras sängar och läste en saga och avslutade med att sjunga några sånger. Det var en mysig stund för oss alla tre! När de sedan blev lite äldre så ville de varje kväll ha massage när de hade lagt sig och skulle sova. Så var kväll satt jag först vid den ena flickans säng och gav massage och sjöng. Sedan gick jag över till nästa flickas rum och gjorde detsamma med henne. Båda två älskade massagen! Det var säkert lugnande och tryggt med mamma som sjöng och masserade innan John Blund gjorde entre. Ända upp i tretton fjorton års ålder fick de massage ibland om de bad om det och det var uppriktigt mysigt och ibland den enda närkontakt vi hade. En tonåring är ju inte alltid så pigg på att ge morsan en kram men massagen gick bra.

Sedan när E började att må dåligt så önskar jag att hon hade fortsatt vela ha massage eftersom det kan vara lugnande men hon började ju i stället att dra sig undan. Hon stängde in sig på sitt rum i mörkret eftersom hon ville ha persiennerna nere, satt och tittade på tv eller surfade runt på internet. Jag var inte så överdrivet förtjust i att hon skulle sitta för sig själv i mörkret och försökte locka med henne ut på roligheter endera i hemmet eller ute. Jag blev så less vid något tillfälle att jag bar ut hennes teve från sovrummet men jösses vilket liv det blev på tösen.

Jag anade redan då att det var något fel men förstod inte vad utan tänkte mycket på att det kanske var tonåren bara. E var en isolerad och ensam flicka under sin uppväxt. Hon hade en bästa vän som tyvärr flyttade flera mil utanför stan och de höll kontakten men sågs inte speciellt ofta. Det tog hårt på E när vännen flyttade och hon blev så ensam.

Hon kunde vara med sin syster så klart men syrran hade kompisar och de var ett gäng som inte E var med i. Likadant i skolan där E inte riktigt hängde med i lekarna dels på grund av sin synnedsättning men dels på grund av att de andra tjejerna var lite äldre i sättet och hade utvecklats mer. E satt oftast på en bänk med sin assistent som ibland lyckades få med vår dotter på lekar med de andra tjejerna i klassen.

När E bytte skola och klass fick hon vänner men egentligen så umgicks hon inte så mycket med dem på fritiden förutom någon gång ibland. Jag vet att E saknade kontakten med sin syster och fastän de bodde under samma tak så hade de ändå glidit isär en hel del. Men ändå har de alltid haft ett band mellan varandra!

För mig som mamma var det hemskt att se E sitta isolerad på sitt rum utan några riktiga kompisar att umgås med på fritiden. Men vad kunde jag göra?! Jag försökte om och om igen att förmå Es syster att fråga om E ville hänga med henne på roligheter men det blev aldrig så att de gjorde det.

E har kompisar i dagsläget men hennes bästa vän som flyttade begav sig sedan ännu längre söderut och nu ses de aldrig på grund av avståndet. Det är jättetrist men till julen kommer de nog att ses! I övrigt så är hon oftast med personalen och de andra på boendet.

Jag önskar att hon kunde umgås oftare med de vänner hon har. Det skulle göra henne gott!

lördagen den 9:e november 2013

Överklaga

Jag kommer i dag åka till min dotter för att hämta Kammarrättens domslut och sedan sätta mig ned för att göra en överklagan. Jag hyser inga större förhoppningar att vi ska kunna vinna i nästa instans men vi bör naturligtvis ändå försöka. Mer kan vi inte göra! Likväl som socialnämnden vill driva det här för att fastställa lagen likväl vill vi driva det från vårt håll. Att skära sig blir till ett beroende och har man ett beroende så ska man kunna få hjälp ifrån socialtjänsten. Har du ett narkotika eller alkoholmissbruk så kan du få en vårdplats på ett behandlingshem betald av socialtjänsten och det borde gälla även ett självskadebeteende eftersom det är svårt att sluta skära sig.

Ett självskadebeteende ska alltså kunna jämställas med ett missbruk och därmed ingå i socialtjänstlagen. Precis som Förvaltningsrätten ansåg men som Kammarrätten däremot inte tyckte av vad jag har förstått. Eftersom de gick på socialnämndens linje!

Jag fick frågan av reportern på TV 4! Om det gick att sätta en diagnos på just ett självskadebeteende - skulle jag då kunna tänka mig att dottern fick den diagnosen? Ja! Om det är det som krävs för att hon ska få vård så ser jag inget hinder i det. Jag är egentligen inte så överdrivet förtjust i att diagnoser ska sättas hit och dit, men ibland kanske det är nödvändigt.

Det som slog mig när jag såg inslagen som sändes både i torsdags och i fredags var hur kylig socialnämndens ordförande verkade i sitt uttalande. Något som jag tänkte redan när de beslutade i nämnden för att överklaga Förvaltningsrättens domslut var att dem som sitter och beslutar ett sådant här känsligt ärende kan inte blanda in sina känslor i jobbet. Men hur klarar de det?! Hur klarar man att neka en ung flicka vård på ett behandlingshem, en ung flicka som har försökt att ta sitt liv flera gånger och som har skurit sig sedan många år tillbaka? Hur kan man inte vilja gå över lagen en sådan gång och göra ett undantag? Hur kan man efter att ha läst den femton långa sidor berättelsen om vår familj och om att leva med en dotter med ett självskadebeteende - bara slå klubban i bordet och säga NEJ!?
Något jag mer tänkte på var hennes uttalande om att personalen på gruppboenden ska ha en socialpsykiatrisk grundkompetens. Men hon visste inte hur det såg ut på Es boende. Jag skulle önska att personal och deras chefer förklarade för denna kvinna hur en dag när E har skadat sig, uttrycker att hon inte vill leva och mår väldigt dåligt kan se ut. Alla timmar de har tillbringat med henne på en vårdcentral, akutmottagningen, psykakuten, i hennes lägenhet med henne osv. Att ens resonera så som socialnämndens ordförande gör tyder på att hon egentligen inte

alls har en insyn i hur det verkligen är. Må så vara att de har en socialpsykiatrisk utbildning - det kan inte begäras av dem att de ska ta hand om vår dotter när hon mår som hon gör. Det är som jag har nämnt tusen gånger tidigare - INTE DERAS JOBB!

Jag fick en gång höra av en personal på Es boende att det finns dem på psyket som har skurit sig mycket värre än E. Det vet jag för jag ha sett hur det kan se ut och jag är oerhört tacksam att hon än så länge " bara " har skurit sig på underarmarna och på benet på något ställe.
Det känns angeläget att stoppa detta innan det har gått ännu längre och helt enkelt mota Olle i grind. Något jag redan under tiden då E var inskriven på barn och ungdoms psykiatrin poängterade. Då var det bara små rispor som det handlade om och då fick vi rådet att inte prata med vår dotter om det, att inte bry oss om hennes rispningar. Eftersom det var det hon ville och det skulle trigga i gång henne än mer.

Jag kan inte låta bli att tänka på det där ibland och undra om de fortfarande skulle säga att det är inget att bry sig i. Hennes skador är på vissa ställen djupa och grova. Hon har skurit sig i samma sårskador flera gånger om, hon har limmat och sytt vissa skärsår och hon har vid något eller några tillfällen skurit av artärer. En personal berättade vid mötet i juni att de har fått torka blod från väggarna. När jag hörde det uttalandet så blev jag fruktansvärt illamående och chockerad. Det tog hårt men det var den bistra sanningen vi föräldrar fick höra och inget annat.

Eftertraktad

Skulle ju till dottern i dag för att hämta papperen från Kammarrätten men först tog vi en sväng ned på stan. Efter ett tag så plockade jag upp telefonen för att se vad klockan var och såg att jag hade ett sms. E hade skrivit och undrat vilken tid jag skulle komma till henne men det hade jag aldrig märkt. Inte nog med det - hon hade ringt tio gånger för att försöka få tag i mig. Typiskt när man inte hör bra och ljudet var ofrivilligt sänkt (brukar komma åt volymknappen).

Hur som helst så visade det sig att även hon var på stan med boendet på någon grej på Äpplet. Så vi sköt på allting till i morgon! Vi ska ändå till byn där jag bodde tidigare och hämta en tårta och sedan förbi Maxi, så det får bli i den vevan. E bor för övrigt i närheten.

E for aldrig till sin pappa i går kväll på middag. Hennes farmor, farfar, syster och systerdotter var också där men E träffade en kompis i stället. Det är kul att hon var med en kompis och familjen har hon ju ändå kvar. Ingen av oss försvinner i första taget!

Vi har fem hundar! Tre tikar och två hannar. Den äldsta tiken är tretton år och fyra månader, den andra tiken är tio år och nio månader, tredje tiken är åtta år och sju månader, den ena hannen är fem år och 1 månad och den andra hannen är tre år och fyra månader. Den äldsta tiken är mamma till de andra tikarna och hon som är tio år är mamma till grabbarna.

Hur som helst så är de alla pigga för sin ålder men tiken som är tretton år ser och hör dåligt och sover mycket om dagarna. Hon kan också uppträda lite lite förvirrat ibland men bara ibland och för det mesta är hon piggast av dem alla. Hon kan få ett tokryck och ska springa under promenaderna och hon kan med lätthet följa med på en timmes promenad, hon kan busa med den yngsta hannen så det står härliga till och är helt helt underbar. Hon är väldigt mattig av sig och jag har aldrig kunnat lämna henne ensam för hon skäller då övergivet, vilket har varit lite jobbigt. Det har blivit bättre med åren och i dag blev vi väldigt förvånad när vi kom hem från stan. Vi tog för givet att hon låg vid dörren och väntade på oss och i allra bästa fall i hundsängen. Men jag gick in först och såg inte till henne! Blev lite förvånad och började undra var hon höll hus. Sedan kom A in och först då kom den gamla tanten lufsande ut till hallen helt yrvaken. Hon hade sovit sig igenom vår frånvaro!

På tal om hundarna så fick Es syster den ena tiken när vi bestämde att hon skulle stanna i flocken. Men systern var inte så intresserad av hundarna utan det var mer E som visade ett intresse för dem. Hon var med under valpningar och gosade mycket med dem och speciellt Daisy som J fick är Es favorit! Jag erbjöd därför E att ta Daisy till sig för ett par år sedan men det gick förstås inte. Det är ju så att en hund ger så mycket och verkligen kan vara till nytta. De lugnar bra tycker jag och man får motion på köpet. Jag tror att det bara hade varit bra för henne!

söndagen den 10:e november 2013

Brevet till regeringen

Eftersom regeringen skulle titta över det här med självskadebeteende och vården för dem så har jag i dag sänt i väg ett brev till Fredrik Reinfeldt och regeringen. Det känns viktigt att visa på hur det kan gå till och statuera ett exempel på

hur socialnämnden nekar en ung flicka vård på grund av socialtjänstlagen. Jag hyser inte stora förhoppningar om något gällande mitt brev till dem men kan jag göra lite så är det alltid något.
Brevet löd så här:

Jag för en kamp för min dotter som är född - 91 och som har ett självskadebeteende sedan många år tillbaka. I våras så försökte hon att ta sitt liv vid ett par tillfällen och där och då satte jag i gång denna kamp för att hon ska få hjälp. Sex månader senare står vi fortfarande och stampar på samma plats. Socialtjänsten i Umeå avslog vår ansökan om en plats på ett behandlingshem för flickan med motiveringen att enligt socialtjänstlagen, så är det icke deras ansvar att ge vård till henne. De menade att det var landstingets ansvar men landstinget bollar ärendet tillbaka till socialtjänsten.

Vi överklagade socialnämndens avslag till Förvaltningsrätten som dömde till vår fördel och menade att ett självskadebeteende kan ses som ett slags missbruk (de kan inte sluta skära sig fastän de vill) och att socialtjänsten skulle stå för kostnaden. Det var en glädjande nyhet som dock inte varade länge då socialnämnden i sin tur överklagade till Kammarrätten. I förra veckan fick vi besked att Kammarrätten går på socialnämndens linje och därmed står vår dotter fortfarande utan rätt till vård och en bra behandling.

Jag har medverkat i tv 4 lokala nyheter både torsdag och fredag i förra veckan angående detta och i samband med det fick jag vetskap om att regeringen för en diskussion om självskadebeteende och vården. Det låter väldigt bra och som mamma till en älskad dotter är det förfärligt att ständigt leva i denna ovisshet, oro, sorg och förtvivlan. Vår dotter var så väldigt nära att dö i sina överdoser där hjärtat hade stannat på henne. Att hon sedan blir nekad en ordentlig vård där tidigare insatser inte har hjälpt är fruktansvärt och socialtjänstlagen måste ändras omgående så att även denna grupp med flickor och pojkar kan få vård via socialtjänsten. Landstinget ska också ha sig en känga som struntar i sådant här. Jag ber er att ta tag i det här problemet snarast så kanske vår flicka och andra också med ett självskadeproblem kan få hjälp innan det är försent.

I går fick jag ett mms ifrån Es syster som höll i en liten hamsterunge som hon hade köpt till sig och mitt barnbarn. Den var så söt så! Det fick mig att minnas min egen barndom där jag växte upp med marsvin, hamstrar, kaniner, katt och hund. Dock inte alla samtidigt! Det gör gott för barn att få ha djur omkring sig!

Snart kommer barnbarnet hit på besök då mamma J måste plugga inför en tenta. Vi ska sedan åka till mina föräldrar och gratulera på fars dag med en tårta och en god middag. Pappa hankar sig fram men mår definitivt inte bra och orkar inte mycket längre. Han går och tar prover varje vecka och besöker onkologen ofta. De kan inte göra så mycket mer för honom än att ge smärtstillande när han kommer att få ont. Han vill ha cellgifter men de tänker inte ge honom det. Varför vet jag ej!

Föreläggande

När jag tidigare i kväll tog mig en titt på de papper som jag hämtade hos min dotter så såg jag att det inte alls var ett domslut. Däremot ett föreläggande där vi ska svara inom två veckor om vi godkänner eller inte godkänner socialnämndens överklagande. Samt skälen för detta och bevis som vi vill åberopa. Det Kammarrätten hade bestämt var att ta upp socialnämndens överklagande och inget annat.

Jag lät min bror gå igenom alla papper eftersom han har ett sådant yrke där de många gånger sysslar med den här typen av ärenden. Han berättade hur vi ska gå tillväga och sedan åkte vi tillbaka till E så hon fick skriva under delgivningen.
Nu har jag suttit och skrivit ned varför vi inte godkänner socialnämndens avslag och i morgon ska A ta kopior och sedan åka förbi E, så att hon återigen får läsa och skriva under lite papper.

måndagen den 11:e november 2013

Återigen på psyket

Es pappa ringde nyligen och berättade att E återigen ligger intagen på psyket efter att ha skurit sig och förmodligen har hon sagt att hon inte vill leva.
Personalen ringde honom på Es begäran! När man är så skör som E och inte kan hantera känslor så blir det galet. Det är något hon måste lära sig att kunna hantera. Att kunna bli ledsen, arg och frustrerad utan att få ångest och vilja skada sig. Jag undrar så vad det är som gjorde att E började med att skära sig från allra första början? Vad som fick henne att testa och gå över gränsen? Läste hon på internet om flickor som skar sig, hörde hon talas om det i skolan, var det någon hon kände som gjorde det och berättade att ångesten lättade om man skar sig....var fan fick hon reda på det och hur kunde hon ens prova. Hon som är så rädd för sprutor och blod! Skär man sig så blir det ju verkligen blod....

Sitter här och gråter av allting som är! Det gör väldigt väldigt ont att det ska vara så här.

Kammarrätten

E fick komma hem igen i eftermiddag och jag och A åkte dit så att hon fick skriva under papperet som Kammarrätten ska ha in. Nu är det postat och klart!
Jag talade med enhetschefen på boendet i dag och fick förklarat varför personalen inte ska prata med oss föräldrar. Vi pratade även om att inte blanda in E mer i det här med socialtjänsten, snack med psykiatrin, behandlingshems prat osv. Allt för att hon ska få lugn och ro nu och förhoppningsvis börja på må bättre, kunna jobba.... Chefen jobbar på från sitt håll och försöker nå socialsekreteraren och vi föräldrar jobbar på från vårt håll för att det ska bli så bra som möjligt för E. Det var ett förslag från enhetschefen! Jag berättade att jag känner mig illa omtyckt av personalen på boendet men hon sade att det skulle jag inte känna. Men så är det i alla fall!

Hur som helst så fick jag hålla i Es lilla dvärghamster som hon skaffade i går. Så liten så liten men ack så söt! Det där är bra för E att ha att pyssla med och ösa kärlek över.

Den andra dottern köpte en hamster i lördags till sig och flickan men natten mot i dag rymde den lilla rackaren ur buren trots att luckan var stängd och allt. Jag for dit och letade i morse i över en timme och letade under kyl, frys, bakom spis, bakom soffa, byråer, i barnbarnets rum bland leksaker, i badrum och så vidare. Men hamstern var spårlöst borta! Så i eftermiddags for dottern och köpte dem ett marsvin i stället. Gissa vad som dök upp bakom spisen en stund senare - en lite medtagen hamster som verkar ha något fel på det ena ögat som är som ihop berättade dottern. Så i morgon ska de tillbaka med hamstern och buren till stället som de köpte dem på. De måste fråga vad som är fel på hamsterns öga och byta bur för den går ju inte att ha. Nu har de alltså både en hamster och ett marsvin!

Jag satt i förmiddags i badet och grät floder av sorg över allting. Jag kände verkligen en uppgivenhet och en enormt tung känsla inom mig. En sådan där känsla av att nu ger jag upp allting och vill inte vara med här mer. Men nu känns det bättre även om jag fortfarande känner mig trött och ledsen. Det gör nog bara gott att gråta ibland! Man är inte hur stark som helst och jag är inte mer än människa.

Under eftermiddagen for vi med Baltazar till veterinären för att han skulle sövas och skrapa tänder. Medan han var där så for vi till As föräldrar och käkade middag. Det blev en trevlig afton hos dem!

Baltazar är så fin nu i munnen men lite spak fortfarande och medan jag sitter här och skriver så har han faktiskt vandrat över mina fötter medan han kissade på sig. Jag märkte att det luktade fränt och såg en sträng av kiss från buren över mattan, över mina fötter och på golvet. Det verkar som att han inte märkte själv att han kissade!

Fick precis ett sms ifrån J som berättade att deras marsvin ska heta Doris. Det hette vår gamla faster i familjen!

tisdagen den 12:e november 2013

En film om självskadebeteende och ätstörningar

Jag läste att Shedo i februari kommer att ge ut en film om självskadebeteende och ätstörningar.
Det känns angeläget och viktigt att filmer görs om dessa problem som tyvärr är så vanliga numera. Både bland tjejer och killar! Många är dessvärre rätt så okunniga om hur det är att leva med ett självskadebeteende och hur det är att vara anhörig till någon som mår psykiskt dåligt och skadar sig.

I går när vi for till E för att låta henne skriva under papperet som skulle till Kammarrätten så bävade jag för att åka dit. Jag var i valet och kvalet om jag skulle följa med in till min dotter eller låta A gå in med papperet. Men både A och och föräldrarna tyckte att jag skulle gå med in. Jag kände en sådan olust över det som var dagen innan så det tog mot att gå in men jag gjorde det och jag liksom A märkte att E sökte kontakt med mig och jag är glad att jag traskade in, trots allt. Jag var lite skraj över att hamna i en diskussion igen vilket jag inte ville och jag hade förberett mig för att helt enkelt säga att jag inte ville prata om något som gör att E mår sämre. E har ett hiskeligt humör och det drabbar mig väldigt hårt vilket jag fick känna av i söndags. Den där blicken och den där inre ilskan skar som knivar inom mig.
Jag borde vara van men man vänjer sig nog aldrig! Det är nämligen alltid jag som har fått ta hennes ilska - aldrig hennes pappa. Redan som liten var det mig hon blev arg hos men det hände nog så gott som aldrig inför hennes pappa.

Det är lätt att känna sig dålig som mamma när det blir så men folk säger till mig att det är ju tvärtom jag ska känna. Att E blir

258

arg med mig och mot mig är ett bra tecken och visar på att hon är trygg med mig och vågar bli arg. Jag får väl lita på dem som säger det för att om inte annat muntra upp mig själv.

Jag undrar hur det kommer att bli med allting i framtiden. Det är tankar som ofta cirkulerar runt i mitt huvudet. Kommer E att få fara i väg på ett behandlingshem, vill hon ens fara, OM hon far någonstans blir hon då hjälpt eller kommer hon aldrig att kunna sluta skada sig på grund av sitt lindriga begåvningshandikapp som gör att hon kanske inte kan ta till sig en behandling och riktigt förstå den (enligt personal så är det så det nog är), kommer vi att kunna läka som familj och när ska allting vända till det bättre....
Det är många tankar och funderingar men det är viktiga sådana och det enda jag önskar är att E ska bli frisk och självskadefri. Det är det viktigaste just nu!

E sade till mig härom dagen att hon vet att jag vill hennes bästa och att jag bara är rädd om henne. Jag älskar E innerligt mycket och skulle göra vad som helst för henne.
Det enda jag inte kan släppa på är det här med behandlingen. Hon behöver en bättre vård annars skulle hon ha blivit bättre vid det här laget efter alla år i terapi. I den åsikten viker jag och Es pappa samt syster inte en tum. Vad det sedan skulle kunna vara för något som passar vår dotter vet vi inte. Bara att något måste hända och förändras till det bättre.

onsdagen den 13:e november 2013

Mejl till verksamhetschefen

Efter mitt samtal med enhetschefen för Es boende så bestämde vi att jag skulle kontakta verksamhetschefen för psykiatrin och berätta att vi ska hålla E utanför allting nu. Till dess något konkret händer med en eventuell behandling på ett hem.

Jag har ännu inget hört ifrån verksamhetschefen angående en tid för en träff så nu skickade jag i väg ett mejl till henne. Där jag beskrev situationen och att vi i samråd med enhetschefen bestämt detta. Har hon några funderingar så får hon vända sig till henne i stället. Men att mötet bör bli av ändå utan E! För hennes skull!

Nu vet jag inte hur pigga de är där upp på att ha ett möte utan E men det lär visa sig. Hur eller hur så har jag nu gjort mitt känns det som!

Jag har mejlat otaliga mejl till olika högt uppsatta personer, jag har krigat och gjort mig obekväm, jag har fått ta skit från olika håll och kanter av dem som jobbar med E och jag har gråtit, gnisslat mina tänder och slitit mitt hår i frustration över hela situationen.

Jag har medverkat i teve och jag har överklagat hit och dit och nu kan jag inte göra mer än att vänta och se vad som händer.

Jag får helt enkelt ta det lite lugnt och låta även min älskade flicka få lite lugn och ro och inte nämna ett dyft om något som är jobbigt för henne.

Nu får helt enkelt tiden ha sin gång och blir det avslag i Kammarrätten så har jag gjort vad jag kan, blir det avslag i landstinget så har jag gjort även där vad jag kan och då vet jag inte vad mer det finns att göra.

Då kan jag med gott samvete tänka att jag har gjort allt i min makt för att E ska få rätt hjälp. MEN jag kommer aldrig någonsin att känna mig nöjd förrän jag ser resultat och förrän jag vet att E mår bra.

E var på sin dans i går! Det är jättebra att hon kommer sig i väg på den trots att hon inte mår så bra. Att få skingra tankarna är inte helt fel.

Es systers hamster försvann men kom tillrätta som jag har berättat tidigare. Hon köpte ju ett marsvin också till sig och flickan men nu måste hon köpa ett till marsvin så att den som hon har får sällskap och inte känner sig ensam. Snart har de ett eget zoo där hemma! Flickan älskar det hela och vill knappt gå till sitt dagis på morgonen.

Svar

Jag fick svar från damen på psykiatrin att hon inte har fått tag i läkaren som har varit sjuk hela förra veckan och denna vecka har de varit uppbokade på var sitt håll. Hon skulle dock försöka få tag i honom i morgon och sedan höra av sig om en tid för en träff.

Nu är det förstås inte bara att boka in en dag eftersom Es pappa jobbar skift och jag inte har en susning om när han kan. Men det får vi ta då! Det är inte alltid så lätt det där men själv är jag ju hemma om dagarna och kan när som helst - nästan. Det enda som jag brukar ha uppbokat är handlingen åt föräldrarna på fredagar. Denna fredag ska jag däremot till tandläkaren igen på morgonen och sätta dit mina kronor i överkäken. Det ska bli skönt att få de " riktiga " gaddarna för dessa är både fula och obekväma. Det känns som att jag har häst tänder i munnen, stora och tjocka hemska ena.

Jag hoppas verkligen att kronorna är mindre i storleken och inte lika tjocka och att de inte är så långt fram. Det ser ut som att jag ständigt har en prilla under läppen - jag som inte ens snusar längre!

Jag chattade en snabbis med E i dag som skrattade gott åt marsvinets namn som hennes syster har skaffat och att de ska köpa sig ett till marsvin så att den de nu har får en kompis. Två marsvin och en hamster - tror fasen det att barnbarnet är salig!

På lördag är jag utbjuden på en tidig middag på en indisk restaurang av min allra bästa vän M. Först ska vi ta en pilsner på en pub och därefter traskar vi vidare till restaurangen. Längtar!
Har en annan god vän som i dag har legat på operationsbordet.

torsdagen den 14:e november 2013

Smilla

E har ju döpt sin hamster till Smilla och jag tycker att det var ett riktigt bra namn på en liten hamster. Det var en personal som kom på det!
E skrev att Smilla älskar solrosfrön och att hon kan nog bli tam genom att bli matad med dem. Jag hade en gång när jag var barn en hamster som var jätte tam. Hon älskade att krypa upp för mitt byxben och där hade hon det varmt och gott. Min bror hade en hamster också. En hane! Hane+ Hona = Bebisar!! Det blev elva små söta hamster ungar som var så små så små. Tyvärr så vaknade jag en morgon när ungarna var en vecka gamla av att mamma hamstern hade lyckats smita ut ur buren och var spårlöst borta. Vi letade som besatta men den gick inte att finna till min stora sorg.

Att sedan försöka mata små hamster ungar och hålla dem varma var ett enda elände och det gick bara inte. Vi hade lagt dem i en pälsmössa med en lampa ovan så att de skulle värmas, vi matade dem med en liten pipett och någon ersättning tror jag. Men de dog en efter en och till slut så fick min pappa spola ned dem i toaletten så att de skulle dö fort och smärtfritt. Jag hoppas i alla fall att det gick fort men jag glömmer det aldrig någonsin. Det var verkligen en hemsk upplevelse för en tio - tolvåring och jag minns än i dag hur ledsen jag var.

Detta var på vintern och förmodligen (mammas teori) så hade hamstern krupit upp i min säng och lagt sig i påslakanet och mamma hade vädrat sängkläderna precis den morgonen. Antagligen så gick det så till och att hamstern skakades ur och försvann ute.

På sommaren så for vi ut till stugan i något ärende och lämnade brorsans hamster hemma. När min mormor gick dit så fick hon se att hamstern hade smitit ur buren på något sätt, ramlat ned i en skurhink som hade lite vatten kvar i botten och drunknat. Där var vår tid med hamstrar över och sedan fick det bli ett marsvin och en kanin i stället.

Nu hoppas jag att det ska gå bättre för flickorna med deras hamstrar och de ser ju ut att ha rymningssäkra burar som dessutom är både fina och coola. Jag skrev till E tidigare i morse och hon skulle i väg till sitt jobb en sväng och sedan ägna dagen åt lite städning. Hoppas att hon får en bra helg! Själv så blir jag mol allena hela helgen men på lördag så blir det middag på den där indiska restaurangen som jag nämnde i går. Ska bli trevligt!Jag älskar indisk mat men även thai och kina käk. Skulle lätt kunna äta det veckans alla dagar! Vi har en restaurang i stan som gör underbar thaimat och där beställer vi mat ett par gånger i månaden. De är inte heller så dyra vilket är bra.

Jag skulle vilja resa till Thailand på semester i några veckor i vinter men har inte råd och kan inte heller få ihop det med hundvakt. Får vackert vänta till nästa sommar då vi har bokat i juli månad en resa till Turkiet. Till Side denna gång! Jag låg faktiskt och tänkte på den där resan i går kväll och önskar att E ville följa med oss. Jag tycker att det är så mysigt med våra semestrar tillsammans och där vi får chansen att umgås på ett underbart sätt. Det har blivit som en vana att hon hänger med oss utomlands och det har blivit nästan varje sommar nu.
Resan som vi gjorde sist i augusti var helt oslagbar och jag tror inte att jag har sett E så uppåt, glad och fräsch på många år. Det var så härligt att se! Hon skrattade ofta, åt bra och det märktes att hon uppskattade att fara med oss " gamlingar " till sol och bad.

Till sommaren vill hon som sagt var inte följa med oss utan planerade en resa med sin ledsagare till utlandet men ledsagaren fick inte sin resa betald av kommunen en sådan gång. Så det blir inget av med det! Men de ska försöka ta sig till Göteborg eller något sådant i alla fall och som jag förstår det så betalar kommunen då i stället.
Med en tjej som inte är så funktionshindrad att hon skulle orsaka en massa jobb så blir det ju rena semestern.

Nåja! Det lär bli fler resor bokade i framtiden och eftersom jag älskar att resa till värmen och hittills har åkt varje sommar så lär det nog bli så även i fortsättningen. Då får E hänga på! Kanske även hennes tvillingsyster och barnbarnet kan följa med något år också. Det skulle vara jättetrevligt!

DAGENS Medicin

Jag fann en del intressanta artiklar om självskadebeteende i min jakt på mer kunskap och tips på bra vård. Här är ett exempel på en bra artikel från DAGENS Medicin:
http://www.dagensmedicin.se/debatt/landsting-maste-ta-unga-som-sjalvskadar-sig-pa-allvar---/

En annan intressant artikel går att läsa här:
http://www.dagensmedicin.se/nyheter/kvinnor-som-skar-sig-i-fokus-for-ny-forskning/

Vidare här i Vetenskap & Hälsa:
http://www.vetenskaphalsa.se/sjalvskadebeteenden-behover-inte-tyda-pa-svara-psykiska-problem/

Läkartidningen:
http://www.lakartidningen.se/07engine.php?articleId=17567

Psykologiguiden:
http://www.psykologiguiden.se/www/pages/?ID=170&sjalvska debeteende

I psykologiguidens artikel står följande som är väl värt att POÄNGTERA och är också något som Socialnämnden samt Kammarrätten borde ta del av: När självskadebeteendena blivit ett vanemässigt sätt att hantera ångest på, brukar det uppstå ett beroende, fullt jämförbart med narkotika- eller alkoholmissbruk. Den snabba ångestlindring självskadandet ger

265

blir svår att stå emot.

Wikipedia:
http://sv.wikipedia.org/wiki/Sj%C3%A4lvskadebeteende

Även dem skriver följande om beroende: Självskadebeteende upplevs ofta som beroendeframkallande. Ofta försöker närstående hindra personen i fråga att skada sig eller bara säga att personen måste sluta skada sig själv, vilket inte alltid är enkelt. Har personen sjunkit för djupt ner i depressionen räknar personen självskadebeteendet som en vardagssyssla, precis som äta och sova. Självskadebeteende är fullt jämförbart med övriga missbruk. Självskadaren planerar inköp av större/vassare tillhyggen, olika former av klädesplagg som döljer såren, bandage och liknande för att inte "läcka" blod genom kläderna från färska sår. Hon eller han planerar sitt umgänge och sina aktiviteter kring huruvida det ska fungera att ha långärmat eller inte (att till exempel undvika att följa med på gymmet eller till badstranden). Det kan även finnas en tvångsmässig och bestraffande problematik hos personen.

Jag hoppas att Kammarrätten noga kontrollerar sådant innan de sätter en dom. Enligt Socialnämnden så säger socialtjänstlagen att de med missbruksproblematik ska kunna få hjälp via socialtjänsten. Dock så nekar de E att få vård genom dem. Jag får det inte riktigt att gå ihop när det tydligt går att läsa att ett självskadebeteende kan ses som ett slags missbruk. Hur tänker de här?

Jag har i alla fall skickat en rättelse i vår skrivelse till Kammarrätten med länkarna där de själva kan läsa om vad som anses om självskadebeteende. Det är viktigt att det framkommer!

Möte

Nu har vi fått en tid för en träff med verksamhetschefen inom psykiatrin och med den läkare som E träffade då en psykiatrisk bedömning gjordes för två månader sedan. Hon själv ska inte närvara har vi bestämt eftersom hon bara blir orolig då. Tiden som vi blev erbjuden passar dessvärre inte så bra eftersom Es pappa har jobbat natt och det var en morgon tid. Jag har skrivit och önskat en eftermiddags tid i stället.

fredagen den 15:e november 2013

Att leva i rädsla

Jag slängde i väg ett sms till mina döttrar i morse för att varna dem för ishalkan som råder denna morgon. Åtminstone här utanför är det glashalt och jag gjorde årets första praktvurpa på väg till brevlådan. Det är som en isbeläggning på plattorna men lite bättre på gatorna. Kör ändå med Ice Bugs under promenaderna när det är så halkigt förutom då jag gick till brevlådan. Lite öm här och där blev jag allt!
Fick svar från J men E har ännu inte svarat och då provade jag att ringa henne men kom bara till svararen. Genast så blir jag orolig att något har hänt henne och jag sade till sambon att den rädslan får jag nog leva med till dess E mår bra.
Det är ju så att ingen ringer oss föräldrar om hon åker in på psyket som exempel. Det har vi fått erfara tidigare! Endast om E själv säger att det är okey att de gör det så kan de höra av sig.

Snart är det dags att bege sig till tandläkaren! Lite pirrigt är det i maggropen men jag hoppas och tror att slutresultatet ska bli bra. Sambon åker till Stockholm över helgen så jag blir mol allena med hundarna. Det ska väl gå det med! I morgon vankas ju middag på stan med min vän.

Minnen

Ibland kan jag bli så där nostalgisk och tänka tillbaka på åren som har gått och på då flickorna var små. Härom dagen så mötte jag ett par småflickor som var på väg till skolan och fick sådana flashbacks om när E och J var i den åldern. Glada, mådde bra och obekymrade töser var de båda även om E hade sina problem med syn och så.
Det gör så ont inom mig att E inte fick fortsätta må bra och vara en glad och lycklig tjej utan att hon några år senare skulle drabbas av att få ångest. Redan vid tolv tretton års ålder ploppade den nog upp men då förstod vi inte vad det var (jag borde ha sett och förstått som själv har haft ångest tidigare om åren) och kunde inte föreställa oss att en sådan ung flicka skulle må dåligt.

Efter att ha haft ångest i så många år så förstår jag E när hon känner att hon inte orkar mer... därför att det är olidligt att ha ångest och inte få bort den. Man blir helt knäckt! Den tar upp alla tankar, den kväver en och den gör att man inte fungerar normalt bland folk eller ens själv. Det är inte bara att dra täcket över huvudet och tänka bort ångesten - så enkelt är det inte! Så har det i alla fall varit för mig!

Den finns där och går inte bort bara för att man vill det. Jag har varit så arg på " Mr Ågren " som satt på min axel och domderade, jag har slagit näven i väggen otaliga gånger, jag

268

har gråtit, jag har kräkts och lidit ett helvete om nätterna när ångesten var som värst, jag kunde inte uppskatta en tröstande kram av någon för det blev för nära, jag hade mardrömmar varje natt....

Med dessa ord till min älskade dotter så skulle jag vilja säga: Ja E jag vet vad du går igenom och önskar att du slapp detta helvete!!
MEN jag blev frisk, min vän N blev frisk och vet du.....du kan också bli frisk så ge aldrig aldrig upp!
Du fixar det med min, din pappas, din systers och all personalens hjälp. Men du måste släppa oss in i ditt liv, därför att det blir så svårt annars och det är ett helvete på jorden för oss anhöriga att gå omkring och vara orolig men inte alltid få veta något.

I helgen är jag då ensam och det känns tomt och tyst runt mig. Tur att jag har hundarna som sällskap i alla fall men jag kunde ju ha bjudit över flickorna i går kväll på middag om jag hade tänkt på det. Det hade varit trevligt att få träffa dem! I kväll går det ju inte heller eftersom jag är utbjuden på middag.

lördagen den 16:e november 2013

Önskade

Jag satt och önskade i kväll att allting vore bra. Att jag fick vara en lycklig mamma till E och J! Där ångest, självskadebeteende, självmordstankar m,m inte existerade. Där i stället glädje och välmående fanns. Jag kan ALDRIG slappna av - inte ens när jag är utbjuden på middag för att koppla av och glömma sorger och bekymmer (som i kväll). Hur skulle

269

jag kunna glömma och slippa oroa mig ens för en kväll? Jag kan inte det....

Ni som inte lever i vår värld kan inte ens föreställa er den vånda och olust jag dagligen känner. Ni som jobbar med E kan inte heller leva er in i vår värld som mamma och pappa. Ni jobbar med henne vilket är en stor skillnad mot att vara förälder! Ni kan aldrig föreställa er det vi känner!

Jag är sjukt less på att känna så här och inte få något gehör någonstans ifrån. Kan ni ens förstå? Kan ni med gott samvete jobba vidare medan ni vet att vår dotter sitter på akuten efter att ha skurit sig, sitter på psyket efter att ha sagt att hon inte vill leva? Jag skulle inte vilja eller snarare klara av att ha ert jobb för jag skulle inte klara av att ljuga och undanhålla fakta till föräldrarna, ens för tystnadspliktens skull. Det finns gränser och när är gränsen nådd?

Den ansåg vi vara nådd när vår dotter låg intagen efter sin överdos då hjärtat hade stannat. Då var E inte i det skick att hon själv kunde avgöra om vi i hennes familj skulle meddelas eller inte. Där skulle någon har kontaktat oss direkt E kom in på sjukhuset med ambulansen.
Inget har förändrats sedan dess och det är det jävliga i det hela!

söndagen den 17:e november 2013

Plankan

Har efter tips börjat köra något som heter plankan för att träna upp lite muskler. Vet inte vad som var jobbigast! Ömheten i låren efter att jag drattade omkull i fredags på väg till

270

brevlådan eller att känna magmusklerna jobba.

Hur som haver så är det ju en billig träningsform och ett måste för mig som försöker gå ned i vikt. Mina döttrar är mycket mer vältränade än mig och E har alltid varit urstark. I hennes klass då hon gick i samma som sin syster så var hon den starkaste av dem. Jag fick känna av hennes styrka många gånger när hon fick utbrott. Men har alltid tyckt att det är en bra egenskap att ha styrka. Hon tränar en del på gym! Hennes syster var mycket duktig i gymnastik och oerhört vältränad till dess hon blev gravid och fick sluta med gympan.

Jag var också väldigt duktig i idrott under min uppväxt med högsta betyg åren igenom i gymnastiken. Jag sprang också mycket och var oftast i farten. Men så kom annat emellan och i dag är jag som en soffpotatis förutom då hundarna ska rastas. Nu har jag alltså kört i gång med den här plankan som alla pratar om och tjugo sekunder kändes som tjugo minuter hehe.

Har inte pratat med E idag men i går messade hon mig och behövde låna hundra kronor för att kunna äta på stan med sin kompis. Självklart fick hon det fast jag är själv fattig som en kyrkråtta. Sedan provade jag att ringa henne under gårdagens kväll men då satt hon och såg på en film. Jag ville väl egentligen inget speciellt mer än att höra hur hon hade haft det på stan och önska henne en trevlig kväll. Hennes syster var på partaj i går så till henne var det ju ingen ide att slå en signal till. Varannan helg är mitt barnbarn hos sin pappa så då brukar J koppla av och ha lite kul. I övrigt så pluggar hon och hade senast i fredags en tuff tenta som jag hoppas att hon klarar.

Till veckan var det tänkt att vi skulle träffa verksamhetschefen och en läkare på psykiatrin men den tiden som föreslogs gick inte då Es pappa har jobbat natt. Jag skrev till henne att hon

271

kunde ju ringa till pappan och med honom komma överens om en dag och tid eftersom jag oftast alltid kan. Jag som är hemma om dagarna!

Vi får se om hon hör av sig i början på veckan till honom vilket jag hoppas på.

Hade en jättetrevlig kväll i går med god mat och dryck! Nackdelen är att man äter för två en sådan gång. Jag var fortfarande mätt i morse!

Sov urkasst i natt då stormen ven utanför husknuten och det slog i tak, fönster mm. Hundarna var oroliga och vid fem snåret gick jag upp en sväng och tog en titt på bakgården. Såg då att presenningen över utemöblerna hade blåst av. I morse såg jag även att ljuslyktan som har stått på bron hade vält omkull men som tur var i rätt riktning och landat på gräsmattan. Glaset i den hade farit ur men det var bara att sätta dit dem igen.

I övrigt så har stormen blåst ned träd här och var, blåst ned ställningar, skyltar och demonterat vissa tak osv. Med så mycket träd runt omkring vårt hus så är jag glad att inte en gran blåste ned. Man vet aldrig....

måndagen den 18:e november 2013

När livsandan sinar

Smsade lite med dottern i morse som skulle till jobbet i dag för första gången på flera veckor. Hoppas att hon klarade av det! Jag bjöd över henne på middag framöver men vi har inte bestämt någon dag.

Har fått mig en behandling i dag och en välbehövlig sådan.

Sjukt spänd i muskler och vaknade i natt med hjärtklappning och oro i kroppen. Oron kände jag av hela eftermiddag i går och olustkänslan var stor. Det är så mycket som har påverkat mig under en lång tid att jag förstår att kropp och psyke säger ifrån. Även hos mig!

Vi var förbi mina föräldrar en sväng i dag! Pappa är så dålig och trött nu för tiden och berättade att han hade fått ett papper ifrån lasarettet. Ett dyster papper där det stod att hans cancer är en giftig sort som har spridit sig i skelettet.
Pappa känner själv att livsandan rinner ur honom och att han är så mycket tröttare nu för tiden. Han pratade om att han kommer att bosätta sig den sista tiden i stugan här framöver. Han vill dö där ute!

Jag och A ska till stugan i helgen och lovade att skifta däck på hans andra bil som står där ute. Så att även den bilen har vinterdäck på så att mamma har en bil att köra. De måste ju ha varsin bil ibland! Allt för att underlätta när de bor där ute den sista tiden - han lär få avancerad hemsjukvård och all smärtlindring som går att ge. Det har läkarna lovat honom!
Jag sade till pappa att jag ställer upp och hjälper till med vad han än behöver hjälp med.

Det är smärtsamt att prata om hans cancer med honom och det är svårt att hålla igen tårarna inför honom. Jag vill inte förlora min stora starka pappa som har varit tryggheten själv personifierad. Jag vet att vi alla ska den vägen gå men man är aldrig beredd att ens föräldrar ska dö.

Jag satt i bilen önskade att han skulle få hinna uppleva att E

273

blir frisk och skadefri. Han älskar henne så mycket och jag vet att han har oroat sig jättemycket över hennes psykiska hälsa och välmående.

Mamma sade i dag att hon och pappa (pappa ville det speciellt) vill bjuda över As föräldrar eftersom de faktiskt aldrig har träffats under de snart åtta åren som har gått. De vill hinna träffa dem innan det är försent!

Fina kommentarer

Många av mina vänner kommer med så fina kommentarer till mig. Det är en tröst i det jobbiga ska ni alla veta! Ur djupet av mitt hjärta så tackar jag allra ödmjukast för dem och de glädjer mig oerhört. Tack!

Här är några av de kommentarer jag fick i dag när jag skrev om min pappa:
Du starka fantastiska människa. Många många kramar
Styrkekram till er.......Från oss!!
Du har det tungt och svårt önskar att det fanns något att säga som hjälper dig i allt det svåra men jag tänker ofta på dig och sänder massor med kramar till dig.

Jag har i dag kört lite hopprep och plankan! 400 hopp samt 2 x 20 sekunder planka. Med tanke på övervikten så får man väl se det som ganska bra gjort för att vara mig. Det är ganska tungt att hoppa med flera kilon för mycket på kroppen. Bättre ska det bli!

Jag ska även börja simma så snart som möjligt på badhuset och det är så skönt med simning. Synd bara att det ska vara så kallt

i vattnet (tycker badkrukan i alla fall). Att där efter avsluta med en stund i bastun är pricken över i!
På tre veckor har jag tappat fyra cm i midjan så det går framåt sakta men säkert. Vågen står däremot still men viktigast är att jag själv märker skillnad på kroppen och att jag är både piggare och lättare.

Jag pratade som hastigast med E idag! Försökte bjuda över henne på middag i veckan men så jättepigg var hon nog inte på det. Vi får väl skjuta på middagen till en annan gång.

I morgon kommer i alla fall barnbarnet för att sova över eftersom hennes mamma skulle göra något slags skolarbete tillsammans med en studiekamrat. Det ska bli så härligt att få mysa ihop med T!

Es pappa har fortfarande inte hört av verksamhetschefen på psyket men jag skrev att vi kan ju avvakta veckan ut och hör hon inte av sig till honom innan fredagen, så får jag mejla henne igen.

tisdagen den 19:e november 2013

Moviemaker

Jag satt och trixade för mig själv med att göra en film av bilder på tjejerna under deras uppväxt. Det blev mest på E och från våra utlandsresor. Ett fint minne att bevara!
E var hemma i dag från jobbet och kör en mjukstart för att det inte ska bli så mycket på en gång. Det låter väl klokt kan jag tycka!

E hade ännu inte fått någon kallelse till råd och stöd angående utredningarna så jag får mejla dem och höra vad som hände med tiden. Däremot så har hon fått en tid för röntgen av huvudet angående cystorna som hon hade som barn på hjärnan. Hon har även fått en tid på öron näsa hals förmodligen för att kolla hörseln. Det är länge sedan det blev gjort! När E var yngre så blev hon erbjuden en hörapparat men ville inte ha någon.

Jag kan förstå henne därför att jag hade samma inställning när jag växte upp. Jag har en grav hörselnedsättning på båda öronen och skolgången gick inte alls bra eftersom skolan bara trodde att jag var okoncentrerad. Trots hörseltester! Men även på hörcentralen så trodde de att jag var okoncentrerad och att det var därför som testet visade att jag hörde dåligt.

Först när jag var sexton år gammal så förstod alla att jag faktiskt hörde riktigt dåligt och då fick jag hörapparater. Att få det i den åldern var ingen hit och jag använde dem aldrig. Det var när jag som vuxen insåg att jag var tvungen att använda dem som jag började bära apparaterna. Nu vill jag för allt i världen inte vara utan dem för då hör jag skruttigt dåligt. Jag vill kunna höra fåglarna kvittra, jag vill kunna höra mitt barnbarn prata och jag vill kunna föra en normal diskussion med folk utan att behöva säga va hundra gånger.

Därför vet jag att det är ett bra hjälpmedel och blir E erbjuden en så tycker jag att hon ska ta den chansen. Man vänjer sig helt enkelt!

E skrev till mig i morse att vet du jag tror att Smilla var bästa köpet jag gjort. Jag kan bara hålla med! Smilla är alltså hamstern som hon köpte för en tid sedan.

Vi har fått en ny tid för träffen på psyket! Den 29 november ska jag och Es pappa träffa verksamhetschefen samt den läkare som E träffade och som aldrig ringde upp mig som han hade lovat.

Huvudvärk

E har i alla år haft problem med huvudvärk! Vi snackar nu en sjukt jobbig sådan som inte går bort med Alvedon eller dylikt. Det är ingen migrän utan en helt vanligt spänningshuvudvärk. Nog så illa eftersom det är så svårt att bli av med den.

Delvis så beror nog huvudvärken på spänningarna inom henne, på att hon hör lite dåligt men framför allt på att hon har sin hjärnsynskada. Med syn på bara ett öga (dessutom inte helt fullgod), så får hon ju anstränga sig så mycket mer och då kommer värken som ett brev på posten.

Hon går i behandling hos A och det hjälper en del men inte fullt ut tror jag. Hennes syster fick några slags tabletter mot spänningshuvudvärk som E fick en av att ta för en tid sedan. Jag tror inte ens att den hjälpte henne.

Jag har lovat att nästa gång vi ses så ska jag visa henne en knep som ibland kan vara till hjälp. Att trycka på ett visst sätt! Hon kan ju be personalen om hjälp med att trycka.

I kväll hade som sagt var E då en djävulsk huvudvärk igen! Hon skulle egentligen ha farit på sin danskurs men fick avblåsa allting på grund av värken. Jag tycker så synd om henne som har fått lida av det i alla år.

Jag har också haft det jobbigt med spänningshuvudvärk men när jag träffade A, så fick jag behandling och har fått det där efter vid behov. Det har hjälpt mig oerhört mycket! Från att ha ätit stora mängder Alvedon (till ingen nytta) så är det nu väldigt sällan som jag tar en tablett. Högst en gång i månaden!

Jag skickade E videon jag hade gjort men hon har inte ännu hunnit se den. Mina vänner fick se den och de skrev så fint om den:

Underbart fina bilder på E! hon e så fin! fint leende! vad lika dom var varandra när dom var små!
Vilka vackra döttrar du har! Å vilket fint bildspel!
Så vackert!
Vilka fina bilder!
Så underbara bilder på E en mycket fin tjej
Ja du har verkligen vackra döttrar
Så fint bild spel du gjort på dina fina flickor
Så fint tårarna rann.

Herre gud vad fint det var.

Vad du är stark o kärleks full av hela ditt hjärta vilken fantastisk mamma dina flickor har.

Fantastiskt bildspel på dina fina flickor! Vacker musik svårt att hålla tårarna borta när man vet hur du har det.

Mitt barnbarn kom då på besök och ligger nu och sover så sött inne i sitt rum. Hon är så trevlig och lättsam! Man läser en saga, hon bläddrar lite i boken efteråt och sedan så somnar hon bara. Inget spring upp och ned ur sängen, inget ropa eller skrika eller gråta hos mormor inte. Men hemma hos sin mamma är det lite problem numera.

Hon far upp och ned ur sängen, ska kissa miljoner gånger och dricka vatten osv.
Jag känner igen det där för flickorna var precis likadana när de var små.
Jag hade jätteproblem med att få dem att somna! Upp och ned ur sängen och helbusiga töser var kväll. Många är det nog som känner igen sig i den berättelsen kan jag tänka mig....

På torsdag blir det stads besök och lunch med mina allra bästa vänner N och B. Det ska bli hur trevligt som helst! Vi har varit vänner sedan mer än tjugofem år tillbaka och även om vi inte ses speciellt ofta, så vet vi var vi har varandra ändå. Vi skriver ofta till varandra ute på facebook och det händer att vi ringer varandra.
Att ha en sådan vänskap är värdefull och jag uppskattar den verkligen.

onsdagen den 20:e november 2013

Utredning

Fick i dag svars från råd och stöd om att E kommer att träffa en synpedagog och en arbetsterapeut i december för att påbörja en utredning gällande konsekvenser av hennes kombinerade syn och hörselnedsättning.
Inga ytterligare utredningar påbörjas tydligen förrän det är klart. Därför att deras neuropsykolog behöver resultaten från

279

dessa utredningar. Allt för att det ska ges en rättvis bild av henne!

Personalen på boendet är redan informerade om detta och att ett nytt team är insatt.
I övrigt så njuter jag av barnbarnets besök och vi har så mysigt så.
Hon är en liten solstråle som förgyller vardagen för oss alla.

Regeringskansliet

När jag skickade i väg mitt mejl till Regeringen så var det i syfte att upplysa om att socialtjänstlagen borde ändras på, så att även dem med ett självskadebeteende har rätt till vård av socialtjänsten.
Jag trodde inte på att få något svar men i dag damp ett mail in i inkorgen från regeringskansliet.

Det var ett långt svar och jag tar därför inte med allt men här kommer i alla fall en del av vad som stod i det mejl jag fick:

Varmt tack för ditt angelägna brev som inkom till Socialdepartementet den 11 november. När jag läser vad du skrivit förstår jag att du och din dotter upplevt oerhört svåra umbäranden och det vill jag innerligt beklaga.
Om man anser att det finns brister inom socialtjänsten kan man vända sig till den av regeringen nyligen inrättade tillsynsmyndigheten: Inspektionen för vård och omsorg. Myndigheten inrättades den 1 juni med syfte att åstadkomma en kraftig förstärkning av tillsynsverksamheten inom hälso- och sjukvården och socialtjänsten.

Myndigheten kommer att få riktade medel för just tillsynen av hälso- och sjukvården och socialtjänsten med 175 miljoner kronor 2013 och 175 miljoner kronor 2014.

Om man anser att en myndighet eller tjänsteman inte följt gällande lagar eller andra författningar i sin verksamhet finns också möjlighet att göra en anmälan till Riksdagens ombudsmän, (JO). Ombudsmännen kontrollerar bl.a. detta genom att pröva och utreda klagomål från allmänheten.

Via länken nedan kan du läsa mer om denna möjlighet:

http://www.jo.se/Page.aspx

Rent generellt vill jag dock nämna att regeringen prioriterar insatser inom området psykisk ohälsa och psykisk funktionsnedsättning. Kunskap, tillgänglighet och kunskapsbaserade insatser är viktiga delar i detta. Det är regeringens uppgift att verka för att landstingen får så bra förutsättningar som möjligt för att ge en god vård.

Under hösten 2011 enades regeringen och SKL om en satsning med stöd till kommuner och landsting för att utveckla och samordna insatserna för att minska antalet unga med självskadebeteende. Satsningen består av ett antal aktiviteter som syftar till att utveckla kunskapen om och vården av unga med självskadebeteende.

Överenskommelsen innebär att Sveriges Kommuner och Landsting (SKL) ska ansvara för ett antal insatser som främst syftar till att ta tillvara resurserna och öka kunskapsuppbyggnaden på området genom att ge uppdrag till ett antal landsting.

Medel avsattes enligt planen i 2012 års överenskommelse mellan Socialdepartementet och SKL och projektet ska slutredovisas av SKL senast den 1 oktober 2014. En delrapport presenterades dock hösten 2012.

Jag hoppas att er situation löser sig så snart som möjligt. Avslutningsvis vill jag också tacka för att du tog dig tid att skriva till oss. Det är alltid värdefullt att ta del av erfarenheter och synpunkter från enskilda medborgare, särskilt då det gäller något så viktigt som våra barn.

Har i eftermiddag varit med barnbarnet och hälsat på gammelmormor och gammelmorfar. Fikade lite gott och följde med till Plantagen för inköp av ljung och annat smått och gott.

Inbjudan

Jag har fått en inbjudan till en nätverks träff som socialsekreteraren till E vill ordna. Där jag, Es pappa, socialtjänsten, LSS handläggaren, boendechef, Es samtalskontakt samt hennes kontaktpersoner på boendet närvarar.

Jag har varit med på två tidigare träffar och den första var vi nio tio stycken som hade samlats till och den träffen gav tyvärr inget.
Nästa träff var det bara jag, Es pappa, hennes ena kontaktperson samt en vikarie från boendet med på och den var inte heller till någon större hjälp.

Det känns jättejobbigt att sätta sig med så många som det skulle bli på kommande möte. Jag har aldrig gillat stora sammankomster och får hjärtklappning och blir sjukt nervös, så jag vet faktiskt inte om jag klarar av det den här gången. A säger att då får jag chansen att säga vad jag tycker och tänker men det har jag ju gjort tidigare utan större gehör där det mest känns som att andra kör sin egen linje och har olika åsikter än oss föräldrar.

Jag har nu lite att fundera på och far jag inte på träffen så får Es pappa göra det. Socialsekreteraren verkar i alla fall bra måste jag säga trots att hon jobbar åt socialtjänsten och som ni förstår så ger jag inte mycket för dem i dagsläget. Trots att de går efter

282

socialtjänstlagen så önskar vi att bemötandet kunde ha varit bättre från första början. Dock ska tilläggas att det är socialnämnden och lagen i sig som är åt helvete.

torsdagen den 21:e november 2013

Julen

Nu har lillan åkt hem med sin mamma men först så skulle de köpa henne ett par vinterskor eftersom de hon hade har försvunnit. Förmodligen så har någon fått fel par med sig hem på dagiset och att gå i stövlar nu när det är minus tio grader är ingen hit för små barnfötter.
Vi har haft några härliga dagar tillsammans och mysigare tjej får man leta efter.

Hennes mamma frågade i dag om flickan kan vara hos oss på julaftonen och juldagen då hon själv ska jobba hela julhelgen. Självklart kan tösen det! Vi kommer nog att fira julaftonen ute i stugan med mina föräldrar. Det är i alla fall vad mamma hoppades på. Jag är så glad att vi får en jul tillsammans! E kommer att fira med oss och var orolig att hennes morfar inte skulle leva till dess men det är lugnt än så länge.

Förra julaftonen så orkade mina föräldrar inte fira den utan stannade hemma hos sig på tu man hand. Jag höll då i julen här hos mig men inte var det riktigt detsamma, så jag är tacksam över att kunna fira med dem detta år.
Man ska ta tillvara på den tid man har tillsammans det är då alldeles sant och riktigt. Man vet aldrig vad morgon dagen har i sitt sköte...

Jag ska om ett par timmar bege mig ned till stan och luncha med vännerna som jag inte har träffat sedan i maj då jag fyllde år. Det känns som att det är på tiden! Men jag har haft så mycket omkring mig i det här med E och har inte orkat vara så där jätte social och som alltid så går tiden och rätt vad det är så har det gått flera månader och rent av år. Däremot så pratas vi vid per telefon lite nu och då!

Jag undrar vad det ska bli av allting när det gäller E! Ärligt talat.....vad ska hända, vad ska ske?! Inget har ju hittills förändrats och jag tror inte att ett möte gör skillnad i det här fallet. Dock så kan det kanske trots allt vara bra att sammanstråla och snacka ihop sig. Vi får se hur det slutar! Fick några bra tips (OM jag närvarar på mötet vill säga) av en bekant på hur jag kan göra innan mötet för att vara förberedd. I morgon sticker vi till stugan och kopplar av med god mat, dryck, bastubad och mys vid brasan. Det ska bli underbart att komma dit ut!

fredagen den 22:e november 2013

God man

Jag var för flera år sedan god man åt min dotter efter i samråd med barn och ungdomshabiliteringen.
Jag tyckte dock att hon klarade sig så bra och avsade mig uppdraget efter ett år. Den ekonomiska biten har E aldrig haft några som helst problem med under sin uppväxt, hon har varit duktig på att spara och hantera pengar och jag tänkte att jag kan ju ändå hjälpa henne med sådana saker om det behövdes.

Det som kanske var bäst med godmanskapet var att jag kunde hjälpa henne i det här med kontakten med myndigheter så som försäkringskassan, socialtjänsten, bankärenden osv.

Vi har talat om att hon kanske skulle ha en god man igen men om det blir jag eller någon annan vet jag ej. Det som krånglade till det hela då när hon inte ens skötte sin ekonomi själv var alla dessa papper man skulle fylla i som god man. Uträkningar, kvitton mm som höll på att driva oss till vansinne när myndigheten aldrig var nöjd med det vi skickade in.
Min bror som jobbar inom en myndighet själv där han dagligen möts av liknande ärenden hjälpte mig men han slet sitt hår i frustration även han.

Socialsekreteraren som E har mejlade mig och frågade om just det här med god man till E. Jag berättade för henne att det har vi pratat om jag och E rätt så nyligen. Jag ställer upp igen om E själv vill! Men den ekonomiska biten kan vi utesluta för E är så duktig ändå och jag hjälper som sagt var självklart henne i alla fall. Liksom min bror som är den smarta i familjen!
Blir det inte jag så blir det väl någon annan och för mig så spelar det ingen större roll om det blir jag eller inte.

E skickade i går en önskelista via sms på vad hon vill ha till jul. Det var bra tips som inkom och nu blir det att börja fundera på julklapps handlingen. Jag köper inte åt så många men flickorna ska förstås få, likaså A och mina föräldrar samt lilla T. Det svåra är att veta VAD man ska köpa!

I dag är det slutligen fredag och jag ska strax bege mig till mina föräldrar för att hjälpa dem att handla mat. Pappa har alltid skött den biten tidigare men när inte han längre orkade så fick mamma börja med det. Men hon orkar inte heller riktigt! Hon följer oftast med men varorna bär jag eftersom hennes rygg säger ifrån.

Efter lunch sticker vi till paradiset över helgen! Hoppas att helgen blir lugn på alla fronter och hos allihop. Att E får må bra!

Nu har vi landat ute i stugan! Vi har bastat och ätit middag och kopplar nu av framför teven. Es socialsekreterare mejlade mig i dag och undrade om jag vill träffa henne. Självklart vill jag det speciellt om jag inte närvarar på nätverks mötet den sjätte. För första gången på mer drygt sju månader så känner jag mig inte överkörd av någon som har med E att göra och det känns bara så himla bra. Hon frågar oss vad vi tycker och utesluter inte oss föräldrar ur något.

Hon ville att vi skulle ses innan nätverks mötet och det blir kanon. Då får vi (om Es pappa kan vara med) säga vad vi tycker. Det lär jag göra - var så säker på det!!!

Har nu placerat mig framför kaminen och njuter av värmen och skenet från brasan.

lördagen den 23:e november 2013

Ansökan

Jag fick i dag veta av dottern att en ansökan för godmanskapet redan är ifylld och inskickad. Personalen hade hjälpt henne med det.

286

Det är förmodligen även de som har pratat med henne om det och tyckt att hon ska ha en sådan.
Jag reagerade på att socialsekreteraren tog upp det här med god man och förstår nu i efterhand att enhetschefen för boendet måste ha berättat för henne om att E har ansökt om en god man.

Det är så tråkigt att vi ska känna att vi inte är med i teamet utan att precis allting undanhålls oss föräldrar och att saker och ting görs utan vår vetskap.
Hela våren skar hon sig om och om igen där artärer skars av, hon överdoserade flera gånger, blev inlagd flera gånger på psyket och var i april nära att dö. Inte en enda gång kontaktades vi och en vink om allvaret i det hela kunde de väl ändå ha givit oss kan man tycka.

Ett snack borde ha tagits med oss föräldrar tillsammans med vår dotter. Ett ultimatum borde ha ställts henne!

Vi måste få bli mer involverade eftersom hon mår så dåligt. Var hon frisk så skulle jag väl inte bry mig för fem öre. Då hade hon fått sköta sitt och levt sitt eget liv. Precis som hennes syster får göra.
Jag har många gånger haft lust att lägga ned och låta personalen sköta allting. Det gör de ju redan så för oss blir det ingen skillnad. Dessutom så är de ju professionella och vi är bara föräldrar har jag fått sagt till mig.
Kan de ordna det så att vår flicka får det bra här i livet och blir frisk så blir ingen gladare än oss.

E tog en rejäl sovmorgon i dag! Hon somnade vid tio i går kväll och vaknade långt in på förmiddagen. De skulle

287

förmodligen bege sig till en julmarknad under dagen. Det lät roligt!

Vi har i dag skiftat däck på pappas andra bil så nu kan de även köra den vid behov. Han vill att de har varsin bil när han blir sämre och vill vara ute i stugan. Han vill dö här ute har mamma berättat.
Men dit är det långt kvar hoppas jag!

Så har det hänt igen

Jag fick nyss besked av en vän till mig att hans dotter i slutet på veckan åkte in på sjukhuset på grund av en överdos tabletter. Det gör mig så ont att de också ska behöva uppleva detta helvete. Jag hoppas att hon får hjälp med sina problem!
Finare pappa får man leta efter och jag lider med honom. Detta är för sorgligt! Jag vet verkligen vad de just nu går igenom och mitt hjärta blöder för flickan som mår dåligt och för familjen i övrigt.
Han liksom oss brottas med problemet att inte få veta något när dottern inte mår bra och något händer. Denna förbannade tystnadsplikt!

söndagen den 24:e november 2013

Avkoppling

Då var det söndag och i eftermiddag beger vi oss hem igen. Som vanligt så har det varit en underbar helg med avkoppling på hög nivå. Precis vad jag behövde!
Dottern verkar ha haft en bra helg så vitt jag vet och det känns skönt. Den enda smolken i bägaren var förstås gårdagens nyhet

om flickan som tog för många tabletter. Hon måste få en bättre hjälp liksom vår dotter och där har psykiatrin en stor roll i det hela. Men för att alla dessa som mår dåligt ska kunna få en riktigt bra hjälp så måste det in mer pengar och mer personal inom de psykiatriska avdelningarna. De har överbeläggningar och personalbrist har jag fått höra.

Inför nästa val borde det svenska folket verkligen ta sig en funderare på hur de vill att vårt land ska styras och se ut. Vill vi ha det så här inom landstinget, socialtjänsten, försäkringskassan mm. Inte jag i alla fall! Inte när nedskärningar och lagar och regler drabbar de svaga i samhället. De som redan ligger ska inte behöva bli sparkade på. De har det redan nog så tufft!

måndagen den 25:e november 2013

As time goes by!

När E skulle fylla sjutton år så var hon redan inskriven på bup sedan en tid tillbaka. Hon hade då skurit sig och krånglat med maten en lång tid innan jag förstod ens hur det var ställt. Maten visste jag ju att det var problematiskt med men det andra missade jag totalt. Under början på år 2008 gick hennes tankar ungefär så här: Hur kan jag vara så dålig? Hur kunde jag äta det där?
Vi hade många jobbiga konflikter angående hennes lilla matintag och oftast åt hon bara sallad till lunch i skolan. Om hon ens åt något! Frukosten skippade hon också och middagen var det inte mycket som slank ned av.

En dags kaloriintag kunde vara väldigt låg och det märktes på hennes humör och hon fick även ont i magen. Jag minns det så väl! Jag minns när jag förstod att hon ibland kräktes upp maten och när jag konfronterade henne så blev det ett fasligt liv. Jag var en jävla kärring och allt fult man kan få heta!

Hennes demoner om att hon var för tjock, ful m,m satte sjuka griller i hennes huvud och gav henne ångest OM hon åt något eller unnade sig godis en helg.

På bup började de att väga henne och kollade hennes blodtryck. Hon gick ned i vikt men var ändå inte underviktig fastän strävan dit var stor. E trodde att jag inte visste men en mamma vet...

Vi bodde fem dagar i en lägenhet som bup hade dit personalen kom för att sitta med då E åt frukost, lunch och även middag om jag inte minns fel. Hon fick väldiga utbrott när de kontrollerade henne och det var riktigt jobbigt att se och höra även fast jag var van dessa.

Efter fem dagar så ansåg dock personalen att E inte hade några ätstörningar och det lämnades därhän. Konstigt ansåg vi föräldrar som visste hur det egentligen var men vi hade inte något att säga till om. Jag tror att de resonerade som så att det fanns dem som var så mycket mer sjuka än vår flicka och att detta var övergående. Likaså vad det gällde hennes rispningar som då inte var så djupa och hemska.

De sade ju att vi inte skulle bry oss och inte heller prata med E om dessa saker för att inte trigga henne.

Det sjuka i det hela att fastän E var obstinat och rent av otrevlig på de träffar vi hade med bup och trots att hon visade en sida av sig själv som utstrålade NEJ jag vill INTE ha hjälp, så ville hon faktiskt ändå ha det. Hon tyckte att de gjorde ju inget!

I juni 2008 uttryckte hon sig att hon om hon skulle vara helt ärlig så nånstans långt inom sig ville hon ändå ha hjälp. Jag visste ju hela tiden det så det blev bara en bekräftelse på vad jag redan hade förstått.

Kan ni då förstå att i dag sex år senare har hon fortfarande inte fått den där riktigt superhjälpen som hon borde ha fått. Hon skär sig fortfarande (nu handlar det inte bara om rispningar) och jag antar att hon fortfarande har lite jobbiga tankar om maten.

Det som gör allting så mycket krångligare är att ena stunden så får jag uppfattningen att dottern vill ha mer hjälp för att bli frisk medan hon i andra stunden blir förbannad och får ångest över att vi försöker att hjälpa henne få den där bra hjälpen hon så väl är värd.

Allt snack om sådant som kan förändra det sjuka invanda mönstret hon har tycks göra henne sämre. Jag menar att E vet inget annat än det här med ångest, tankar på att skära sig och pillervärlden för det har hon levt i under så många år nu.

Jag tror säkert att hon vill bli frisk för vem vill må så där som hon gör dag ut och dag in, vecka ut och vecka in, månad ut och månad in och år ut och år in?

Jag vet inte hur framtiden ser ut för E! Jag vet inte om hon kommer att få någon mer hjälp än mediciner utskrivet och samtalsterapi några gånger i månaden. Som hon har nu! Jag vet inte om det ens blir något med ett behandlingshem. Jag kanske

291

har haft fel hela tiden och det är kanske inte det bästa för henne?!

Men då vet jag inte vad som är det bästa för som hon har det nu anser jag, hennes pappa och syster inte vara den optimala hjälpen för E.
Det är bara det att viljan hos henne själv att säga till myndigheterna att hon vill ha mer hjälp måste finnas där. Det är ingen ide annars!

Eller så är det som hon ibland säger - att hon är nöjd med att ha det som hon har det!
Hur man nu kan vara det? Det är nog snarare rädslan för förändringar som styr hennes vilja för ibland så vill hon ju ändå ha hjälp. Hon är nog väldigt kluven!

Tvillingsystrar

Jag fick ett meddelande från E som undrade lite om det här med årsbesked, bostadstillägg osv. Hon befann sig hos sin tvilling syster och systerdotter och skulle låna systerns skrivare.
Det är så härligt när de umgås och det värmer mammas hjärta att de ses mellan varven. Jag vet ju hur mycket E tycker om sin syrra och systerdottern.

Jag bad E hälsa till mitt barnbarn att mormor säger hej! Då började E att skratta och berättade att barnbarnet sade att hon inte ville prata med mig. Dissad mormor med andra ord!

E hade vaknat fem i morse och inte kunnat somna om! Hon skulle ändå försöka ta sig till jobbet men jag vet inte hur det

292

blev med den saken. Har inte frågat! Jag fick lite tid över i dag efter mitt tandläkarbesök och kollade runt på stan efter julklappar att köpa framöver. Fann vad E ska få! Svårare blir det till de andra i familjen och svårast är det att fixa något till A.

Sedan for vi och köpte lite julpynt! Gardiner och sånt! Det känns ganska så trevligt ändå att vi närmare oss julen. Förra året bestämde jag mig för att inte fira jul detta år utan tänkte åka i väg någonstans. Men här sitter jag nu och planerar för jul med familjen i alla fall.

Den sjunde åker jag och A på en tripp till Tallin! Först buss ned till Stockholm och därefter färja. Det blir min tredje bussresa och jag tycker att det går rätt så bra att bussa så långt. Det ska bli supertrevligt att komma ifrån och ha det kul, äta och dricka gott och shoppa. Vår gemensamma vän M kommer att sova över hos oss för att vara hundvakt. Det är otroligt snällt av honom!

tisdagen den 26:e november 2013

Nedlagt ärende!

Jag fick i dag besked om att vår anmälan på socialtjänsten är nedlagd men ärligt talat så struntar jag fullkomligt i det. Målet i Kammarrätten är ännu inte klart så vitt vi vet men de skickar väl ut domslutet så fort det är beslutat något.

Vi har inte några förhoppningar alls vad det gäller dom utsagan utan tror nog att socialnämnden vinner målet. Jag är till 99 %

293

säker på att det blir avslag även där.

Hur vi då går vidare vet jag inte men som jag nämnde i tidigare inlägg så ligger jag nu lågt och låter andra sköta jobbet. Det största i alla fall!
Det finns förresten inte så mycket mer att göra för oss för att få hjälp till E. Vi har nog gått alla vägar som finns! Mötet på psykiatrin är på fredag och det ska bli intressant att höra vad de säger.

Es pappa är inte så talför så det blir nog jag som får sköta snacket mestadels i alla fall. Jag är inte bangen!
Men som jag också tidigare har sagt så är det bästa om E själv kunde säga till dem att hon vill i väg någonstans. Då först kanske kanske de kan åtminstone titta på det. Vi föräldrar är väldigt maktlösa och har ingen talan någonstans.
Det är bom stopp överallt! Det är den bistra sanningen!

Jag måste ha fått något elände på min dator eller i vart fall på min mejl. Den har skickat ut 18!!! sidor med samma mejl till Es socialsekreterare och trots att jag har försökt att ändra på det och bytt lösenord, så skickas dem ut ändå.
Till slut så raderade jag helt sonika min mejladress och skaffade mig en ny. Jag är rätt så kass när det gäller datorer så när det blir så här sliter jag mitt hår och gnisslar tänder av frustration.

I dag har jag varit riktigt så där slö, slapp och likgiltig! Inte orkat göra ett dyft med andra ord. Ibland är väl det ganska så skönt det med!
E hade förresten lagt ut en videosnutt på Facebook där hon

hade spelat in systerdottern som sjöng och spexade en liten stund.

onsdagen den 27:e november 2013

Gamla Minnen!

Flickornas pappa delade med sig av en videosnutt från då tjejerna var fyra år och hade " cirkus " på dagis. Det är urusel kvalitet och bara en av tvillingarna är med på videon men det är ändå ett roligt minne, som jag vill dela med mig av. Den blygaste av dem var vår dotter och det märktes sannerligen.

Har för övrigt inte fått svar ifrån socialsekreteraren på min fundering angående träffen men förhoppningsvis så får jag det under dagen. Annars har det blivit något galet i och med massutskicken av samma meddelande till henne som min hotmail skickade ut. Jag fick till slut radera mitt konto och öppnade upp ett nytt.

Väcktes fyra i morse av grabbarna som inte ville sova mer och som förmodligen ville komma och lägga sig i sängen. Jag sade åt dem att gå på bädden men kvart i sex var de i farten igen och då fick de komma till oss en stund innan det var dags att kliva upp. Känner mig så där lagom mör i dag! Ibland får de sådana ryck de kära gossarna! Tikarna däremot sover som stockar och de gamla damerna ids knappt kliva upp när det är dags att göra det.

I dag är det glashalt ute! Jag köpte mig ett par ice bug som jag fick sponsring till förra året och är så nöjd med dem. Slut med att dratta på rumpan!

295

Jag ringde Es syrra och varnade henne för halkan och att hon skulle ta det lugnt ute på vägarna. Hon var precis på väg att åka till universitetet. Barnbarnet hade sovit hos morfar i natt!

Till jul var det tänkt att mitt barnbarn skulle vara hos oss men det har blivit ändringar då hennes pappa gärna vill rå om henne då. Självklart förstår jag det och självklart ska de umgås så det var bara roligt att höra att det blir så. Dottern sade att jag och morfadern väl får " bråka " om vem som ska rå om tösen till nyår.

Förra året så tillbringade vi nyårshelgen ute i stugan och det kan hända att vi gör det i år med. Dels för vår egen skull eftersom det är så mysigt där ute men framför allt för hundarnas skull.
Då får lillan vara hos morfar!
E lär säkert bli besviken över att varken hennes syster eller systerdotter blir med på julafton men det är inget att göra åt.

Våndor

Jag satt och kollade in kammarrättens sida och deras dom torde komma snart. Jag insåg också att jag faktiskt gruvar för deras domslut eftersom jag tog socialnämndens avslag och senare dess överklagan så hårt.
Jag kände en enorm uppgivenhet och vanmakt och grät floder över bristen på förståelse och kylan hos dem som beslutar och bestämmer över vår dotters liv. Jag grät över alla åren då E har mått dåligt och jag grät för hennes skull över att hon ska behöva må så dåligt och jag grät över att helvetet fortsätter för henne och för oss i familjen.

Tänk er själva att leva under den ständiga oro och stress som vi har gjort genom vår dotters självskadebeteende under de sista sex - sju åren. Att ligga vaken om kvällarna eller att vakna under nattetid och lyssna på om flickan skär sig (under tiden hon fortfarande bodde hemma), att ha mardrömmar, att ständigt vara ledsen och leta efter tecken på dagsformen hos ens flicka.

Att hoppas på att det ska bli bättre när hon flyttar till ett eget boende där det finns personal dygnet runt, att sedan långt senare förstå att det inte alls blev bättre utan snarare sämre.

Att inse att ens dotter har mått så galet dåligt att hon har skurit sig flera gånger i veckan, överdoserat ett flertal gånger, åkt in och ut på psyket och uttryckt att hon inte vill leva och sist men inte minst nästan dör ifrån oss....Det är övermäktigt!

Men det är väl så att ingen som inte har upplevt vår vånda, vår sorg och vår frustration över att det har varit så här i så många år kan någonsin förstå hur det är.

Det är helt sjukt att det under alla åren inte har satts in mer hjälp till henne. Det är något jag återkommer till om och om igen men för mig, Es syster, hennes pappa och A så är det helt helt oförståeligt att det har fått fortgå. Någon annan borde ha sagt: NEJ! Nu måste E få mer hjälp för det räcker inte med den hon har...
Visst! E har ett ansvar själv också för sitt liv men när man är så pass under isen och har levt med ett självskadebeteende i så många år, så är det inte bara att själv ta sig i kragen. Det behövs en ordentlig hjälp till det och det var så vi tänkte när vi försökte få E till Lenagården i Uppsala. Där är det ju professionella ända ut i fingerspetsarna vad det gäller ett självskadebeteende

och där hade E fått vara med dem i samma situation både på gott och ont, där hade hon fått en chans att börja om på en ny kula med personal dygnet runt, som kan den här biten. Tyvärr så blev det inte så och tyvärr så var det inte bara myndigheter som vi fick försöka övertala utan även vår dotter tvekade på grund av rädsla för det hon inte visste något om (ena stunden ville hon i väg och i nästa inte).

Inte konstigt att hon kände sig rädd för det är en stor omställning att tänka sig att åka i väg och lämna tryggheten här i stan, kompisar och allting. Men det var ju bara för en tid, en händelse i hennes liv som skulle ha kunnat vända allting till det bättre.

Röntgen

Nu har E varit och röntgat sitt huvud och besked får hon sedan av läkaren på vårdcentralen. Det hade bara tagit några minuter så var allting klart. Skönt det då!
Vi hoppas att allting ser bra ut men det tror jag nog att det gör. Hon hade även varit till A och fått sig en behandling i eftermiddag. En välbehövlig sådan skulle jag tro. Med den huvudvärk och nackvärk som hon plågas av så är det inte roligt att vara E alla gånger.

torsdagen den 28:e november 2013

Sömntabletter

Jag var förbi mina föräldrar under förmiddagen för att hjälpa dem att handla när pappa berättade för mig att han inte hade några sömntabletter kvar och inte hade fått sova sedan en vecka tillbaka. Han tar en sort som heter Zopiklon och hade varit i kontakt med onkologen för att få recept på dem. Men de har sjabblat på något sätt så receptet har inte dykt upp på apoteket. Han är lite desperat av förståeliga skäl eftersom han är dålig i cancern och har behov av att få sova.

Så när jag då dök upp hos dem och han nämnde detta så berättade jag att E äter samma sort sömntablett som han och han frågade då om jag inte kunde höra med E om han kunde få en tablett, så att han klarar sig över natten.

E har inte hand om sina tabletter själv nu för tiden och frågade därför den personal som jobbar på hennes boende. De nekade till att ge ut en tablett enligt regler och E fick då ringa till sköterskan som även hon sade nej.

Jag förstår deras regler och att man inte får göra så men detta var tänkt till en sjuk morfar och vi hoppades på ett undantag. Trots lagar och regler!

En av våra hundar har varit lite låg i dag genom att inte ha velat äta och hon har legat i sin bur mest hela dagen. I kväll såg vi att hon hade en slags bubbla i ändtarmen och när vi kom hem från affären så hade hon blivit lite smetig i rumpan och hon har helt klart ont och är en liten plågad vovve nu.

Vi anar att det är anal säckarna som krånglar så i morgon eftermiddag ska hon kollas upp hos vår veterinär. Ingen av dem har tidigare haft några problem med det där men någon gång ska väl vara den första.

Hoppas att det räcker med att veterinären kan tömma den därför att någon slags operation är nog bara att glömma. Tiken är över tio år och är inte så där superpigg längre. Sist vi besökte veterinären så hade hon sett att Vicky fick en blå tunga när hon undersökte henne.

I morgon förmiddag är det dags för oss att träffa verksamhets chefen och en av läkarna på psykiatrin. Hoppas att de har något vettigt att säga!
Jag kommer i alla fall att säga mitt!

fredagen den 29:e november 2013

Jag har fått ett helt underbart mejl från en tjej som också har ett självskadebeteende och som är på behandlingshem. Det som jag ville att E skulle få fara på men som vi har bråkat om med alla myndigheter.

Denna fina tjej skrev så rara ord att jag fick tårar i ögonen och här kommer några rader av vad hon skrev till mig:
När jag läser din blogg känner jag sådant ömmande för er föräldrar, som på ett konstigt sätt lever i skuggan av oss psyksjuka, självskadande, som vårdas inom psykiatrin. Ni går ju igenom minst lika mycket, men allt fokus läggs på oss. Att veta vad ens självskadebeteende gör i relationer kan i ett tillfrisknande verka positivt, tänker jag. Å med det du skriver lyfter du den del av psykisk ohälsa som glöms bort. Fortsätt med det!
Jag tänker att jag skulle vilja få mamma att läsa din blogg, för

300

att hon ska förstå att hon inte är ensam. Det finns fler och det är ok att dela med sig av det.

I dag har jag och Es pappa varit och träffar verksamhetschefen och överläkaren på psykiatrin. Jag som egentligen inte var nervös blev med ens då vi satt där och väntade så nervös att det var inte klokt. Men mötet gick bra och de var båda två trevliga. Vi fick säga vad vi tyckte och de fick säga vad de trodde på. Jag gick därifrån med känslan av ett rätt så lyckat möte och det känns bra. Riktigt bra!

På väg dit så träffade jag en kille som var min samtalskontakt under tiden jag var inskriven på ett behandlingscenter för min egen ångest. Det är många år sedan nu så det var kul att stöta på honom och han ville att jag hör av mig och berättar hur det går med allting för E.

Planerna då för E?? Jag vill inte säga för mycket men det blir nog något här i stan som är på dagtid. Det kan nog ändå vara bra och blir hon hjälpt av det så vore det kanon. Fördelen med att få hjälp här är ju att då slipper E bryta upp härifrån ens bara för en tid. Läkaren och verksamhetschefen sade också det att OM det inte hjälper E så får vi gå vidare och titta på det här med behandlingshem. De utvärderar ofta!

Läkaren tyckte att det är bra att E ska utredas på råd och stöd och hoppades att de kunde köra igång så fort som möjligt och utreda henne för adhd, åldersnivå m,m! Det ger dem ett bättre underlag!
Es samtalskontakt kommer att prata med henne om det här med verksamheten på dagtid och läkaren samt verksamhetschefen

liksom oss föräldrar hoppas på att E nappar på iden. Tydligen så jobbar hennes nuvarande samtalskontakt där också ibland liksom den läkare vi nu träffade fast han kommer bara dit en gång i veckan.

Natten som var höll Vicky mig vaken av och till! Den där analsäcksinflammationen eller vad det är tycks hon har fått hål på själv till en stor del. Det har smetats ut här och där och vi har fått duscha henne några gånger och bytt rent i sängen två gånger. Hon skriker till när man vidrör rumpan så det är ändå inte bra. Vi ska träffa veterinären klockan 14 och det blir väl att ge Vicky antibiotika antar jag.

En ungdomskamrat till mig som jag inte träffar så ofta längre men som finns där ibland i mina tankar har ett gäng underbara barn. Nu har den ena sonen som är åtta år fått akut leukemi och jag lider så med dem i det jobbiga som de står inför. Behandlingar, rädsla och helvete!

Tack och lov så är överlevnaden ganska så stor nu för tiden så det där ska säkert gå bra trots att det var en aggressiv sort. Vem som helst kan drabbas och det är det otäcka med cancer!

Tänk vad fina människor det finns! När det uppdagades att pappa saknade sömntabletter och att E inte fick ge en till honom, så erbjöd sig två av mina vänner att dela med sig av sina eftersom de båda två tar samma sort som både E och min pappa. Ifall han inte skulle få något utskrivet i dag men nu löste det sig och han hämtade i dag ut sina sömntabletter för flera månader framöver.

Mamma åt också den sorten då hon mådde som sämst efter sitt cancerbesked men hon tyckte inte om känslan i kroppen och huvudet när hon hade tagit dem och höll på att somna. Jag måste säga att jag förstår henne och jag tror inte att jag heller skulle klara av att ta en sömntablett och kanske riskera att känna så där att man inte har kontroll över sig själv.

Mamma har ont igen i magen och ska röntga sig i nästa vecka för att kontrollera så att cancern inte har kommit tillbaka någon annanstans än i lungorna. Hon har två tumörer i dem! Men de gör som ingen skada än så länge....

Så faktum är att jag har båda föräldrarna sjuka i cancer om än mamma har mått bättre en tid. Så har jag då också E sitt självskadebeteende. Gissa om det har varit tufft med all oro! Jag tackar min stjärna att jag är så stark som jag är och för att jag har både goda vänner och en fin sambo som finns där för mig.

Vi har nu varit med Vicky till veterinären och hon skrek som en stucken gris när veterinären grejade i hennes rumpa, så att A rent av höll för öronen. Jag hade också lust till det men jag höll ju i jycken som var helt galen och samtidigt som hon skrek så skulle hon huggas. Något hon aldrig annars gör! Men smärtan var för jobbig för henne.
Nu ska hon äta antibiotika i tio dagar! Hoppas att ingen fler åker på det där eländet med analsäckarna för det är inte så roligt för hunden.

lördagen den 30:e november 2013

Tatuering

Mina döttrar har tatuerat sig för flera år sedan och E har en jättevacker ros på överarmen medan hennes syster har en ros på underarmen samt ett Kina tecken som var tillägnad hennes bästa vän, som dog i en otäck moped olycka för snart 5,5 år sedan. Varken jag eller E glömmer någonsin den natten när J som hade varit på fest ringde till oss och var så förtvivlad. Först hade hon ringt till E och sedan till mig. Hon skrek och grät i telefonen och var helt förstörd.

Det var Js bästa vän som hon hade lärt känna när hon började i gymnasiet och de var som ler och långhalm och umgicks nästan jämt. Förutom den dagen olyckan hände! En person hade kört rätt in i hennes kompis bakifrån. Hon dog direkt!

J var sig inte lik på länge! Hon tappade aptiten, hon drog sig undan och var så ledsen och jag kunde inget göra. Mer än att visa att jag fanns där för henne när det var tungt. När begravningen skulle vara så hade J bokat en resa för länge sedan precis och var i valet och kvalet om hon skulle boka av resan eller inte. Men hon valde att fara vilket jag tyckte att hon gjorde rätt i.

De for till minnesstunden och graven i stället!

söndagen den 1:e december 2013

Möten

Då var det måndag i morgon igen! Veckorna rusar i väg och det känns rätt så bra tycker jag. E verkar vara inne i en hyfsat bra period om jag inte misstar mig och själv har jag haft några bra

304

dagar också. På något sätt så lättade det lite inom mig efter mötet på psykiatrin. Nu har jag visserligen lärt mig att inte lita på myndigheter alltför mycket men det kändes bra och det kändes lite hoppfullt trots allt. Hur E får vård spelar kanske inte någon större roll (bortsett från om det är en massa medicinering som hon tyvärr redan har) bara hon blir hjälpt.

Verksamhetschefen och överläkaren på psykiatrin höll med om att E har mått dåligt i många år nu. Det är dags för en förändring! Blir inte det bra med det i stan så får vi styra upp det hela med kanske det där i Kramfors som Es kontaktperson snackade om. Någonstans måste hon i alla fall få hjälp om inte detta fungerar.

Men det är lite som läkaren sade att det hänger på E också! Har hon haft en jobbig dag med tunga samtal osv så är jag lite orolig att hon ska fara hem till sitt och sätta sig i sin lägenhet på boendet och skära sig eller göra något annat dumt. Ingen kan hålla hundra koll på henne så hon måste själv bestämma sig för att ge tusan i att skada sig. Hon måste också säga till om det är fara och färde!

När jag startade upp bloggande om vår familj och om E allra först på VK bloggen så fick jag många besökare och många kommentarer. Båda bra och dåliga kommentarer! En del var väldigt sårande och kränkande och rent ut sagt helt sjuka. Jag beslutade då för att lägga ned bloggandet men kände sedan att varför skulle jag göra det. Jag gör det här för min egen skull och för att upplysa folk om hur djävligt det kan vara för dem med ett självskadebeteende och för oss runt omkring dem. Så när jag då bestämde mig för att fortsätta blogga så öppnade jag upp denna plats för min blogg och jag är helnöjd med den.

Här har jag valt att ha kommentarsfältet stängt och ångrar mig inte en sekund. De som känner mig kan kommentera på facebook, per telefon eller via sms.

Jag vet att många tycker om att läsa om vår vardag! Om Es kamp och om min kamp för hennes skull. Vi är tyvärr många som är i den här situationen och det blir inte färre av dem som självskadar. Jag kan själv inte förstå hur man kan skära sig men jag kan förstå hur hemskt det är med ångest. Det förstår jag bättre än någon annan som inte har haft ångest. Jag kan leva mig in i det helvete E har på så sätt. Men som sagt var så kan jag aldrig förstå hur hon kan välja rakbladet och blodet och skammen. Jag försöker att förstå men det går bara inte! Hon som var så rädd för sprutor och blod!

Jag har lovat E att den dagen hon är självskadefri så ska jag hjälpa henne att få ärren åtgärdade på något sätt. En vän till mig har jobbat på ett behandlingshem för dem med just självskadebeteende och hon säger att flera av dem har fått hjälp för att få bort ärren genom operation. Vill E det då ordnar jag det! Vill hon inte så får det vara men hon ska veta att möjligheten finns då hon är frisk igen.

Es morfar ville hjälpa henne för många år sedan med att fixa hennes syn och kontaktade en klinik i stan som korrigerar synnedsättningar genom lasertekniker.
Men dessvärre så har E en hjärnsynskada som inte går att göra något åt så vi fick lägga det åt sidan.

På torsdag är det mötet på socialkontoret! Det ska bli intressant att träffa socialsekreteraren som verkar bra. Jag och Es pappa ska följas dit! Det skulle vara ett möte den sjätte december då

vi alla ses men troligen så blir den inte av eftersom
socialsekreteraren inte hade fått svar av alla. Jag bryr mig inte
nämnvärt eftersom jag själv inte tänkte gå på mötet. Däremot
så skulle Es pappa fara på det mötet och det kändes som
viktigast att i alla fall han for. Även om han inte pratar så
mycket!

måndagen den 2:e december 2013

Jag läste något på internet angående varför en del personer får
ett självskadebeteende:
DBT behandlingen har sin utgångspunkt i den biosociala
teorin. Den tar hänsyn till både: bio – medfött temperament,
social – det samspel som sker med omgivningen/miljön.

Om man ser IPS ur ett biosocialt perspektiv, så uppstår IPS när
en känslomässigt sårbar individ växer upp i en miljö där hon
inte får det som krävs för att hon skall kunna hantera sin
känslighet. Hon blir då utelämnad åt starka och svårhanterliga
känslor, som i sin tur leder till problembeteende som till
exempel självskada eller självmordsbenägenhet.

Ett antagande i DBT är att självdestruktivt beteende är inlärt
för att klara av outhärdliga, intensiva och negativa känslor, som
skam, skuld, rädsla, sorg och ilska. Ibland verkar det som om
hjärnan är programmerad för att uppleva starka känslor – eller
så kan det vara så att flera känslomässiga eller fysiska trauman
orsakar förändringar i hjärnan, vilket gör personen mer sårbar
för intensiva känslotillstånd. Till detta kommer även att dessa

personer ofta har depressioner och/eller ångest, vilket leder till känslomässigt lidande.

Dessa faktorer kan leda till det vi kallar känslomässig sårbarhet.

Extrem känslomässig sårbarhet är sällan den enda orsaken till psykologiska problem. En invalidiserande omgivning (ogiltigförklarande/icke bekräftande) är också en bidragande faktor. Vad är då en invalidiserande omgivning? I detta fall är omgivning oftast liktydigt med andra människor. Invalidiserande är när personen upplever sig icke bekräftad, möts utan respekt, uppmärksamhet och förståelse för sina tankar och känslor.

Exempel på invalidiserande omgivning:
Tänk dig en liten pojke av turbomodell. Ett sådant aktivt litet barn kan bli uppskattat och upplevas som lätthanterligt i en familj som redan har några äldre barn och där föräldrarna är idrottsintresserad och hemmet inte längre innehåller något värdefullt som kan gå sönder. Om man gör tankeexperimentet att samma barn istället föds som första barn till lite äldre stillsamma föräldrar vars hem dignar av bräckliga antikviteter, inser man snabbt att den lille killen kommer att ha svårare att passa in. Det kan dessutom uppstå negativa interaktioner mellan barnet och föräldrarna, ju mer han förtjust springer omkring, desto mindre blir föräldrarnas tålamod och ju mindre tålamod de har desto snabbare och oftare blir de irriterad på honom. Deras negativa reaktioner kommer inte att göra honom lättare att ha att göra med.

Personer med emotionell instabil personlighetsstörning kan vara svåra att förstå sig på och de stressar lätt sin omgivning.

De har svårt att känna igen och benämna känslor. De blir ofta överväldigad av styrkan i sina känslor och vet inte hur de ska lugna ner sig utan handlar utifrån känslan: får ett utbrott, slåss, går och lägger sig. De tillgriper ofta drastiska medel för att komma ifrån starka känslor: överdoser av alkohol, droger eller mediciner, skadar sig eller ägnar sig åt något annat som fort tar bort känslan men som oftast ställer till problem på längre sikt.

Å andra sidan är de i stort behov av förståelse och att någon hjälper dem att se det giltiga i sina känsloreaktioner. Någon behöver visa dem att man kan ha en stark känsla och låta den avklinga utan att man behöver avbryta den, skämmas för att man har den eller nödvändigtvis handla utifrån den.

"Det är ingen konst att bli arg, vem som helst kan bli arg. Det som däremot är en konst är att bli arg på rätt person, på rätt sätt, vid rätt tillfälle, och av det rätta skälet."
Aristoteles

Det viktigaste en närstående till en person med emotionellt instabil personlighetsstörning kan göra, är att försöka sätta sig in i och förstå hur det är att leva med en känslighet som gör att man hamnar i mycket svåra stressreaktioner av små stressorer och att reaktionen sitter i länge.

För att se att personen reagerar på sin egen stress och inte har för avsikt att oroa eller förstöra för andra. En viktig sak man kan göra är att validera och hitta det giltiga i personens reaktion och uttrycka den, innan man ger ett förslag på något som skulle kunna lugna ner reaktionen.

Till exempel: "Jag förstår att det kan kännas oroligt nu när jag

ska vara borta i två dagar. Kan vi sätta oss ner och prata om vad som skulle göra det lite lättare för dig", istället för att säga: "Du är ju vuxen och borde inte ha några problem med att klara dig själv i två dagar". Validering i sig kan ofta räcka för att den starka känslan och reaktionen skall avta.
Den biosociala teorin hjälper oss att identifiera de två viktigaste målen för patienter med IPS: Att lära sig reglera känslor och att lära sig att lita på och validera sina egna känslor, tankar och handlingar.

Jag känner inte till IPS sedan förut och jag vet inte vad jag tycker om dessa påstående då jag inte är så insatt i orsaker till självskadebeteende. MEN jag kan i alla fall känna igen det där med att bli överväldigad av sina känslor och få utbrott. Det är E i ett nötskal åren igenom.

På dagis fick de vara två personal när den lilla treåringen flippade ur och de fick hålla henne till dess hon hade lugnat ned sig och i skolan fick de oftast också vara två personal för att hålla fast henne när hon spårade ur. Just för att hon gjorde sig själv och dem runt omkring illa.

Jag förstod redan när E var en liten liten tös att något var galet med att hantera kaoset inom henne själv. Jag vet inte....men det var inte normalt beteende och jag var egentligen den enda som kunde få henne lugn. Genom att bara finnas där och hålla henne intill mig! Men i takt med att hon blev större och starkare så fick jag svårt att orka hålla fast E. Jag ville inte men hade inget val! Skadorna hos henne blev för stora annars med sårig panna, bitmärken (nu snackar vi riktiga bitmärken) m,m.

Det som inte stämmer i artikeln vad det gäller E i alla fall är att hon inte skulle ha fått utrymme för sina känslor, så som till exempel att hon inte skulle ha blivit bekräftad, att hon inte skulle ha mötts med respekt samt uppmärksamhet och förståelse för sina tankar och känslor. Tvärtom så har hon och hennes syster alltid bemötts med respekt samt förståelse och det har varit självklart att få gråta, vara arg och glad i vår familj.

Vi hade kanske inga direkta konflikter egentligen förutom då det uppdagades att E hade ett självskadebeteende. Då hamnade jag och E ofta i bråk om allt ifrån att hon isolerade sig på sitt rum, till att hon inte ville äta.

Det handlade mycket om oro från min del och frustration samt sorg över att se sitt barn sitta instängd i sitt rum med persiennerna nere i timmar. Det var stört omöjligt att locka henne ut ur detta förbannade rum och hon satt klistrad vid teven eller vid datorn.

E kunde tv menyn utantill och visste jag inte när det och det programmet skulle vara, så var det bara att fråga henne. Hon var väldigt inkörd i sina program och tittade jämt på de där skitprogrammen om att vara för tjock, att kämpa för att gå ned i vikt och allt sånt. Jag kom att avskyr dem alla och kan inte ens minnas vad de hette. Jag vill inte minnas!

På datorn satt hon ofta ute på sajter om att gå ned i vikt! Där de pushade varandra till att göra si och så för att stå mot hunger och för att lyckas gå ned i vikt. Det var någon engelsk sida bland annat där de hade sådana ideal som är trådsmala.

Att vi fick vetskap om vad hon gjorde på internet var att hennes

311

pappa skulle göra något med hennes dator. Han kanske skulle rensa den eller något sådant. Jag kommer inte ihåg vilket men det spelade egentligen ingen roll att vi fick veta vilka sajter hon var inne på. Vi visste inte hur vi skulle tackla det och om vi skulle konfrontera henne med vad vi visste eller inte.

Jag tror att hennes pappa fick uppdraget att prata med henne för hon blev nog ännu mer hemlighetsfull än tidigare. Vi visste mer än hon förstod om vad hon sysslade med på datorn men valde att inget säga för att kunna fortsätta hålla koll. Vissa saker tog vi upp med henne och allra helst hade jag velat dumpa hennes dator på tippen.

När E då flyttade till sitt boende så var det med blandade känslor hos mig. Jag ville inte att hon skulle flytta samtidigt som det var ohållbart att leva i den stress som det var med att ständigt vara på sin vakt på ifall hon skar sig eller gjorde något annat knas.
Jag saknade henne ändå väldigt länge efter att hon hade flyttat och än i dag kan jag göra det. Samtidigt som det är skönt med utflugna barn. E har bott på sitt boende i ca 3,5 år nu!

tisdagen den 3:e december 2013

2007

I februari 2007 fick jag vetskapen om att min dotter var självdestruktiv och jag började då att blogga om detta jobbiga som drabbade vår flicka och vår familj.

Så här stod det i ett blogginlägg:

"I februari för ett år och åtta månader sedan fick jag vetskap om att min ena dotter var självdestruktiv. Det kom som en chock även om jag hade förstått att hon inte mådde bra och sökt hjälp för henne hos en psykolog. Omgående tog jag kontakt med olika instanser för att min dotter skulle få någon hjälp och efter ett par månader fick vi en tid på bup i stan. Nu mer än ett och ett halvt år senare står vi och stampar på samma punkt, det har nog tom blivit snäppet värre eftersom dottern numera ..."

Av någon anledning så slutade jag att blogga men jag tror helt enkelt att det kändes så konstigt och fel och utelämnande fast jag redan då bloggade under nicknamn. Hur som helst så ångrar jag inte en sekund mitt bloggande vare sig då eller nu. Det är ett sätt att få skriva av sig och jag vill dela med mig till omvärlden.

Det som är så skrämmande är hur många år som har gått sedan jag fick veta hur det stod till med henne. Det är sju år i februari! Sju år av oro och sorg och mer än sju år som E har varit självdestruktiv. Det är en lång lång tid!
Jag vet faktiskt inte exakt när E började men hon hade ju hållit på ett tag som jag förstår det.

En dag så hoppas jag att hon och jag kan prata om detta med hennes självdestruktivitet. Den dagen hon mår bra och har mognat ännu mer och kan känna utan att skämmas att hon faktiskt kan prata med mig.
Jag tycker att jag är rätt så sjysst och att jag kan förstå henne så mycket i det här med att ha ångest.

Jag fattar ju att man inte vill prata med sin mamma om allting men den här grejen är så speciell och det är inte bara E som har mått dåligt i det här i alla år. Vi som familj och jag som mamma har också drabbats och detta måste vi få chansen att ventilera med varandra en dag. Det hoppas jag!

I dag har jag gjort plankan igen efter en veckas uppehåll! Efter en minut var jag helt slut och orkade inte mer. Jag har en del att bära upp men har ändå tappat sju cm i midjan under sex veckor, överarmarna har jag tappat sex cm på, bröstkorg fyra cm, höfter 3,5 cm, lår 5 cm och vader 3 cm. Allt detta för att jag försöker leva sunt och få igen den kropp jag tidigare har haft och mådde så bra av. Jag har tröstätit när det har varit som jobbigast och pang så hade jag gått upp en himla massa kilon. Nu kämpar jag bort dem igen!

Om fyra dagar bär det av till Tallin! Det ska bli riktigt härligt att fara i väg på en minitripp.

onsdagen den 4:e december 2013

Att vara förälder!

Att vara förälder till någon som har ett självskadebeteende är svårt eftersom man blir så känslomässigt involverad. Folk brukar fråga mig hur jag har orkat men jag brukar svara dem att jag orkar därför att mina döttrar är mitt allt och jag gör vad som helst för dem. Jag orkar därför att jag har en inre styrka som är väldigt stark och jag har en förmåga att ta igen mig mellan varven. Det kan vara med något så enkelt som ett varmt och avkopplande bad, det kan också vara med en bra bok, våra resor med färja och våra utlandsresor om somrarna är för mig även det ett sätt att koppla av.

Jag skulle kanske inte ha stått pall lika bra om jag inte hade haft dessa möjligheter till att resa ibland. Tack vare min fina vän M så kan jag till exempel fara i väg denna helg på färjetrippen.

I somras när vi for utomlands så hade vi hundvakt från två håll om än det var lite komplicerat från det ena hållet. Men allt det här med dem som ställer upp för oss är guld värt och gör det enklare för mig och oss att bara vara någonstans i en tid.

Jag har ibland saknat ett stöd som mamma i det här! Någonstans där jag kunde träffa någon som vet vad det handlar om och som hade egen erfarenhet. Det har varit väldigt dåligt med någon kontakt på så sätt och all fokus har lagts på den som är sjuk. Inte så konstigt men man får inte glömma bort oss övriga i familjen.

Es tvillingsyster borde ha fått chansen att prata med någon som kanske också har ett syskon med ett självskadebeteende. Es pappa kanske behövde ventilera med någon karl om detta som har en dotter eller för den delen kanske en son som skadar sig.

Jag har i alla fall haft min sambo som stöd i allt det här men det har påverkat vårt förhållande under årens lopp och det har varit jobbigt för oss båda genom att mina tankar hela tiden har varit fokuserade på E. När jag har varit ledsen och arg så har sambon fått ta smällen. Det är antagligen oundvikligt eftersom A står mig så nära och jag inte har pratat med mina föräldrar om E speciellt mycket.
De vet om allting så klart men de har nog med sina egna

problem och sjukdomarna, så jag har inte velat belasta dem med mer sorg och bekymmer.

Jag sitter ofta och läser och söker information ute på internet angående självskadebeteende, vård mm. Detta fann jag i dag och det är så sant det som står tycker jag av egen erfarenhet:

Svårt att leva med någon som skadar sig själv

Självskadebeteende kan vara snabbt övergående, men det kan också vara svårt att bli av med. Om man som syskon eller förälder lever med någon som har ett självskadebeteende kan den inledande oron och rädslan gå över till irritation, frustration, ihållande ledsenhet eller att man faktiskt till slut inte orkar bry sig. Det är inte så att man slutar bry sig, men man kan bli så överväldigad av ständig oro och andra smärtsamma känslor att man till slut stänger av för att orka med resten av livet, som skola, arbete, vänner och andra krav och måsten. Man kan känna sig maktlös och rädd. Ilska och avstängdhet kan bli en väg ut ur dessa känslor.

Viktigt att ta pauser från oron och tillåta sig själv att må bra

Det är inte bra att låta självskadebeteendet styra hela familjen. Det man kan tänka på i sådana här situationer är att det är svårt för oss människor att vara i en pågående kris som inte går över. Det finns inget enkelt facit, men det kan vara viktigt att fokusera på annat. Göra trevliga saker tillsammans som en familj, fokusera på något som förenar familjen istället för det som splittrar och oroar. Försöka att hitta sätt som gör att familjen, eller delar av familjen, kan slappna av och ha det fint tillsammans, även om inte självskadebeteendet är helt borta. Man behöver ta pauser från oron och tillåta sig själv att få ha det bra ändå.

Pratade med E i dag! Det slog mig att det är ett tag sedan sist så jag tog helt sonika och ringde upp henne. Det lät som att det var ganska så bra med henne ändå. I morgon ska hon till sin samtalskontakt och där kanske de pratar om framtiden och vad det blir.
Gud vad jag hoppas på att det blir något bra av det hela i slutändan. Det måste det bli!

I morgon väntar besöket på socialtjänsten där vi ska då träffa Es socialsekreterare för första gången. Hon verkar trevlig så det ska inte vara några problem. Det leder knappast till något eftersom socialnämnden redan har avslagit vår ansökan om en plats på ett behandlingshem för vår dotter. Eftersom att det inte är deras ensak att vårda henne då det handlar om ett självskadebeteende och inte ett missbruk.

Vi föräldrar och många med oss anser att det visst är ett slags missbruk eftersom flickan inte kan sluta skära sig. Det har utvecklats till ett beroende!

I psykologiguiden till exempel så går det att läsa precis det jag skriver att ett självskadebeteende kan jämföras med ett missbruk.

Men enligt socialtjänstlagen så hör den biten till landstingsvården som jag har nämnt tidigare.
Hur som helst så blir det intressant att höra vad hon säger i morgon.

torsdagen den 5:e december 2013

Det stormar i södern och verkar ska göra det i några dagar. Jag hoppas verkligen att den bedarrar innan lördag kväll då vår färja avgår. Mina föräldrar oroar sig för vår skull! Att vi ska bli sjösjuka eller inte ens komma oss i väg på trippen.
Lite oroande känns det men vi får köpa åksjuketabletter om det skulle behövas tas sådana och så håller vi tummarna för att det lugnar ned sig innan avfärden.

Jag har denna morgon varit och hämtat pappa på verkstaden och sedan skjutsade jag hem honom. Väl där så dammsög jag deras övervåning i huset och for och handlade med mamma så att de fick sin veckohandling gjord.
Pappa orkar inget sådant längre och mamma gör knappt det heller men hon följer gärna med på affären ändå. Pappa hade varit och tagit cancerprover igen och det såg ganska bra ut för tillfälligt. Skönt!

Mamma ska i dag i väg till lasarettet och röntga sig och ta prover för att se så att hennes cancer står stilla. Att inte det har blivit metastaser mer än i lungan där hon har två stycken som inte gör någon skada - än så länge!

I eftermiddag far vi på mötet på socialtjänsten! Es pappa lovade att hämta mig här hemma så att jag slipper ta bussen ned. Min bil är för tillfälligt hos mina föräldrar och förresten så tycker jag inte om att köra bil. Det har jag aldrig gjort! Jag kör helst inte alls om jag ska vara ärlig och är så tacksam om någon annan agerar chaufför. I går fick jag skjuts hem av B och inte nog med det - hon hade med sig godsaker hit. Saffransbullar, sockerkaka och annat smått och gott! Jag blir ju bortskämd av mina fina vänner! Utan dem hade det varit betydligt tyngre att

318

vara jag i allting som är.

Nu är jag förbannad så in i norden! Vi var och träffade
socialsekreteraren i dag som var jättetrevlig och bra på alla sätt
och vis. Hon hade ju föreslagit en nätverksträff som skulle gå
av stapeln i morgon där vi föräldrar, boendepersonal,
enhetschefen för boendet, LSS handläggaren samt psykiatrin
skulle vara med.

Enhetschefen för boendet kunde i morgon, Es pappa kunde i
morgon och förmodligen de övriga också men när
socialsekreteraren i går pratade med en kontakt på psykiatrin så
blev det nobben.

Hon hade sagt att allting var frid och fröjd med E och att E får
den hjälp hon behöver.

Märkligt när alla andra säger något annat och när alla andra ser
något annat. Visst! Jäntan kanske har mått hyfsat bra sista
veckorna (förhoppningsvis utan att skära sig) men bra är det
ju inte och hjälp behöver hon ju.

En enda människa kan göra så att ett möte inte blir av eftersom
den människan är en viktig bricka i spelet och socialtjänsten
hade kunnat tänka sig om inte det blir bättre för E med det i
stan att föreslå att dela på kostnaderna för en behandlingshem
placering framöver. Men när psykiatrin beter sig så här så blir
det skit och pannkaka av allting. Skam på er och skam på dig
ditt eländiga kryp!

E har som jag tidigare nämnt i ett inlägg sökt en god man via
överförmyndarnämnden. Vi satt i dag och diskuterade detta på
mötet med socialsekreteraren och hon berättade att man får

319

komma med förslag på vem man skulle kunna tänka sig som god man. Det är kö i det systemet så de skulle nog bara bli glada om vi hade någon tilltänkt som god man till E.

Jag kom på en person som är Es faster och som har både skinn på näsan och kan kämpa för Es rätt, som har känt E i alla år, som har tidigare varit hennes ledsagare och assistent i skolan. Hon borde passa som god man och jag är övertygad om att E skulle gilla den iden.
Men då återstår att få fastern att vilja åta sig uppdraget och jag har försökt att nå henne för att diskutera saken.

Vi får se hur det blir!

Kammarrätten!

Socialsekreteraren berättade att hon blev förvånad när Förvaltningsrätten dömde till vår fördel och att de hade ansett att ett självskadebeteende kan räknas som ett slags missbruk. Men som ni alla vet så överklagade ju socialnämnden deras domslut vidare till Kammarrätten.

Vi kämpar ju där för Es rätt till hjälp och socialsekreteraren tyckte att det är bra att det har gått till Kammarrätten så att OM det blir dömt även där till vår fördel (men det tvivlar jag på), så vet socialnämnden hur de ska gå vidare. Då finns det 500 personer till som behöver vård för sitt självskadebeteende berättade hon.

Nu tror jag inte att vi får rätt i Kammarrätten! Men kors i taket om det mot all förmodan skulle bli så att vi vinner där.

Hur som helst så måste lagen ändras! De här med Es problematik måste kunna få hjälp även via socialtjänsten precis som en alkoholist eller pundare får.

Hon berättade att de aldrig nekar någon vård när det handlar om missbruk i den befattningen och allra minst om de själva vill ha hjälp. Men ett självskadebeteende anses inte vara ett sådant missbruk som går att jämföras med alkohol eller narkotika enligt socialtjänstlagen och enligt socialnämnden.

Jag pratade med E i kväll och nämnde det här med vågen som det heter. I tron att hennes samtalskontakt som hon träffade i dag hade tagit upp det med E. Men det hade hon inte....
Hur som helst så kan nog E tänka sig det eller som hon sade: Kanske!

Sedan så mejlade jag verksamhetschefen som jag och Es pappa träffade i förra veckan och berättade om vad socialsekreteraren hade fått höra av Es samtalskontakt. Att det därför inte blev någon nätverksträff!
Får se om hon tar tag i den saken! Det är inte okey att neka att medverka även om hon säkert gör som hon vill. Men att styra på det där sättet är så fel...

fredagen den 6:e december 2013

Jag kan inte släppa det här med psykiatrin och vad som blev sagt. Ärligt talat så är jag förvånad över reaktionen! Jag kan inte finna någon anledning till att de skulle neka att medverka på ett nätverksmöte. Även om de anser att E har mått bättre de

321

senaste veckorna så borde de ändå vara intresserad av att vilja samarbeta med oss alla andra runt E. Alla ska vi väl jobba för att E ska bli frisk och får den bästa hjälpen som går att få. Det borde faktiskt inkludera dem med.

Nu har jag förstått av samtalet igår att mycket hade kunnat se annorlunda ut om psykiatrin hade givit socialtjänsten ett svar. Ett ja eller nej till att ge E vård på ett behandlingshem. Hade dem sagt nej vi tänker inte låta E fara i väg någonstans så hade socialtjänsten gått in och hjälp E. Så mycket förstår vi nu! Men då psykiatrin inte har kommit med ett klart besked så..... Ja nu så ska de ju förstås låta E vara på det där vågen i stan är det sagt i alla fall.

Det var de som sades på det möte jag och Es pappa var på och de skulle låta Es samtalskontakt prata med E om det och det lät verkligen som att så fort E sade ja till vågen, så var det bara att börja där.

Överläkaren hade redan pratat med dem som jobbar på vågen så allting var i princip klart. Det är bara det där ordet JA från E så är grejen kirrad.
Men då hennes samtalskontakt inte har tagit upp det med E så förskjuts allting ännu mer.

Fungerar inte vågen så går vi vidare! Som socialsekreteraren sade så gör vi rätt i att inte ge upp om E, att kämpa som vi gör för vår dotter är en självklarhet.

Vi berättade att E tar en massa mediciner och att det ibland kan vara uppåt sju olika sorter inräknat de hon tar ibland. Det är

322

helt sjukt att en späd och liten tjej ska peta i sig så många sorter varje dag.

Jag berättade att vår dotter har ätit medicin sedan hon var fyra år gammal och socialsekreteraren bara skakade på sitt huvud. Hon sade att på sätt och vis så har ju E utvecklat ett tablettmissbruk och det kan man ju kanske på sätt och vis säga att hon har.

När E och hennes syster var i tre års åldern så var de väldigt speedade och hade svårt att komma till ro och somna om kvällarna.

Gissa vad läkaren skrev ut för att de skulle somna om kvällarna?! Jo THERALEN.... det var just Theralen som E har fått tag i tidigare och även överdoserade i maj månad tillsammans med tabletter.

I dag hade jag aldrig någonsin gått med på att ge mina barn något som är lugnande men då visste jag inte bättre och litade blint på doktorerna fastän jag bara gav lite och ett par gånger. Det kändes helt enkelt inte rätt!

Det drar ihop sig!

I morgon bitti bär det av till Stockholm by bus om vädergudarna är med oss. Jag hoppas verkligen att stormen har lagt sig till dess vår färja avgår klockan 18. Läste att i dag stod bland annat Birka still men det kan ju vem som helst räkna ut i detta oväder som råder i södern. Ibland är jag glad att jag bor i norr!

Allting verkade bra med E i dag och hon såg på so you think you can dance. Hon gillar alla sådana program och tycker själv om att dansa. E går på danskurs två gånger i veckan!

Mitt barnbarn som är tre år hade ritat en huvudfoting (så fin så) som hennes mamma skickade till mig. Flickan är duktig! Hon kan även skriva T! Vilket är första bokstaven i hennes namn.
Jag har inte träffat flickan på några veckor och fick i dag en sådan stark längtan efter henne då jag bäddade rent i hennes säng som hon har hos oss.
Så i kväll for jag dit och pussade lite på tösen innan vi skulle hämta en god vän i byn jag tidigare har bott i.

Jag har ännu inte fått något svar från verksamhetschefen på psykiatrin men det kommer säkert ett till veckan. Vi kräver ett svar på varför samtalskontakten avstod ett nätverksmöte.

I kväll blir det tidigt i säng då vi ska upp klockan 05 i morgon bitti.

tisdagen den 10:e december 2013

Stormens öga!

Då var vi hemma igen efter några dagars trevligheter med god mat och god dryck (nu är jag helfrälst i pina colada), shopping i tax free, sevärdheter i Tallin med guidad tur och julmarknad i gamla stan. Det var så otroligt vackert med live julmusik, fina gamla byggnader och de många gränderna som vi spatserade igenom.

Vi besökte även en ortodox kyrka och det var så fint inne i den

324

med tak och väggmålningar, rökelsedoften som låg tät och de smala ljusen som var tända här och var. En mässa pågick när vi kom in men tyvärr så fick man inte ta kort, så jag kan bara bjuda på en bild från själva kyrkan.

Natten mot söndagen vaknade vi av att det gungade riktigt riktigt ordentligt och när vi tittade ut genom fönstret så såg vi att vågorna gick höga och att snön yrde i det kompakta mörkret som rådde. Aldrig någonsin har jag känt rädsla över att åka färja och jag har gjort många turer här och var. Men denna natt var både jag och A oroliga och tankarna gick till det som hände med Estonia.

Detta måste ha varit Sven som gjorde en snabbvisit över Baltikum för några timmar senare hade det lugnat ned sig. I vart fall så somnade vi om till slut och när vi vaknade igen så var det lugnare på havet.

Jag har inte fått något svar från psykiatrin så därför skrev jag ett till mejl i hopp om att hon svarar snarast. Vi vill veta hur vissa personer där uppe tänker och resonerar. Det är A och O med ett gott samarbete mellan föräldrar, psykiatripersonal, socialtjänst och boendepersonal.
E håller vi ju utanför detta så länge eftersom hon mår sämre av att oroas.
Min mamma är väldigt händig och en mästare i att sticka, virka, sy, teckna mm och nu har hon gjort en massa roliga virkade figurer som sysselsättning när hon inte orkar så mycket mer än att ligga i sängen.

I morgon ska mamma till doktorn för att få veta svaren på

hennes röntgen och provtagningarna som hon gjorde härom veckan. Det känns så nervöst! De kollade även upp de två tumörerna i lungan och anledningen till att hon har så ont i magen igen. Bara hon inte har blivit sämre igen och fått fler metastaser. Då bryter jag ihop!

Ungefär vid den här tidpunkten förra året så fick hon och vi andra veta att cancern hade kommit tillbaka hos henne i blåsan och att hon även hade metastaser i lungan och att de inte kunde eller visste vad de skulle kunna göra för henne. Genom att hon har haft cancer som ung så ville de inte stråla henne mer.

De tråkiga nyheterna plus pappas dåliga besked på hans prostatacancer gjorde att de förra året varken ville eller orkade fira någon jul.
Jag blir jätteledsen om det blir dåliga besked i morgon! Nu vill jag fira julen med dem och glömma sorger, bekymmer och sjukdomar. Men jag hoppas och tror att det inte är något med mammas mage och att metastaserna i lungan håller sig i schack.

I dag tog jag bussen ned på stan för att möta upp A och Å på en restaurang. Det var bara det att bussen aldrig kom! Jag väntade och väntade och väntade....frös mer och mer och blev alltmer fundersam på varför busseländet inte dök upp.
Det hade börjat att regna och vägarna blev så halkiga att jag anade att det var därför bussen inte kom.

Jag hade rätt i mina misstankar! Bussen dök upp till slut men stannade och chauffören vägrade att köra en meter till innan vägen var grusad.
Sedan dök nästa buss upp och han var lite modigare så jag

hoppade på den bussen och tog mig slutligen ned på stan.
Vi åt en god buffé och samtalade om ditten och datten och det
var lite extra roligt att ses eftersom vi inte har träffat vår vän på
några år.

Jag visste om att E skulle i väg till sin danskurs i kväll och
smsade henne om att bussarna hade slutat att köra på grund av
halkan (vår chaffis sade det när vi kom till centrum). Hon
tyckte att det var bra att jag meddelade henne det och jag tror
att hon for till dansen men jag vet inte hur hon tog sig dit.
E har rätt till färdtjänst så kanske att det blev taxi! Jag hoppas i
alla fall att hon for och inte avblåste dansen. Hon for nämligen
inte på förra tillfället.

Inget svar ännu har dykt upp men jag väntar och ser om det
dyker upp något i morgon. En förklaring!

onsdagen den 11:e december 2013

Studiebesök

Dottern meddelade mig att hon ska på studiebesök någon gång
i nästa vecka på vågen, som psykiatrin pratade med oss
föräldrar om. De tror att det kan vara till hjälp för henne och
det hoppas vi verkligen. Det vore underbart för E och oss alla
som älskar henne!
Jag frågade E vad hon tyckte om det och hon svarade då mig
att det blir nog bra. Det tror jag också!

Hennes tvillingsyster ringde mig i dag och berättade att mitt
barnbarn hade varit till vårdcentralen för att träffa doktorn och
se om labbet kan ta prover på henne eller om det skulle vara

tvungen att åka till barnmottagningen. Det skulle gå lika så bra på vårdcentralen så på fredag morgon ska de sticka lilla T i armen. Hennes mamma sätter ett Emla innan så att det inte ska göra ont.

T har haft bekymmer med sin mage under en lång tid då hon har haft ömsom lös och ömsom hård mage och ibland har hon kunnat kräkas utan anledning. På dagis har de ringt efter föräldrarna i tron att flickan har varit magsjuk och här jag ibland fått byta blöja efter stora lass, som inte är normala. Nu hoppas vi på att de får reda på varför hennes mage ska krångla så där och varför hon klagar på magont mest varje dag både på dagis och hemma.

Efter hon har tagit sina prover så ska hennes mamma skjutsa hit tösen så att hon får stanna och sova över natten. Jag längtar så jag blir tokig efter lillan! Gissa om vi ska mysa!

Jag är så glad!! Mamma ringde tidigare och berättade att tumörerna håller sig i schack och att det där med magen visar sig bero på att hon har två kotförskjutningar mellan tvåan och trean. De får se vad de ska göra åt det!

Här kommer lite information som jag snappade upp på internet angående Vågen:
Vågen är en enhet som bedrivs dagtid, fem dagar i veckan och är belägen på Ålidhem. Vågen tillhör Psykiatriska kliniken i Umeå.

Förutom 1,75 fast tjänst är en sjukgymnast och arbetsterapeut från kliniken engagerad i gruppverksamhet.

328

Vågen bedriver en anpassad DBT/KBT-behandling. I behandlingsprogrammet ingår bl.a. färdighetsträningsgrupp, hälsogrupp, bildgrupp, basal kroppskännedom och individuella samtal.

Målgruppen är unga självdestruktiva patienter som inte kommer vidare i sedvanlig öppenvård/slutenvård.

Behandlingen bedrivs under en begränsad tid och vårdprogrammet individualiseras utifrån patientens behov i samråd med kontaktansvarig i öppenvård, patientansvarig läkare, representanter från aktuell avdelning och i vissa fall också boendehandledare verksamma i kommunala boenden samt anhöriga.

Birkan Tore

Jag tror på det mediala sedan ett antal år tillbaka och i dag fick jag ställa en fråga till Birkan Tore, som kanske en del av er vet vem han är. Ett mycket duktigt medium som medverkar i bland annat det okända på teve.

Jag ställde honom en fråga om min dotter och hans svar blev följande:

She needs help and not sure if there's a professional working with her but I see either getting a therapist, changing the one or changing the method. Your daughter is a very smart and intuitive girl.

Han har så rätt! Hon ska ju byta metod och hon är en smart tjej så det var ett klockrent svar med andra ord!

lördagen den 14:e december 2013

Den går vi inte på!

Jag har varit lite dålig på att uppdatera bloggen de sista dagarna men i dag kommer jag mig i alla fall för att skriva några rader. Vi har haft fullt upp med handling, barnpassning, hundsökning mm.
Mitt älskade barnbarn kom igår och sov över till i dag och som alltid så är det helt helt underbart att få rå om henne.

Jag fick till slut ett svar ifrån chefen på psykiatrin. Hon är en bra kvinna men vi köper inte svaret. Inte för en sekund går vi på förklaringen att socialsekreteraren hade ställt några frågor bara men att de inte hade uppfattat att det skulle vara ett nätverksmöte.

Någon förklaring till varför det hade påståtts att E mår bra och får den hjälp hon behöver fick jag inte.
Vi var förbi E med lussebullen här om kvällen men sedan har jag inte pratat med dottern. Har inte haft tid eller ork! Känner mig rätt så slut nu. Kanske har jag järnbrist! Jag tappar mycket hår, är trött och blir ibland (som i morse) tvärt illamående. Tack och lov så går illamåendet över efter en stund!

söndagen den 15:e december 2013

Can´t give you up!

Jag pratade med dottern i går och som alltid nu för tiden (kanske bara mot mig vad vet jag) så sitter hon mest bara tyst och säger inget själv. Jag får ställa frågor för att försöka hålla igång en konversation och då svarar hon om än lite motsträvigt.

330

Det handlar inte om jobbiga saker utan kan vara om precis vad som helst.
Det är inte alls den E som växte upp och bodde under samma tak som mig i nitton år.
Jag känner inte igen henne och blir så frustrerad. Hon är verkligen förändrad.

Jag har burit på E och hennes tvillingsyster i magen i nio månader, jag har varit ensamstående och fostrat dem till att veta vad som är rätt och fel här i livet, jag har funnits där för dem i vått och torrt genom åren, jag har tröstat dem när de har varit ledsna, jag har givit 100 % av mig själv till dem därför att de är mitt allt och jag älskar dem så fruktansvärt mycket.

När de föddes tio veckor för tidigt och var så små och sköra (1440 och 1403 gram) och när E höll på att dö under den första tiden i sitt liv, så svor jag på att alltid finnas där och göra allt i min makt för att de skulle få ett bra liv bara hon /dem överlevde. Som tur var så var E en kämpe, en riktig överlevare och tack vare den gnistan hos henne så lever hon i dag. Naturligtvis också tack vare den utmärkta neonatalvården som gavs av den fantastiska personalen.

Hon har fått skador från kuvös och respiratortiden och det är dem som har gjort livet svårare för henne till en viss del. Och kampen....ja den fortsätter ju!

Om drygt ett vecka är det julafton! Tanken är att jag, E, A, min bror och föräldrarna ska fira ute i stugan. Jag hoppas att det blir en trevlig kväll. Vi kommer att åka hem relativt tidigt eftersom E brukar vilja det och eftersom mina föräldrar inte orkar med att vara sociala så länge. Pappa sover hemskt mycket om dagarna och har inga krafter till något längre.

Mamma är lite piggare än honom men tappar också orken efter ett tag. De vill ändå fira julen med oss ute i stugan!

Granen!

Jag sände i väg ett svar till verksamhetschefen och jag sände även i väg ett mejl till socialsekreteraren i går kväll med den sista informationen och förklaringen från Es samtalskontakt. Ett svar torde inkomma till veckan!

Jag hoppas på att alla ska få må bra under julhelgen. En lugn och fridfull jul önskas!
Vi har klätt granen nu och det är så vackert med allt julpynt! På så sätt älskar jag juletid. Den goda maten, stämningen, julklappar, julpynt och julsånger gör allt sitt till att skapa jul. Numera tar jag ett år i taget och förra julen blev så ledsam där mina föräldrar inte orkade fira jul dels på grund av tråkiga besked angående deras cancer men också på grund av trötthet. De satt hemma hos sig och jag hade jul hemma hos mig.

Denna jul känns mer hoppfull! Mammas metastaser som står stilla i lungan och hon har en livsglädje igen, den som hon hade tappat inför förra julen.
Jag var beredd på att inte fira jul detta år! Jag tänkte ta en färjetripp i stället så det glädjer mig verkligen att ännu en gång få fira med mina föräldrar.

Nyår kommer vi nog att fira här hemma! Vi var förra året ute i stugan eftersom det är lugnast för hundarna men eventuellt så blir vi alltså kvar hemma denna gång. Jag har ingen lust att fira nyår! Jag har helt tappat inspirationen för det och förra nyår

332

tror jag att jag till och med gick i säng före tolvslaget.

måndagen den 16:e december 2013

Jag blir inte klok på det här men några mornar (dock inte på raken) så har jag blivit tvärt illamående i samband med och efter frukosten. Det är så jobbigt! Denna morgon var inget undantag och jag blir alldeles svag i kroppen och riktigt matt. Vanligtvis så går det över efter en stund men nu har det suttit i någon timme. Tog mig en promenad ändå med hundarna i den klara luften.

Kanske hänger det ihop med att jag äter ägg till frukost så jag tänkte att jag skulle testa att äta något annat ett tag och hoppas på att jag slutar bli så där äckligt illamående.

Pratade nyligen med J och mitt barnbarn! Lillan var så förkyld i dag att hon inte skulle fara till dagis utan kommer hit och myser med mig under dagen. Så hämtar mamma henne efter plugget!
Vi ska nog få det trevligt!

Mailsvar

Jag fick svar från verksamhetschefen och hon berättade att Es samtalskontakt har försökt att få tag i socialtjänsten.
Jag har hört om dem som ogillar verksamhetschefen på psykiatrin men jag har bara bra erfarenheter av henne efter vår träff och våra mejl. Hon är trevlig och tillmötesgående tycker jag! Både hon och läkaren vi träffade var bra och likaså socialsekreteraren som jag och Es pappa hade ett möte med. Det är så skönt när något klaffar och vi kan ha en god kommunikation utan en massa tjafs.

Jag hade bara ett kort besök av barnbarnet men det gör sannerligen inget för jag är totalt slut i dag. Mår visserligen inte längre illa utan sov bort det någon timme på förmiddagen men orkar inte ens vara uppe utan har tillbringat dagen i soffan. Har bara haft två korta stunder av illamående under eftermiddagen som har varat i bara några sekunder. Mycket märkligt!

Egentligen så skulle vi hälsa på dem som har papporna till våra hannar men jag orkar inte det. A får åka dit själv denna gång! De har skaffat sig en liten valp som jag så gärna ville se men det är bara att inse att jag inte pallar i kväll. Tur att det går fler tåg!

tisdagen den 17:e december 2013

Rosa elefanter

Rosa elefanter har vi väl alla hört talas men nu snackar vi rosaskimrande toalettpapper.
Jag satt på toaletten och toapapperet är helvitt men mina ögon skojade med mig, så att det blev med ens stora rosa fläckar på inte bara papperet jag höll i, utan även på rullen som satt i toapappers hållaren och inte nog med det....hela balen var rosa fläckad. Jag var tvungen att ta med mig papper ut till A och visa men då var papperet så klart vitt.
Lika så när jag sedan skulle visa A de övriga rullarna i badrummet. Vadå rosa? Nej nu var de alla vita som det ska vara! Synen spelade mig sannerligen ett spratt!

I går hade jag en riktig trög dag! Kroppen värkte och jag var galet trött. Det var en av de där dagarna när det känns som att jag är på väg att bli ordentligt sjuk. Men det blir aldrig något av det utan nästa dag så känns det bra igen.

På något sätt så strejkar kroppen så här ibland och när det händer så är det jättejobbigt för i vanliga fall så är jag ganska så pigg och alert. Tycker jag själv men A tycker att jag ofta klagar på trötthet!

För första gången på länge så sov lillan i sin egen säng i sitt eget rum hemma hos henne och mamma J. Annars har hon legat i dubbelsängen med sin mamma. Dessutom så har hon även där för första gången sovit utan blöja hela natten och faktiskt inte heller kissat i sängen, som man kanske kunde vänta sig. Båda två är jätteförkylda i dag berättade J.

Hon behövde barnpassning då det ska skrivas klart och lämnas in ett viktigt skolarbete till klockan elva denna förmiddag, men jag har lånat ut min bil och hon hade inte tid att skjutsa hit tösen. Morfadern jobbar och tvillingsystern likaså!

I dag ska jag sätta mig och skriva till Råd & Stöd angående den utredning som ska göras. Behöver tipsa dem om att snabba på lite eftersom överläkaren vi föräldrar träffade hade det som önskemål. Jag har bara glömt bort att sända det där mejlet men nu ska det bli gjort.

Jag läste en artikel i går kväll om adhd och adhd mediciner. Det är skrämmande att E sedan flera år äter Ritalin som nämndes i artikeln. Jag måste länka den hit så att ni får ta del av vad som stod i artikeln.

http://www.mynewsdesk.com/se/kommitten_for_manskliga_rat
tigheter/pressreleases/adhd-experter-ett-aars-behandling-med-

adhd-droger-skapar-skadliga-foeraendringar-i-hjaernan-
870048

Här har ni en till länk om detta där bilder på hjärnor före och
efter ett års adhd medicinering kan ses:

http://www.plosone.org/article/info%3Adoi%2F10.1371%2Fjo
urnal.pone.0063023

Jag själv fick en adhd diagnos som vuxen! Det förklarar så
klart och tydligt mitt sätt att vara, speciellt i skolåldern. Jag
kunde verkligen inte koncentrera mig och sitta still, jag var
klassens clown och en riktig bråkstake.
Samtidigt så hade jag också svårt att höra vad som sades i
klassen både av lärare och elever men åren gick och jag blev
placerad i en obs klass i årskurs fyra.

Sedan fick jag gå om hela fyran och hamnade i en trevlig klass
men fortfarande hade jag stora svårigheter och fick gå i något
som på den tiden hette klinik. Vi var några elever som
samlades i ett klassrum för sig där vi fick specialundervisning.
Det var förnedrande att dels behöva vistas i en obs klass som
jag fick göra bland skolans värstingar och dels behöva gå ifrån
sin vanliga klass för att gå till " kliniken ". Men jag minns
lärarna vi hade i dessa kliniker som helt underbara och alltid så
lugna och framför allt snälla.

Ingen förstod att jag hörde dåligt eftersom hörselvården hade
avfärdat det med att jag var okoncentrerad. Först när jag var
femton - sexton år gammal och gick i Junior High School i
Saudi - Arabien dit vi hade flyttat, så förstod en lärare att jag ju
i själva verket måste höra väldigt dåligt.

336

Vi for hem på semester och hörcentralen fick än en gång kolla min hörsel, som då visade sig vara urdålig. Jag hör nästan inget på mitt högra öra och det vänstra är det också skruttigt med. Hörapparater provades ut men jag var inte villig att använda dem och det är först i vuxen ålder, som jag har accepterat dem och nu vill jag inte vara utan den hjälpen att kunna höra.

Inte konstigt att jag var ett busfrö åren igenom med både en adhd och en hörselskada som gjorde allting så mycket svårare för mig.
Jag drogs tidigt till det som var spännande och förbjudet och började i tolvårsålder att röka i smyg, vid tretton provade jag att snusa och vid femton att dricka och röka hasch.

Vid arton års ålder drack jag varje helg och gärna någon gång mitt i veckan. Förhållanden sprack på grund av att jag inte ville hålla upp med alkoholen och vid tjugo års ålder drack jag flera gånger i veckan och rökte brass dagligen.

Jag flyttade in hos en kille som var elva år äldre än mig som var en etablerad missbrukare och kåkfarare. Nu festade jag dagligen och hade god tillgång till cannabis då min pojkvän sålde det till andra och alltid hade hemma mängder av det. Jag testade andra droger också men höll mig sedan till att röka hasch och dricka fram till dess jag var tjugoett år gammal. Då började jag att må psykiskt dåligt och fick fruktansvärda delirium när jag försökte att sluta dricka men jag tog hjälp och började på ett behandlingshem i öppen vården.

Det var min räddning även om jag inte höll mig riktigt ren åren efter det men jag blev med barn och slutade till och med att

337

snusa och rörde inte en droppe än mindre rökte något olämpligt. Jag var så lycklig när jag förstod att vi väntade barn och de var enormt önskade. Vi såg verkligen fram mot att bli föräldrar!

Trots det så höll inte förhållandet med deras pappa och när töserna var fyra månader gamla så separerade vi.
Jag fick ångest igen och kämpade med att göra mitt bästa för dem, men sömnbrist och andra omständigheter gjorde det svårt för mig och när flickorna var tre fyra år gamla, så fick jag och flickorna åka till ett behandlingshem där jag kunde få hjälp tillsammans med mina döttrar. Där vi bodde i drygt två år!

När vi kom hem igen så fortsatte jag att gå i terapi för min ångest på ett behandlingscenter i Umeå. Det var där som personalen som jobbade med mig såg det ingen annan hade sett - att jag hade adhd tendenser och en utredning startades.

Den var grundligt gjord och psykologen gick bakåt ända så långt som i låg eller mellanstadiet. Hon pratade med gamla lärare, mina föräldrar m,m. Jag fick göra tester, svara på frågor och många timmar ägnades till utredningen. Till slut så fick jag då diagnosen adhd!

Jag fick prova adhd mediciner! Ritalin, Concerta m,m! Men jag fick världens hjärtklappning av dem och slutade att ta några mediciner. Jag har än i dag ingen som helst lust att börja med sådant och definitivt inte efter att ha läst om skadorna de orsakar på hjärnan.
Det talas om självmedicinering när det gäller adhd och det är möjligt att det var lite vad jag pysslade med under årens lopp.

Värmande kommentar

Jag fick ytterligare en sådan fin kommentar som värmde enormt mycket och gjorde mig så glad. Tack!
Jag delar med mig av den så ni förstår hur glad man kan bli:

Jag tycker att du är så fantastisk, sjuk dotter sjuka föräldrar , du är värld all eloge . Läser dina inlägg , och skickar ljus och healing till dig. Jag tänker mycket på dig, och ditt liv. All styrka och kramar till dig. Du starka fantastiska människa.

Det som har varit så jobbigt det här året som har gått är all den ovisshet jag har levt i. Ovissheten om mina föräldrar ska insjukna mer, ovissheten om E ska göra ett nytt försök att ta sitt liv, ovissheten om hon ska få hjälp för sitt självskadebeteende.....Det har varit enormt betungande måste jag säga!

Jag är enormt tacksam för det stöd jag har fått i min vän M.
Tack för alla gånger du har bjudit ut mig på goda middagar och pubbesök här i stan.
Tack också till B för att du inte ger upp när jag är dålig på att själv höra av mig utan ringer och slänger i väg ett chattmeddelande emellanåt.

Jag hoppas innerligt att 2014 ska bli ett ljusare år för oss alla!
Där det är glädje och skratt mer än vad där är sorg och tårar.
Gudarna ska veta att jag har gråtit nog för att fylla en sjö.

Stöta på patrull

Det är så märkligt men jag eller vi föräldrar har hela tiden fått den uppfattningen att det inte skulle vara några problem att få E utredd igen för sin adhd, vilken nivå hon ligger på m,m hos råd och stöd.

Men i dag så fick jag ett svarsmejl som var visserligen lite svårtolkat men som antydde att OM några utredningar ska göras så ska det ske i samarbete med psykiatrin.

Det var inget som de nämnde när jag och Es pappa träffade dem för ett par veckor sedan.

Det är så sjukt att det jämt ska vara en massa om och men överallt. Jag kanske måste kolla vidare på om det är möjligt att utreda på annat håll. Privat kanske?!

I dag är det åtta veckor sedan jag började med TR 90 och min kropp har förändrats och jag har tappat en massa i centimeter. Dock inte så mycket på vågen! Rena gäddhänget har jag fått under armarna och nja det ser kanske inte så snyggt ut men å andra sidan så får jag väl börja på att träna styrka, kanske. Är inte så förtjust i att träna styrketräning om jag ska vara ärlig. E däremot tränar en del och det är ju bra att hon kommer sig för med det så länge det är sunt.

På lördag ska jag hjälpa föräldrarna att storhandla det sista inför julen. Mamma orkar ju inte bära längre och pappa orkar inte alls med sådant. Han ligger mest hela dagarna och sover! Det är så sorgligt!

E har varit och kollat hörseln i dag och det visade sig att den har blivit lite sämre, så hon ska prova ut en hörapparat. Det kan ju faktiskt vara så att hennes huvudvärk som hon har nästan dagligen blir lite lite bättre av att hon bär en hörapparat och slipper spänna sig lika mycket.

Cystorna på hjärnan finns kvar men är oförändrade och ställer inte till med några problem fick hon veta av läkaren efter röntgen.

tisdagen den 17:e december 2013

Kära mor ringde tidigare i kväll för att höra om jag kunde följa henne att handla i morgon bitti och även på lördag morgon. Pappa skulle åka ut till stugan med varorna i morgon! Hur han nu ska orka det! Han kommer att vara totalt knäckt efteråt eftersom han knappt orkar köra bilen längre.

Jag var tvungen att skvallra för dem att våra före detta grannar har fått sitt hus sålt. För lite drygt tre miljoner! Det var inte illa för dem. Mina föräldrars hus lär inte heller vara billigt den dagen det ska säljas.
Jag har sedan länge tänkt mig att köpa ett boende utomlands om ett antal år.
Först var jag inställd på att köpa ett i Turkiet men nu har jag beslutat mig för att det får bli något i Spanien. Där man kan vistas även vintertid!

Jag avskyr snö och kyla! Det går bra en tid men vintern är så lång här uppe och det är inget för mig. Så någon gång flyttar jag! Brorsan tittar åt Thailand till men jag vill inte bo så långt bort och Spanien är så bra genom att landet är med i EU.

Jag funderar på om jag ska behöva beställa en tid hos en doktor för en genomgång. Har ingen lust men även en kärring som mig måste gå igenom en besiktning ibland. Det blir säkert att knapra järntabletter!

onsdagen den 18:e december 2013

Jag har nu fått lite klarhet i det här med råd och stöd och deras eventuella utredningar och det ska inte vara några som helst problem. De vill bara ha direktiv ifrån psykiatrin om vilka utredningar som ska göras.

Har för övrigt mejlat verksamhetschefen igen på psykiatrin om vad vi föräldrar önskar för utredningar för vår dotter. Es samtalskontakt inom psykiatrin går det ju inte att prata med eftersom hon inte vill ha någon kontakt med oss föräldrar. Personalen på boendet kan vi inte heller prata med eftersom de tycks ha fått munkavel på sig och ja då återstår bara chefen på psykiatrin. Vi hoppas på henne!

Återigen denna morgon blev jag tvärt illamående vid frukostbordet. Nu hade jag inte ens hunnit börja äta min frukost. Fick lägga mig att vila en stund på soffan.
Har tagit mig i kragen och beställt tid på vårdcentralen även om jag inte alls är sugen på att söka läkare om jag ska vara ärlig.
Snart är det dags att bege sig till affären för att hjälpa mina föräldrar med handlingen. Lite jobbigt känns det när jag inte är i topp!

I natt drömde jag om alla dem som jobbar med E! Det var ingen trevlig dröm om jag säger så. Det stod mig så glasklart vissa saker när jag sedan vaknade upp och låg och funderade på detta som jag hade drömt om.
Hjärtklappning och olustkänsla är ingen hit! Nej! Då drömmer jag mycket hellre om trevliga saker.

Det slog mig i går att vi borde snart få ett besked ifrån
Kammarrätten. Ett domslut borde ställas inom kort då det har
gått några månader sedan vi skickade in papperen. Vanligtvis
så brukar de skynda på ärenden som gäller missbruk och
psykiatriska besvär som jag har förstått det.

A frågade mig om jag har pratat med E om det här med Ritalin
som hon äter för sin adhd. Jag har inte gjort det eftersom jag
redan vet hennes reaktion. Hon lyssnar inte på mig och skulle
förmodligen tycka att jag överdriver men då svarade A mig att
det är ju inte jag som har kommit fram till det nedslående
resultatet och som har skrivit artikeln. Det är ju i och för sig
sant! Naturligtvis så vill jag inte att min dotter ska äta något
som förstör hennes hjärna men jag tror att de som jobbar med
henne även de, skulle tycka att det är överdrivet.

Snabba puckar!

Jag var ju i dag in på mina vårdkontakter på internet och skrev
lite om mina besvär och bad om en tid på vårdcentralen.
Nu ringde en distriktssköterska därifrån och ville sätta in mig
på en jourtid men jag kan vänta till i januari, efter helgerna. Det
finns säkert dem som är i större behov av en akuttid än vad jag
är och jag har ändå gått med det här en längre tid. Så några
veckor hit eller dit kvittar för min del.
Den 3 januari får jag hur som helst träffa en läkare och ta några
prover. Inte bara järnkoll utan kanske fler prover som det lät
som!

Jag är matt i kroppen i dag men har sovit en stund på
eftermiddagen och nu sitter jag med en kopp the och har tänt
ljusen. Så mysigt det ändå är när mörkret faller på och man får

lysa upp med ljus. Hundarna myser de med - Daisy i fåtöljen, Vicky och Troy här i soffan bredvid mig, Cindy på hundburens tak där hon ligger på ett täcke och en kudde och Baltazar i sin bur. Lugnet råder!

Jag satt och kollade in nästa års resa! Gud vad jag längtar bort till sol och värme. Det enda som är tråkigt är att E inte följer med nästa gång! Det är som att enda gången som vi kommer varandra lite nära är på våra utlandsresor. Då får jag rå om henne som jag vill ibland.

torsdagen den 19:e december 2013

Tystnaden!

Jag har ännu inte hört av vare sig socialsekreteraren och verksamhetschefen som jag ställde några frågor till angående utredningar o dylikt. Det kan förstås hända att de har gått på tidig julledighet.
Känner mig trött i dag också men ska städa och försöka snygga till lite här hemma nu när julen nalkas. E sände mig ett sms där hon undrade om hennes pappa kan hämta ut medicin åt henne på apoteket. Jag har för mig att både han och jag skrev på något papper för länge sedan som tillåter oss att göra det åt både E och hennes syster. E behövde få ut astmasprayer innan jul och hennes pappa skulle fixa det.

Jag kände så starkt tidigare denna morgon att jag ville lämna denna stad och detta land nu - helst i går! Jag kände att jag ville börja om, lägga alla sorger och bekymmer åt sidan, låta E sköta sitt liv och hoppas på att vården kan hjälpa henne och helt enkelt sluta engagera mig. Det känns som att jag måste rädda mig själv eftersom jag ändå inte kan rädda min dotter. Ingen tillåter mig att vara till hjälp - allra minst hon! Jag är förmodligen bara inne i en svacka nu men så kändes det i alla fall.

Det har tagit på oerhört att kämpa, kämpa och återigen kämpa mestadels i motvind under en lång tid. Ensamt har det också varit eftersom det är jag som har gjort grovjobbet med att försöka få till en bra hjälp till min dotter. Det är jag som har ringt alla samtal, som har mejlat alla hönsen, som har ansökt om behandlingshem vistelse för flickan, som har överklagat dels till socialnämnden och dels till Förvaltningsrätten och inte minst till Kammarrätten. Es pappa har vid några tillfällen ringt samtal men det är också allt.

Jag ska börja på att simma efter julhelgen! Har en fräck baddräkt som jag ju måste inviga. Simningen är dessutom en utmärkt sport att röra på sig i. Att sedan basta och koppla av gör inte saken sämre.

Det som jag tycker också är väldigt jobbigt i det här med E och hennes självskadebeteende är hur de som jobbar med E håller oss föräldrar utanför.

Vår dotter är visserligen myndig och vill hon inte att vi föräldrar ska få veta något om henne så har hon sin fulla rätt att säga till dem att inte berätta något om henne. Det förstår vi!

Vad vi däremot inte kan förstå är varför de väljer att tiga till och med när E har givit sitt tillstånd att låta dem prata med oss.

345

Ibland har hon ju det!
Vad handlar det om?

Varför har hennes kontakt ALDRIG velat ha någon kontakt med vare sig mig eller Es pappa? Varför har personalen fått munkavel på sig? Varför håller de oss undan??

Förstår de ens hur vi upplever det? Att leva i ovisshet dag ut och dag in....

Tänk! Tänk om de fick gå i våra skor en tid, tänk om de fick uppleva att vara mamma till någon som har ett självskadebeteende, som har skurit sig i så många år, som har överdoserat flera gånger. Möjligen så skulle de då kanske kanske bli lite mer ödmjuka och få en annan förståelse.

Att strida som jag har fått göra i så många månader sedan april då jag fick samtalet om vår dotters överdos är ta mig tusan övermäktigt. Det har varit helt sjukt jobbigt och galet värre att det har gått så lång tid efteråt utan att det har hänt ett skit. Ingen som ville ta sitt ansvar och betala för en behandlingshem plats och ingen som ville förstå allvaret i det hela. Jag finner inga ord för hur dåligt det har skötts!

Ska nu vågen fungera? Hur länge pågår en behandling och vad händer om inte det hjälper? Sju år har gått till spillo där ingen vård har fungerat och det är sju år för mycket.

På måndag ska vi till IKSU Spa och koppla av! Det ser jag verkligen fram mot. Har varit där en gång tidigare och det är en sådan avslappnande miljö.
I morgon eftermiddag kommer mitt älskade barnbarn för att

sova över till lördagen då hennes mamma ska jobba kväll. Jag längtar redan! Jag ska ju även hjälpa min mor att handla det sista inför julhelgen, vilket jag ska göra på lördag morgon direkt affären öppnar. Sedan åker hon och pappa ut till stugan!

Hoppas att jag inte blir så trött igen i kroppen inför morgon dagens barnpassning för då är det knappt att jag orkar hålla i en sked, än mindre passa upp en liten donna.
E sände mig ett meddelande om att hon är less på att vara förkyld med feber. Jag visste inte ens att hon var sjuk!

Då var man hemkommen från tandläkarbesöket som var avklarat på tio minuter. Det har kostat en stor summa att åtgärda tänderna men mina föräldrar har varit snälla och betalat det som inte staten gick in och betalade.

På min väg dit så mötte jag en grupp skolbarn som gick i fackeltåg till stadskyrkan och det var verkligen vackert och stämningsfullt. Hur fint ska det då inte var inne i kyrkan när de sjunger och ljus kanske är tända. Jag blir lite nostalgisk och minns julavslutningarna när jag var barn. Vid något tillfälle spelade jag tvärflöjt inför hela kyrkans besökare och jag minns än i dag hur nervös jag var och att min mamma samt mormor satt och grät medan jag spelade. Det blir ett extra fint ljud i en kyrka!

Jag läste härom dagen på internet ännu en artikel nu om psykisk sjukdom som jag delar med mig av till er. Den var verkligen intressant!

Vi har bestämt att bara ta det lugnt till nyår! Fixa till en

347

plankstek och koppla av i lugn och ro med hundarna. Det blir inget stugbesök i år då föräldrarna blir kvar där över nyårshelgen. E hade frågat på sin facebook status vad alla ska göra till nyår och jag svarade henne att om hon inte hade något för sig så är hon välkommen till kära mor för att fira. Det ville hon inte!

Min pappa ringde och bad mig att fixa en stor tårta till julen. Det ska väl gå att ordnas!

I går kväll såg jag ett tv program om en tjej som har en ätstörning. Att se familjens förtvivlan och mammans sorg och desperation är nästan jämförbart med att vara mamma till någon som är självdestruktiv och skär sig. Inte utan att tårarna rann! Det är nämligen lika smärtsamt!

Kammarrättens Dom

Jag fick precis veta att Kammarrätten går på socialnämndens linje och avslår vår ansökan till ett behandlingshem för E. Det var nästan väntat då de följer lagen, allt enligt protokollet. Men även om det var väntat så är det förstås en besvikelse och ett nederlag för vår familj och kanske också för alla andra som är i samma situation som vår dotter. Med andra ord så betyder det att ingen med ett självskadebeteende får hjälp av socialtjänsten eftersom ett sådant problem lyder under landstingets ansvar.

Det är ju bara det att då ska landstinget godkänna en ansökan och det vet vi ju hur " bra " det har gått. Tack och lov att det i alla fall blir vågen för E. Vårt hopp står nu till det och att E ska en gång för alla få den hjälp hon behöver så att hon kan bryta detta beteende som hon har dragits med i så många år.

För övrigt så ringde verksamhetschefen på psykiatrin till mig för att berätta att hennes mejl inte går att skicka till mig men att hon har fått mina funderingar och att vi föräldrar självklart kommer att bli informerade när E är inskriven i vågen. I övrigt så önskade hon en god jul och trots Kammarrättens domslut så känns det som att det nog kan bli en god jul för oss.

Jag minns vad socialsekreteraren sade angående Kammarrätten och vårt hopp som vi ställde till dem. Hon sade nämligen det att hon inte hade trott att Förvaltningsrätten skulle döma till Es fördel, att hon tyckte att det var bra att vi fortsatte strida för att E skulle få hjälp och om vi vann i Kammarrätten, så skulle vi plus 500 unga till kunna få vård genom dem. Ungefär så gick resonemanget!

Nu har vi och de övriga " femhundra " inte längre någon chans att få hjälp via socialtjänsten, som det verkar som och det enda vi kan hoppas på är att E verkligen kämpar i detta som kallas vågen, som hon ska börja i.

Vågen bedrivs på dagtid måndag till – fredag i en vanlig lägenhet med andra i hennes situation. Efter dagens slut så åker de hem till sitt och om helgerna är det ingen aktivitet på vågen. Vi kommer så klart att ge det en chans men man ska komma ihåg att det har gått många herrans år då vår dotter har haft ångest och skurit sig. Vi vill bara inte att det ska gå ytterligare ett x antal år utan att hon blir bättre.

lördagen den 21:e december 2013

I ditt hjärta

När barnbarnet var hämtat av sin morfar så for vi ned på bland annat stan och uträttade en del ärenden. De sista julklapparna är nu inköpta och inslagna så nu är det avkoppling på hög nivå. Var med mamma och handlade den sista maten inför julhelgen tidigare denna morgon. Redan klockan 09 hängde vi på dörren för att få göra bort handlingen innan rusningen.
Följde sedan med hem till dem och bar ut det som de skulle ha med sig till stugan. Ingen av föräldrarna orkar ju bära mer än nödvändigt.

Mamma klagade på att pappa har blivit så glömsk! Han for ut till stugan tidigare i veckan med de varor som vi då hade handlat men packade inte ur varorna ur påsarna utan lämnade dem ståendes i hallen. Julskinkan blev också kvar i hallen! Nu får vi hoppas att den inte har blivit förstörd fast mamma trodde inte det.

I morse hade han glömt bort att de skulle ut till stugan och kära mor tycker han är så långsam nu för tiden med att ta sig upp och ur sängen. Inte så konstigt kanske med den cancer han har som sprider sig.

J ska inte fira julen i år utan har valt att jobba i stället men E följer med ut till stugan och firar med oss. Det var lite osäkert där ett tag ifall hon skulle vara med sin pappa men till slut valde hon att följa med mig. Vi brukar inte stanna så länge då föräldrarna inte orkar det och E brukar vilja fara hem. Men i år så tyckte hon att vi alltid far hem så tidigt från firandet. Inte lätt att behaga damen alla gånger! Jag kan också tycka att det blir

en kort julafton men vi brukar ändå fortsätta kvällen här
hemma med lite gott för både mage och strupe.

söndagen den 22:e december 2013

Tankar och känslor

Jag låg i min säng tidigare denna morgon och surfade runt lite
på Facebook. På en sida så läste jag om en dotter som hade fått
en förtida julklapp av sin mamma och innebörden i de ord jag
läste sade mig så mycket. Där i låg tacksamhet och kärlek!
Jag kände ett sting av avund över att mamman till denna flicka
inte behöver vakna upp varje morgon och känna sorgen inom
sig över att ha en dotter som har ett självskadebeteende.

Jag vet inte hur många gånger som jag har känt att jag inte vill
vara med om det här längre. Att jag bara kunde knäppa med
fingrarna så var allting bra med E och att vi hade en fin mor /
dotter relation.
Nu har vi inte så mycket kontakt med varandra för tillfälligt
och det är hon som verkar vilja ha det så. De gånger vi hörs är
det oftast via sms då E inte är så pigg på att prata i telefonen.

Jag sörjer naturligtvis detta likväl som jag sörjer hennes
mående för allting hör förstås ihop. Men hon har förändrats
vilket både jag och A tycker och hon är inte riktigt närvarande.
Vare sig fysiskt eller psykiskt och på något sätt så känns det
som att jag har förlorat henne på inte bara ett plan.

När E berättade för mig via sms om Kammarrättens avslag, så
var det kort och koncist. Jag svarade henne att vi får ge vågen
en chans och att det kan ju vara bra men att om det inte

fungerar, så får vi gå vidare...via psykiatrin och socialtjänsten ändå.

tisdagen den 24:e december 2013

Julafton

Vi har äran att få rå om barnbarnet så här på självaste julafton och vi började dagen med att ta en sovmorgon till klockan 08 och sedan käkade vi tomtegröt. Det är stående var jul att vi hugger in på risgrynsgröten! En jul utan gröt är ingen jul! Lillan har fått öppna några julklappar eftersom hon efter lunch ska vidare till sin pappa för att fira julen med honom och den övriga släkten.

onsdagen den 25:e december 2013

Fröjdefull Jul

Vi hade en trevlig och avkopplande jul ute i stugan. God mat och efterrätt gjorde inte saken sämre.
E var på gott humör, såg ut att må bra och var så fint klädd. Det gjorde mig väldigt glad att se! Vid 19.30 tiden ville hon hem så då packade vi in alla hundarna och julklapparna och begav oss mot stan.

Vädret var uruselt med spöregn, blåst och ishalka! Vägen var förrädisk och det värsta som jag har upplevt. Vi näst intill krypkörde fram men fick ändå sladd i ett möte i en kurva och utförsbacke. Hade det gått fortare så hade vi garanterat krockat eller kört ned i diket. Det var bara ogjort men tack vare en bra chaffis och det låga hastigheten så gick det ändå bra.

E skulle hem och se på tv och umgås med personalen där en jobbade under gårdagskvällen. De övriga på boendet var inte där! Hon kunde ha fått sova över här men valde ändå att fara hem till sitt eget.

Hon berättade i går att hon hade fått en ny kontaktperson (inte på boendet), som är några år äldre än henne. De hade träffats några gånger! E berättade att kontaktpersonen har en hund som ska valpa när som helst. Spännande!

Det var så härligt att få än en gång fira jul med föräldrarna och båda två var ändå relativt pigga. Mamma hade visserligen ett högt blodtryck och huvudvärk och pappa var blek och trött och fick lägga sig att vila ett tag innan middagen. Men de var med och det är huvudsaken. Jag är så tacksam för denna fröjdefulla jul och att få umgås med båda föräldrarna och E. Det gjorde min julafton fulländad!

torsdagen den 26:e december 2013

<u>TV</u>

Vi var i dag och hjälpte vår goda vän att frakta en teve som han inhandlade på rean och vi for även till E för att lämna av

353

hennes julklapp ifrån systern och lite hamster vadd som hon hade önskat att jag köpte.

Sedan for vi förbi Es syster och mitt barnbarn som var sjuk och hade 39,3 i temp. Hon berättade att tomten hade fått hennes tutte så att någon bebis kunde få använda den i stället. Duktig flicka tycker mormor förstås och pussade lite extra på henne. Hoppas att jag inte blir smittad nu bara av henne!

Varje gång hon har varit sjuk och jag har varit barnvakt genom åren så har jag blivit smittad och sju gånger sjukare än henne. Barn bakterier är inte att leka med!

Bra vård

Vår dotter tycker konstigt nog att hon har fått en bra vård. Åtminstone av den som är hennes samtalskontakt numera. Hon har ju bytt några gånger under årens lopp. Vi är glada åt att hon tycker om sin samtalskontakt men kan inte riktigt hålla med om att vården har fungerat bra.

Vi föräldrar kontrar med att varför har hon då mått så extremt dåligt det sista året, varför skar hon sig som en besatt och varför överdoserade hon flera gånger om vården var så bra?! Nu har förstås E ett stort ansvar själv i att bli frisk eftersom det hänger på henne till största grad. Hur motiverad hon är och hur mottaglig hon är för att använda sig av KBT behandling eller DBT i stället för att skada sig är allt upp till henne. Det jobbet måste E göra själv och där har hon påbörjat sitt jobb - det håller jag med om!

Jag tror att det är lätt att bli " hemmablind " och nöja sig med det man får men det är inte en bra vård om någon som vår dotter har haft ett självskadebeteende i så många år.

Det var vi föräldrar som startade upp det här med att E skulle få komma på ett behandlingshem, det var vi som tryckte på för att något mer skulle hända, men det har sorgligt nog inte hänt ett dyft sedan april månad.

Inte mer än att hon nu ska eventuellt börja i det här som kallas vågen (efter våra påtryckningar om behandlingshem) fast det märkliga är att hennes samtalskontakt på psykiatrin tyckte själv att det inte var något för E. Det sade hon på det möte som var i juni.

De väljer kanske den billigaste varianten av vård men det kan vara ett bra alternativ så vi håller tummarna och tror på det här med vågen ändå. Vad mer kan vi göra?! Det är numera bara att hoppas!

Sist men inte minst så är det så att eftersom jag och Es pappa samt hennes tvillingsyster hölls utanför hela tiden om hur dåligt det faktiskt var ställt med E, så borde de som visste ha slagit larm. Mer än vad som gjordes!

Hur kunde de acceptera läget som det var? Hon uttryckte sig om och om igen att hon inte ville leva och där och då så borde mer hjälp har satts in. Det är under all kritik att det har fått fortgå eftersom vår dotter faktiskt höll på att dö ifrån oss. Att få sådana samtal om att ens dotter ligger på sjukhus efter överdoser är bland det värsta man kan få uppleva. Så vi kan inte tycka att vården har fungerat bra när det har varit som det har varit och är som det är.

Att E nu mår bättre är fint men hon är fullproppad med mediciner och frågan är hur hon skulle må utan dem? Kanske bättre med tiden men förmodligen sämre i början. Vi anser att

355

någon eller några borde tas bort på försök genom nedtrappning. Eftersom inte E lyssnar på oss inom familjen så borde någon annan ta upp det med henne. Någon som hon lyssnar på och inte blir arg på!

Men vare sig jag eller hennes pappa har kontakt med vårdpersonal och andra i hennes liv och har förmodligen upplevts som jobbiga i mångas ögon.

Jag är en sådan person som inte tycker om att vara i onåd hos någon men när det gäller E så struntar jag fullkomligt i det. Eller det kanske jag inte gör egentligen....
Det påverkar mig i högsta grad att behöva bråka och bli oense om saker och ting och att dessutom inte få gehör någonstans ifrån tär enormt mycket på mig. Jag har gjort mig obekväm i mångas ögon men det är min dotter och inte deras. E är mitt allt och jag kämpar till dess mina ögon blöder om så är och om så behövs. Allt för hennes skull! Det är bara så sorgligt att vi är så maktlösa!

fredagen den 27:e december 2013

Bra dag!

Mitt barnbarn tjatade flera gånger om att hon ville komma till mormor så till slut for jag till dem i stället. Tillbringade ett par timmar i deras lägenhet och hade det mysigt med lillan. Hon hade somnat först vid tolv i natt och sedan väckt sin mamma om och om igen för att hon var törstig.
Febern ställde till det!

Sedan tog de bilen till morfadern för att sova över så att

mamman kunde få lite avlastning eftersom tösen var lite grinig. Egentligen så skulle J och E träffas i dag för att utbyta julklappar men eftersom barnbarnet är sjuk, så ställde de in det.

Jag pratade med E tidigare i kväll och då var hon på väg till bussen för att åka ned till stan och käka med en kompis. Det gör mig så glad varje gång jag får höra att hon har gjort något med en vän. Hon sitter allt för ofta ensam i sin lägenhet. Ja inte helt ensam då förstås eftersom hon har personalen och de övriga boende runt sig allt som oftast. Men de andra på boendet spelar ju inte i hennes liga och personal är personal! Hur som helst så verkade E ha en bra dag och det är så jäkla skönt att höra. Varje dag som hon mår bra gör att jag också mår bra.

Min mamma ringde precis som jag var på väg till min dotter och barnbarnet och hon ville att jag skulle följa med ned på stan och på affären. Men eftersom jag hade lovat lillan att komma så fick hon lösa det på andra sätt. Det blev så att affären packade varorna och ställde in dem i bilen åt mamma. Stan får vi ta en annan dag!

söndagen den 29:e december 2013

Har haft några sköna dagar med massor av tittande på breaking bad och har blivit helt såld i den serien. Den är riktigt bra och något jag kan rekommendera att se.

Ibland är det så välbehövligt med lata dagar och vila. Förutom det så har en ny soffgrupp beställts och en tv bänk inhandlats. Eftersom huset bebos av fem pappisar så fick det bli

357

skinnsoffor.

Jag hade tygsoffor för drygt 1,5 år sedan en period och höll på att bli fullständigt galen av allt hundhår, som fastnade på tyget. Jag dammsög dem två gånger per dag men gick ändå ständigt omkring tät i näsan.

Till slut dumpade jag den ena soffan och gav bort den andra till min goda vän. Det fick sedan bli en tresitsig skinnsoffa men det räcker inte till så nu införskaffades alltså en trea och en tvåa som väntas vara klara om ca sju veckor.

Mitt älskade barnbarn är fortfarande sjuk i relativt hög feber och en skrällig hosta. I natt hade hon kräkts i sängen och somnade först efter tolv. Dessutom så har hon inte ätit på fyra dagar men i dag besökte de moster E och när E gjorde sig en smörgås så tog T den. Dessutom så fick hon en smoothie av moster E!

Tanken är att lillan ska komma hit för att sova över i morgon då mamma J jobbar kväll. Men vi får se hur det blir med det! Jag har ännu inte blivit smittad och bävar lite för att riskera det då. Samtidigt så har lillan tjatat i dagarna fyra om att få komma till mig och blir så ledsen när jag säger nej. Mitt hjärta blöder och jag får sjukt dåligt samvete! Så rätt vad det är så är tösen här i morgon, trots allt!

Snart är det då nyårsafton! Jag har verkligen ingen lust att fira och vet inte ens om jag orkar vara vaken till tolvslaget men har ändå bjudit in min bror. Han blev så glad över att jag frågade och det väger mer än att inte fira. Att göra någon glad är underbart!

Fick en förfrågan från E i quizkampen och självklart lade jag till henne. Hon är en baddare på de där rackarns frågorna och gamla mor får kämpa tappert. Likaså med hennes tvillingsyster som klår morsan flera gånger om. Nästan!

I morgon blir det att städa och röja upp inför nyårsaftonen. Här ska det dessutom förberedas lite käk och gott. Tänkte plankstek till middag, vaniljpannacotta till efterrätt och snacks i tilltugg. Hoppas att det inte fyras av så många raketer i området för en av hundarna är så rädd. Hon kryper under sängar och darrar!

måndagen den 30:e december 2013

Happy New Year

Jag hoppas av hela mitt hjärta att 2014 ska bli ett bra år på alla sätt och vis. Ett bra år för E där hon blir ångest och självskadefri, där hon får den hjälp hon behöver och där hon helt enkelt får må bra.
Jag hoppas för egen del att jag blir piggare, får en bättre ekonomi och får känna glädje och lycka i vardagen mer än vad jag får känna oro och sorg.

För min andra dotters skull önskar jag ett bra studieår där hon klarar sina tentor och speciellt då de matematiska tentorna som hon har jättesvårt för. Jag önskar att hon träffar en fin kille, får ha en god ekonomi och en god hälsa.

För mitt barnbarn finns där inte så mycket att önska mer än att hennes mage blir bättre och att hon får vara frisk i övrigt.

För mina föräldrar önskar jag att ett mirakel kunde ske! Att pappa blev frisk från sin spridda cancer och att mammas metastaser gick tillbaka och helt dunstade.

Jag har inte mitt barnbarn hos mig i dag! Blev förkyld trots allt men har inte feber och känner mig mest bara snuvig än så länge. Hoppas på att inte bli sämre än så här! Annars får jag ta mig en kumminlikör som sägs göra susen mot förkylningar. Stark är den i alla fall!

Har beställt ett par tröjor på internet för min egen del men skulle behöva köpa något till mina döttrar som fyller 23 år den 6 januari. Jag vet bara inte vad!

Det är svårt att förstå att flickorna blir så gamla då det ibland känns som det var i går jag blev inlagd. Jag var på en rutinkontroll på specialistmödravården när killen som gjorde ultraljudet såg att det ena fostret hade vänt på sig och allting tydde på att en förlossning var på gång. Tio veckor för tidigt! Jag hade vaknat den morgonen med magont men tänkte inte mer på det utan tog för givet att det var något övergående.

Hur som helst så skickades jag omgående till förlossningen och dropp sattes in för att motverka värkarbetet. Det var alltså värkar jag hade när jag vaknade med ont i magen.
Jag hade när jag kom in till förlossningen öppnat mig 3 cm om jag minns rätt.
Droppet gjorde att jag fick hjärtklappning och jag kände mig mest bara förvirrad av allting som hände runt omkring mig. Det kryllade av vårdpersonal, jag var kopplad till olika apparater och jag minns att jag kände mig väldigt liten på jorden.

De berättade att hjärtljudet på det ena fostret (E) inte var bra och att de ville se hur allting förlöpte men att jag skulle förbereda mig på att ett akut kejsarsnitt måste göras. De visade mig ett fotoalbum på barn ifrån neonatalavdelningen så att jag skulle förstå vad det handlade om.

Hjärtljudet på E blev inte bättre och det visade sig att hon låg inklämd och inte hade något direkt fostervatten. Hennes tvillingsyster hade fått allt och var inte klämd på något sätt. De hade en gemensam moderkaka och E fick ingen näring.

Det gick inte längre utan de förberedde mig för ett kejsarsnitt och jag sövdes därefter ned. Den 6 januari 1991 kl.14.53 föddes J som vägde 1440 gram och var 39 cm, klockan 14.52 föddes E som vägde 1403 gram och var 37 cm.

Jag vaknade upp och flickornas pappa hade fått en polaroid bild att visa mig på de små nyfödda flickorna. Han berättade att personalen ville veta vad de skulle heta och jag bestämde där jag låg på uppvaket att de skulle heta si och så. Es namn var redan klart sedan länge tillbaka men jag hade av någon anledning trott att det skulle bli en flicka och en pojke, så ett pojknamn var valt. Men snabbt var det gjort att hitta på Es systers namn.
Jag vet än i dag inte var jag fick namnet ifrån! Det var inget namn jag hade läst eller hört så där. Men hon fick det och jag tycker personligen att det är ett jättefint namn som passar henne bra.

De skulle egentligen ha varit födda i mars! Men nu blev det alltså januaribarn och de var så efterlängtade och älskade redan från första stund. Jag är oerhört tacksam för varje dag jag vet att jag har mina barn i mitt liv även om vi inte ses speciellt ofta. Livet vore väldigt tråkigt utan barn och barnbarn!

tisdagen den 31:e december 2013

Serviceboende

E berättade i går att hon hade varit hos sin kompis och käkat middag och tårta eftersom tjejen fyllde år. Det är samma kompis som hon var ut och käkade med och denna flicka bor i ett serviceboende i en stadsdel i stan.

Det som är så bra med den typen av lägenheter är att de har sin egen lägenhet helt och hållet (denna tjej har en tvåa) och i en annan lägenhet i ett annat trapphus finns personal tillgänglig. Om det skulle vara något!

Det är tydligen två hus eller något sådant som har den här typen av lägenheter och jag tror att detta skulle passa min E som handen i handsken.

Hon hör verkligen inte hemma på ett gruppboende bland dem hon bor med nu, hon klarar av att städa, laga enklare maträtter (kanske svårare också bara viljan finns), tvätta och sköta om sin hygien och hon är en smart tjej.

Jag vet att E själv har tänkt någon gång på det hon också men jag tror att hon vill vara kvar där mycket på grund av att hon känner sig trygg med dem som jobbar på boendet.
Kanske extra mycket just genom att hon har ett

självskadebeteende och inte vill vara ensam.

Vi har inte pratat så mycket om det och jag skulle aldrig styra hennes val, men nog önskar jag att saker och ting såg annorlunda ut.

Kanske E en dag känner sig mogen att flytta ut och skapa sig ett annat liv exempelvis i det område hennes kompis bor. Det vore toppen! Då får hon prata med personalen och be dem hjälpa henne ordna med den typen av boende.

Jag är lite snuvig i dag men i övrigt relativt pigg ändå. Sovit hyfsat bra men väcktes av hundarna någon gång under natten av att de skällde. Somnade sedan om och vaknade kvart över sex av ont i ryggen, men var så trött efter en sen kväll att korgpluggarna föll igen än en gång. Skönt med sovmorgon!

Snön föll lite lätt över byn natten som var och nu ligger den så vit och grann på marken. Det passar bra så här på nyårsaftonen och vi får se vad det nya året har att komma med.

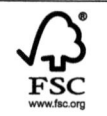